新 食品・栄養科学シリーズ　ガイドライン準拠

基礎栄養学

灘本知憲　編

第5版

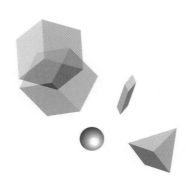

化学同人

はじめに

　グルメや食事と健康についての新聞コラムやテレビ番組を目にしない日はない．今日，私たちはどんな食物や料理でも口にすることができる．確かに，よい食べものというのは実に活力の源でもある．しかし，何をどんなふうに食べるかによって，私たちの活動のパフォーマンスや健康が左右される．その意味で，私たちは食物に支配されているともいえる．栄養の怖さは，多くの場合，その影響がすぐにではなく，長い期間を経て現れてくることである．私たちは健康情報番組やCMからの断片的な情報を取捨選択して，健康に役立てようとする．けれどもその情報量は，処理・判断能力をはるかに超えている．そこで何よりも大切なことは，これらの情報を判断するための食物と健康に関する基礎知識をしっかりと身につけ，実践していくことではないだろうか．栄養学は食物と人の健康を取り扱う学問である．もちろん食生活のみで健康を手にすることはできないまでも，そのエッセンスは，健康を願い，そのための情報を受け取る私たちが身近な常識として備えておきたいものである．

　近年，少子高齢社会の進行とともに，糖尿病，高血圧症，がんなどの生活習慣病の増加や高齢者のフレイル（虚弱）が大きな課題となっている．これらに伴い，1975（昭和50）年には6兆円であった医療費は，1995（平成7）年には27兆円，2015（平成27）年には42兆円に達している．したがって，国民の健康課題や少子高齢社会に対応できる高度な専門知識と技能をもつ管理栄養士の役割は，きわめて大きい．

　本書は，管理栄養士養成のカリキュラムに基づいた教科書として十分対応できるように構成されている．内容は管理栄養士国家試験のガイドラインを基準としているが，「基礎栄養学」が栄養を学ぶうえでの出発点でもあることから，栄養全般の基礎概念が把握しやすいことを意識した内容とした．執筆者には（管理）栄養士養成施設校での教育経験をもとに，教える立場からも，学ぶ立場からも使いやすいことに力点を置いて執筆していただくようお願いした．なるほどと楽しく理解を進め疑問が残らないための手助けとして，欄外の補足説明やトピックスを加え，本文とは視点を変えた問題を含む章末の練習問題とあわせて理解が深まるよう配慮した．なお，第5版を刊行するにあたり，改定された「日本人の食事摂取基準（2020年版）」にも対応し，より使いやすい教科書となることを心がけた．

　最後に，本書の出版にあたって，多大な尽力をいただいた化学同人諸氏に感謝いたします．

　また，初版以来，二人三脚で長いお付き合いとなった，常に前向きでしかもたいへん温かい気持ちで編集にご協力いただいた山本富士子氏に心より感謝の意を表します．

　2021年　初春

執筆者を代表して　灘本知憲

新 食品・栄養科学シリーズ——刊行にあたって

　今日，生活構造や生活環境が著しく変化し，食品は世界中から輸入されるようになり，われわれの食生活は多様化し，複雑化してきた．また，近年，がん，循環器病，糖尿病などといった生活習慣病の増加が健康面での大きな課題となっている．生活習慣病の発症と進行の防止には生活習慣の改善，とりわけ食生活の改善が重要とされる．

　食生活は，地球環境保全や資源有効利用の観点からも見直されなければならない．われわれの食行動や食生活は直接的・間接的に地球の資源や環境に影響を与えており，ひいては食料生産や食品汚染などさまざまな問題と関係して，われわれの健康や健全な食生活に影響してくるからである．

　健康を保持・増進し，疾病を予防するためには，各人がそれぞれの生活習慣，とりわけ食生活を見直して生活の質を向上させていくことが必要であり，そのためには誰もが食品，食物，栄養に関する正しい知識をもつことが不可欠である．

　こうした背景のなかで栄養士法の一部が改正され，2002（平成14）年4月より施行された．これは生活習慣病など国民の健康課題に対応するため，また少子高齢化社会における健康保持増進の担い手として栄養士・管理栄養士の役割が重要と認識されたためである．

　とりわけ管理栄養士には，保健・医療・福祉・介護などの各領域チームの一員として，栄養管理に参画し業務を円滑に遂行するため，また個人の健康・栄養状態に応じた栄養指導を行うために，より高度な専門知識や技能の修得とともに優れた見識と豊かな人間性を備えていることが要求されている．栄養士・管理栄養士養成施設では，時代の要請に応じて，そうした人材の養成に努めねばならない．

　こうした要求に応えるべく，「食品・栄養科学シリーズ」を改編・改訂し，改正栄養士法の新カリキュラムの目標に対応した「新 食品・栄養科学シリーズ」を出版することとした．このシリーズは，構成と内容は改正栄養士法の新カリキュラムならびに栄養改善学会が提案している管理栄養士養成課程におけるモデルコアカリキュラムに沿い，管理栄養士国家試験出題基準（ガイドライン）に準拠したものとし，四年制大学および短期大学で栄養士・管理栄養士をめざす学生，および食品学，栄養学，調理学を専攻する学生を対象とした教科書・参考書として編集されている．執筆者はいずれも栄養士・管理栄養士の養成に長年実際に携わってこられた先生方にお願いした．内容的にはレベルを落とすことなく，かつ各分野の十分な知識を学習できるように構成されている．したがって，各項目の取り上げ方については，教科担当の先生方で授業時間数なども勘案して適宜斟酌できるようになっている．

　このシリーズが21世紀に活躍していく栄養士・管理栄養士の養成に活用され，また食に関心のある方々の学びの手助けとなれば幸いである．

新 食品・栄養科学シリーズ

企画・編集委員

■ 目　次

1 栄養と健康

1.1　栄　養 ……………………………………………………………………… 1

（1）栄養とは何か …………… 1
（2）栄養素 …………………… 2
（3）栄養素摂取と健康 ……… 4
（4）日本の現状 ……………… 6
（5）食事摂取基準 …………… 8

1.2　栄養と健康・疾患 ……………………………………………………… 9

（1）健康と食生活 …………… 9
（2）疾病と食生活 …………… 10
（3）ライフステージと食生活 …………… 18

1.3　栄養学の歴史 ……………………………………………………………… 22

（1）世界の栄養史 …………… 22
（2）日本の栄養史 …………… 25

コラム●栄養の語源は？　3／ビタミンの発見　26

練習問題 …………………………………………………………………………… 27

2 糖質の栄養

2.1　糖質の体内代謝 ………………………………………………………… 29

（1）食後・食間の糖質代謝 … 29
（2）糖質の体内分布 ………… 29
（3）糖質代謝の臓器差 ……… 30

2.2　血糖とその調節 ………………………………………………………… 32

（1）血糖曲線 ………………… 33
（2）血糖値調節に関与するホルモン …… 33
（3）肝臓の役割 ……………… 33
（4）筋肉・脂肪組織の役割 … 34
（5）コリ回路, グルコース - アラニン回路 …… 35

2.3　エネルギー源としての作用 ………………………………………… 35

（1）糖質エネルギー比率 …… 35
（2）糖質のたんぱく質節約作用 …… 36

2.4　エネルギー源以外の糖質の栄養学的意義 ……………………… 36

（1）食物繊維 ………………… 36
（2）甘味料 …………………… 37

2.5　ほかの栄養素との関係 ………………………………………………… 37

（1）相互変換 ………………… 37
（2）ビタミン B$_1$ 必要量の増加 …… 38

コラム●どうして甘い？　「ノンシュガー」　37

練習問題 …………………………………………………………………………… 39

3 脂質の栄養

3.1 脂質の分類と化学 41

（1）脂肪酸 41
（2）アシルグリセロール（中性脂肪）.....44
（3）リン脂質 44
（4）糖脂質 44
（5）ステロール 44

3.2 脂質の臓器間輸送 45

（1）リポたんぱく質 45
（2）リポたんぱく質リパーゼ 46
（3）ホルモン感受性リパーゼ 47
（4）中性脂肪の再合成 47

3.3 脂質代謝の臓器差 47

（1）肝臓における脂質代謝 47
（2）脂肪組織と食後・食間期の脂質代謝
....50
（3）筋肉中の脂質代謝 50

3.4 コレステロールの代謝 51

3.5 ケトン体の代謝 52

3.6 ステロイドホルモンの代謝 52

3.7 胆汁酸の代謝 53

3.8 エイコサノイドの代謝 53

3.9 ほかの栄養素との関係 53

（1）ビタミン B_1 の節約作用 53
（2）エネルギー源としての糖質との関係.....54

3.10 各脂質の栄養と適正摂取量 54

（1）総脂質 54
（2）飽和脂肪酸 55
（3）n-6 系脂肪酸 55
（4）n-3 系脂肪酸 56
（5）コレステロール 56
（6）トランス脂肪酸 57

コラム●酸化型 LDL　47／脂肪酸成分表におけるトランス脂肪酸　57

練習問題 57

4 たんぱく質の栄養

4.1 たんぱく質の性質 59

（1）アミノ酸の化学 59
（3）たんぱく質の種類と機能 60

（2）ペプチド結合 ……………………………… 59

4.2　たんぱく質・アミノ酸の代謝 ………………………………… **62**

（1）アミノ酸中の窒素の代謝 …………… 62
（2）2-オキソ酸（α-ケト酸）の代謝 …… 63
（3）アミノ酸から生成する生理活性物質
　　………………………………………… 64
（4）たんぱく質の合成・分解とアミノ酸
　　プール ………………………………… 65
（5）血清アルブミンと急速代謝回転
　　たんぱく質 …………………………… 67
（6）体内の窒素輸送と臓器特性 ……… 67

4.3　たんぱく質の栄養価 ……………………………………………… **69**

（1）窒素出納 ……………………………… 69
（2）不可欠アミノ酸 ……………………… 70
（3）たんぱく質の栄養価 ………………… 71
（4）たんぱく質・アミノ酸の補足効果 … 77
（5）たんぱく質・アミノ酸の過剰摂取 … 77

コラム●制限アミノ酸をプラモデルにたとえると？　75

練習問題 …………………………………………………………………………… 78

5　ビタミンの栄養

5.1　ビタミンとは ……………………………………………………… **81**

5.2　ビタミンの分類と機能 …………………………………………… **82**

（1）補酵素作用 …………………………… 82
（2）抗酸化ビタミン ……………………… 82
（3）造血ビタミン ………………………… 82
（4）骨形成ビタミン ……………………… 83
（5）エネルギー代謝 ……………………… 83
（6）ホルモン様作用 ……………………… 83

5.3　脂溶性ビタミン …………………………………………………… **84**

（1）ビタミン A ………………………… 84
（2）ビタミン D ………………………… 86
（3）ビタミン E ………………………… 88
（4）ビタミン K ………………………… 89

5.4　水溶性ビタミン …………………………………………………… **90**

（1）ビタミン B_1 ………………………… 90
（2）ビタミン B_2 ………………………… 91
（3）ナイアシン …………………………… 91
（4）ビタミン B_6 ………………………… 93
（5）パントテン酸 ………………………… 94
（6）葉　酸 ………………………………… 95
（7）ビタミン B_{12} ……………………… 97
（8）ビオチン ……………………………… 98
（9）ビタミン C ………………………… 99
（10）欠乏症と腸内細菌 ………………… 100

5.5　ほかの栄養素との関係 …………………………………………… **101**

コラム●エネルギー代謝に関係する，いま話題のビタミン様（作用）物質　85／アデニンは大活躍　100

練習問題 ………………………………………………………………………… 102

6 ミネラル（無機質）の栄養

6.1 ミネラルの概要 ……………………………………………………………… 105
6.2 それぞれのミネラルの栄養学的特徴 ……………………………………… 106
（1）カルシウム ……………………………… 106
（2）リン ………………………………………… 107
（3）マグネシウム …………………………… 109
（4）鉄 …………………………………………… 110
（5）亜鉛 ………………………………………… 112
（6）銅 …………………………………………… 114
（7）マンガン ………………………………… 115
（8）ヨウ素 …………………………………… 115
（9）セレン …………………………………… 116
（10）その他のミネラル（クロム，
　　　モリブデン，コバルト，イオウ，
　　　フッ素） ………………………………… 117

6.3 主要な電解質（ナトリウム，カリウム，塩素）…………………………… 118
6.4 活性酸素とミネラル ………………………………………………………… 120
6.5 呼吸酵素とミネラル ………………………………………………………… 121
　練習問題 …………………………………………………………………………… 122

7 水分と電解質の代謝

7.1 水の出納 ……………………………………………………………………… 125
（1）水の体内分布 …………………… 125
（2）水の摂取 ………………………… 125
（3）水の排泄 ………………………… 125
（4）脱水，浮腫 ……………………… 126

7.2 電解質代謝と栄養 …………………………………………………………… 128
（1）水・電解質・酸塩基平衡の調節…128
（2）血圧とナトリウムおよびカリウム…128
　コラム●スポーツドリンクと経口補水液　130
　練習問題 …………………………………………………………………………… 130

8 食物繊維・難消化性糖質の作用

8.1 食物繊維 ……………………………………………………………………… 131
（1）食物繊維の定義 ………………… 131
（2）食物繊維の分析法 ……………… 132
（3）食物繊維の分類 ………………… 133
（4）食物繊維の生理作用 …………… 134
（5）食物繊維の食事摂取基準 ……… 136

8.2　難消化性糖質 ──────────────────────────────────── **137**

（1）糖アルコール ──────── 137　　　　（3）難消化性糖質の作用 ──── 138
（2）難消化性オリゴ糖 ──── 138

コラム●食物繊維入り食品，いったいどんなものがある？　136／食物繊維を多く摂ると，長生きできるの？　137

練習問題 ── 139

9 エネルギー代謝

9.1　エネルギーの概念 ───────────────────────────── 141

（1）エネルギーにはどのようなものがあるか ──── 141　　　　（2）エネルギーの単位 ──── 141

9.2　食物から得られるエネルギー供給量 ───────────── 142

（1）物理的燃焼値と生理的燃焼値 ──── 142　　　　（2）エネルギー換算係数 ──── 142

9.3　エネルギー消費量 ──────────────────────────── 143

（1）基礎代謝量 ──────── 143　　　　（3）睡眠時代謝量 ──────── 146
（2）安静時代謝量 ────── 146　　　　（4）食事誘発性熱産生 ──── 146

9.4　臓器別エネルギー代謝 ─────────────────────── 147

（1）骨格筋（筋肉）と心臓（心筋）──── 147　　　　（3）脳 ──────────────── 147
（2）肝臓と腎臓 ──────── 147　　　　（4）脂肪組織 ─────────── 148

9.5　活動時代謝と身体活動度 ──────────────────── 148

（1）メッツ（METs） ──── 148　　　　（3）身体活動レベル（PAL）──── 151
（2）動作強度（Af） ──── 151

9.6　エネルギー消費量の測定法 ─────────────────── 151

（1）直接法 ──────────── 151　　　　（3）呼吸商と非たんぱく質呼吸商 ──── 152
（2）間接法 ──────────── 151　　　　（4）二重標識水法（DLW 法）──── 153

9.7　エネルギー出納とエネルギー必要量の推定 ──────── 154

（1）エネルギー出納 ──── 154　　　　（4）推定式を用いた推定エネルギー必要
（2）エネルギー必要量の推定 ──── 155　　　　　　　量の計算 ────────── 157
（3）基礎代謝量の推定 ──── 156

練習問題 ── 157

10 食物の摂取

10.1 空腹感と食欲 ·· 159
（1）摂食中枢と満腹中枢 ············159　　（2）食欲を調節する因子 ············159

10.2 食事のリズムとタイミング ·· 161
（1）生体リズム ····················161　　（2）生体リズムと食事 ··············163
コラム●概日リズム（サーカディアンリズム）の調節　162
練習問題 ··· 163

11 消化・吸収と栄養素の体内動態

11.1 消化器系の構造と機能 ··· 165
（1）消化管の一般的構造 ············165　　（2）消化器系器官の構造と機能 ······167

11.2 各消化管での消化 ·· 173
（1）口腔内での消化 ················173　　（4）大腸内での消化 ················174
（2）胃での消化と吸収 ··············173　　（5）プロバイオティクスと
（3）小腸での消化と吸収 ············174　　　　　プレバイオティクス ··········174

11.3 管腔内消化の調節 ·· 175
（1）自律神経による調節 ············175　　（3）脳相・胃相・腸相に
（2）消化管ホルモンによる調節 ······175　　　　　よる胃酸分泌の調節 ········176

11.4 膜消化と吸収 ·· 176
（1）管腔内消化と膜消化 ············177　　（2）栄養素の吸収機構 ··············178

11.5 栄養素別の消化・吸収 ·· 180
（1）糖質 ·························180　　（4）ビタミン ·····················184
（2）脂質 ·························181　　（5）ミネラル ·····················187
（3）たんぱく質 ···················183　　（6）水 ···························190

11.6 吸収と体内動態 ·· 190
（1）栄養素の吸収・輸送経路 ········190　　（2）栄養素の体内動態 ··············191

11.7 生物学的利用度 ·· **193**

（1）消化吸収率 ············· 193 　　（2）栄養価 ································ 194

コラム●上皮細胞の分極　166／門脈とは？　181／インスリンによるグルコース取込み　182

練習問題 ·· 195

12 遺伝形質と栄養

12.1 遺伝子多型 ··· **197**

（1）遺伝子多型とは ··············· 197　　（2）一塩基多型（SNP）の影響 ··········· 198

12.2 遺伝子多型と生活習慣病 ··· **199**

（1）糖尿病の遺伝要因 ··········· 200　　（3）遺伝要因と環境要因の相互作用 ····201
（2）高血圧の遺伝要因 ··········· 200

12.3 倹約遺伝子仮説 ··· **202**

（1）β_3-アドレナリン受容体（β_3-AR）···203　　（3）ペルオキシソーム増殖因子活性化受
（2）脱共役たんぱく質1（UCP1）········203　　　　　容体γ（PPARγ）···········203

12.4 エピゲノムと栄養 ··· **204**

12.5 がんと遺伝子変異 ··· **205**

コラム●アルコールへの強さに関係する遺伝子多型　201／ゲノム編集とエピゲノム　204

用語解説　206

練習問題 ·· 208

参考書──もう少し詳しく学びたい人のために ·· 209

索　引 ··· 211

解答は化学同人 HP にございます.
https://www.kagakudojin.co.jp

本文イラスト：廣瀬まゆみ

1

栄養と健康

　1950 年に 25 億人だった世界の人口は，2020 年には 3 倍強の 80 億人近くにまで膨れ上がった．発展途上国を中心に食料不足の問題は解決されることなく続いている．世界の飢餓人口は 8 億人以上ともいわれている．これらの人びとにとって，生きるための食料確保と栄養不足の克服が不可欠かつ火急の課題である．

　一方，同じ地球上の別の地域ではいまだに飽食の習慣がある．飢餓に苦しむ人びとを横目に，先進諸国の人びとが毎日のように大量の食料を捨てている図はいかにも不合理に映る．これらの国ぐにでは，栄養過剰による不健康や疾病が重要なテーマとなってきている．

　最近のマスメディアの発達によって，私たちは，そしておそらく飢餓に苦しむ地域の人びとも，このような理不尽を目にすることができる．食料と栄養の問題は，人間の歴史がはじまって以来，そして，いまなお世界の最重要課題の一つであり続けている．幸いにも，日本の食糧事情は恵まれているが，その中身は，たとえば食糧自給率は 40 ％弱を推移し（図 1.1），きわめて危うい状況にある．

1.1　栄　養

（1）栄養とは何か

　食と健康の関係を取り扱う学問が栄養学である．栄養とは，私たちヒトが健康に生きていくために，食べものを摂取し，またそれが体内で利用され，排泄されていく過程全般を示すことばである．また，専門的には，「生体が外界から物質を摂取し，代謝を行い，生体活動に必要なエネルギーを得て生体物質を更新し，あるいは成長する過程を栄養といい，摂取する物質の個々のものを栄養素という」と定義されている*.

*今堀和友・山川民夫 監,『生化学辞典（第 4 版）』, 東京化学同人（2007）.

　したがって，栄養学はいくつかの学問領域を基礎とした応用（複合）科学的色彩が強い．医学，生理学，生化学，薬学，生態学，スポーツ科学などが栄養学を支える基礎的学問分野である．栄養学は，これらの学問分野をもとに栄養現象を科学的に解明する基礎的部分と，それらの知識を実際の食生活に適用する

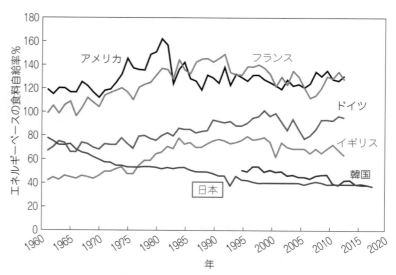

図1.1　主要先進国の食料自給率

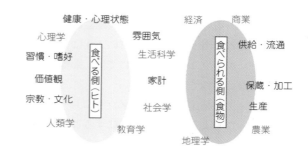

図1.2　栄養学を実践していく場合
の環境要因と関連学問領域

応用・実践的部分の両面からなる.

　栄養の現象を幅広く具体的に表している姿が，私たちの食生活といえる．栄養の問題を考えるとき，食生活に影響するさまざまな因子の存在も重要となってくる．この点から，栄養学の実践には自然科学のみならず社会科学の幅広い知識が要求される．心理学，社会学，人類学，地理学，生活科学，教育学的要因や宗教が個人あるいは集団の食事を左右し，また農業，経済，商業が食べものの効率的な利用を決定するからである（図1.2）．これらの要因が障害とならなければ，栄養上の問題がある個人や集団に，現在の栄養学は十分に対応できるといってよい．それゆえに，なおさらこれらの要因は明確に理解され，十分考慮に入れられるべきである.

（2）栄養素

　前述のように，生体が外界から物質を摂取し，代謝を行い，生体活動に必要なエネルギーを得て生体物質を更新し，あるいは成長するために摂取する個々の物質を栄養素（nutrient）という．ヒトについていえば，「人間が健康で十分な社会活動を行うために食事から摂取する食品成分」を指す.

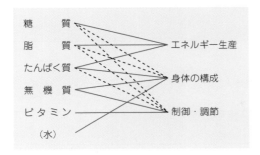

図1.3　栄養素の体内での機能
――：主たる機能.
------：従たる機能.

　ヒトの栄養素は，糖質，脂質，たんぱく質，無機質（ミネラル），ビタミンの5群に大別され，これらを五大栄養素とよぶ．前3者は摂取量も多く，体を構成しエネルギー源となり，三大栄養素と称される．そのほかに，ヒトが生きていくために外界から取り込む必要があるものに酸素と水があるが，ふつうこれらは栄養素には入れない（水は五大栄養素とは別に考えられるか，あるいは無機質に分類されることもある）．

　栄養素の体内での機能は，図1.3のように大きく3通りに分類される．第一に，筋肉収縮などの機械的仕事や，物質の合成と輸送のためのエネルギー供給源としての機能である．おもに糖質，脂質がおもにこれにあたるが，たんぱく質もエネルギー源となりうる．その意味で，三大栄養素をエネルギー産生栄養素（あるいは三大熱量素）とよぶこともある．第二に，骨，臓器，組織など身体の構成要素となる機能である．たんぱく質，カルシウムを中心とした無機質の一部がこれにあたる．水も身体の重要な構成要素である（体重の50〜60％は水である）．第三に，これらの機能や生体防御など，生命維持のために必要な営みを制御・調節する役割である．ビタミンや無機質の一部がこれにあたる．

栄養の語源は？

　栄養の語源は遠く古代中国の晋（7世紀）にさかのぼる．「栄」は古くは「榮」と書かれ，「熒（ともしび）」と「木」の合字であった．木が勢いよく燃えている様を表し，転じて「元気がよい，栄える」を意味する．また，「栄」を「営」と書いたこともあり，この場合は「営」と同様，「営む，管理する」を意味する．

　一方，「養」は「羊」と「食」の合字であり，食事に関する用語から転じて，「養い育てる」の意を示す．栄養の英語 nutrition はラテン語の *nutrire*（養う）からきており，漢字で表す栄養の語源と同様の意味となる．

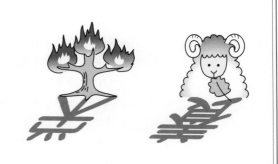

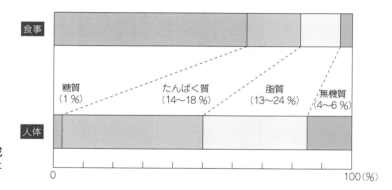

図1.4 食事と人体の平均的栄養素組成
棒グラフは水分を除いて作成. 数字は体重に対する比率を示す.

ビタミンや無機質はおもに第二，第三の機能を担うので，保全素とよばれることがある.

図1.4に，水を除いた人体の平均組成と，日本人の平均的食事の組成を示した．人体中での含量が食事中の量を上回る栄養素（無機質，脂質，たんぱく質）は，人体の構成要素として蓄積されることを示し，下回る栄養素（糖質）は，エネルギー源として消耗されることを示す.

さらに，食物繊維は栄養素には入れられていないが，ヒトの健康維持に重要なはたらきをしている.

これらの栄養素のなかには，ヒトの体内で合成できないか，合成できても必要量に満たないために，食事から供給する必要があるものが含まれている．これらを必須栄養素とよぶ．たとえば無機質は，すべて明らかに体内で合成できない．ビタミンは，有機化合物ではあるがその定義に上述の内容が含まれるので，すべて必須栄養素である．脂質やたんぱく質のなかにも必須栄養素が含まれている．現在,必須であることが明らかにされている栄養素を表1.1に示す.

（3）栄養素摂取と健康

豊かで健康な人生とは，のびやかに育ち，生きがいのある仕事と生活を享受し，健やかに長生きして天命を全うすることである（後述のWHOによる健康の定義を参照）．ヒトの健康に果たす栄養の役割は大きい.

ヒトは生きるために食べなければならないが，1）何を食べても生きていけるというものではないし，2）食べるものの量やバランスによって健康状態が左右される．栄養素の摂取不足でも，過剰摂取でも，不健康や疾病への危険性が増大する．また，軽度の（潜在的な）不足や過剰でも，それが長期に及んだ場合は健康を損ねる原因となる．いわゆる半健康状態である（表1.2）．逆にいうと，不適切な栄養状態の影響はすぐには現れないことが多い．深く心に刻み込んで記憶しておくべき，栄養の怖さである.

ヒトの生命・健康に関する栄養上の問題は，個人が属する地域社会によって様相を変える．おそらく最も大きな，そして深刻な要因は経済的因子であろう（図1.5）.

表1.1 ヒトの必須栄養素

分　類		必須栄養素
脂　質	脂肪酸(2系統)	n-6系脂肪酸(リノール酸, アラキドン酸) n-3系脂肪酸(α-リノレン酸, IPA, DHA)
たんぱく質	アミノ酸 (9種)	イソロイシン, ロイシン, リシン, メチオニン, フェニルアラニン, トレオニン, トリプトファン, バリン, ヒスチジン
無機質 (16種)	主要元素(7種) (>100 mg/日)**	カルシウム, リン, カリウム, 硫黄, 塩素, ナト リウム, マグネシウム
	微量元素(9種) (<100 mg/日)**	鉄, 亜鉛, 銅, マンガン, ヨウ素, セレン, モリ ブデン, クロム, コバルト
ビタミン (13種)	脂溶性(4種)	ビタミンA, D, E, K
	水溶性(9種)	ビタミンB_1, B_2, ナイアシン, パントテン酸, ビタミンB_6, 葉酸, ビオチン, ビタミンB_{12}, C
(水, 食物繊維)*		(水, 食物繊維)

＊：水, 食物繊維は栄養素には含まれていないが, ヒトの生命維持と健康に必須との考えから
　　表に加えた.
＊＊：1日のおよその摂取量.

表1.2 ヒトの栄養状態

持続した栄養状態	備　考
欠乏状態	特定の栄養素の場合は欠乏症. エネルギーの欠乏を中心とし, そこから派生した複合的な欠乏はマラスムス, たんぱく質を 中心とした複合的な欠乏はクワシオコール(クワシオルコル) とよばれる
軽度の(潜在性の)欠乏状態	自覚がない場合が多く, 長期に及ぶと障害の可能性がある. いわゆる半健康状態
適正な栄養状態 軽度の(潜在性の)過剰状態	自覚がない場合が多く, 長期に及ぶと障害の可能性がある. いわゆる半健康状態
過剰状態	たとえば, エネルギー, 脂質, 食塩などの過剰摂取が続くと, 生活習慣病に至ることになる

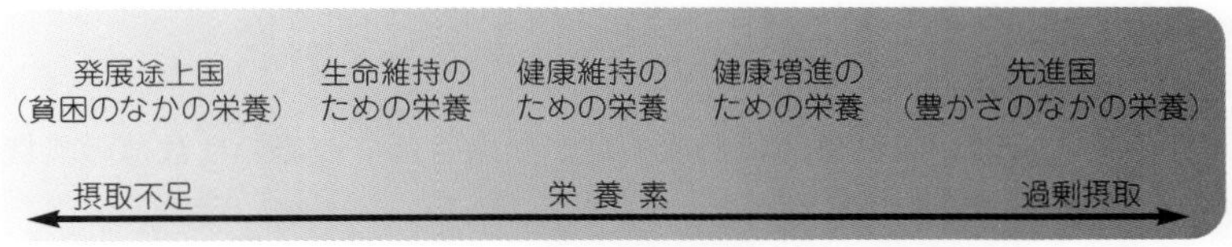

図1.5 栄養の役割と経済的因子

いまなお, 世界には食料確保すらままならない地域が多い(表1.3). 栄養素の摂取不足がきわまった状態のため, 当然, 栄養障害が起こる. たんぱく質・エネルギー栄養障害(マラスムスやクワシオコール)など, 私たちにとっては古典的栄養学で見られる欠乏症が, いまだに発展途上国の人びとを悩ませている. 必須栄養素をはじめ, 生きるための栄養に関する栄養学そのものの到達レベル

Plus One Point

**たんぱく質・
エネルギー栄養障害
(protein energy
malnutrition, PEM)**

基礎疾患がなく, 食事の質と量の不足, すなわち栄養素の全般的な摂取不足が原因で起こる病的状態である. 主要因別に, 次の2種に分けられる.

マラスムス:エネルギーを中心とした複合的な栄養素摂取欠乏によって引き起こされる. 乳幼児に多発し, 胃腸障害を伴い, 死亡率も高い.

クワシオコール:たんぱく質欠乏を中心とした複合的な栄養素摂取欠乏によって引き起こされる. 皮膚障害や浮腫など多様な症状を呈す. 感染症を伴いやすく, 生命の危険にまで及ぶ.

表1.3　飢餓が深刻な国

栄養不足の人口の割合	北/南アメリカ	アフリカ		アジア
割合 ≧ 35%	ハイチ	中央アフリカ ザンビア ナミビア		北朝鮮
25 ≦割合< 35%		チャド エチオピア ウガンダ タンザニア ジンバブエ マダガスカル	リベリア コンゴ ルワンダ モザンピーク スワジランド	東ティモール タジキスタン アフガニスタン イエメン
15 ≦割合< 25%	グアテマラ ニカラグア ボリビア	ジブチ ギニアビサウ シエラレオネ ブルキナファソ マラウイ	セネガル ギニア ケニア ボツワナ	モンゴル ラオス バングラデシュ インド スリランカ パキスタン キルギス イラク

世界食糧計画（World Food Programme, WFP）資料より（2015）.

は十分といってよい．その実践に必要な食べものが彼らに届かないのである．

　一方，先進諸国では，食料は文字どおり余るほど供給されている．ここではむしろ栄養素の過剰摂取やアンバランスによる不健康や疾病が懸念される．エネルギーや脂質の過剰摂取と運動不足など，食生活を含めた生活習慣が相まって肥満や生活習慣病へ至る道は先進諸国に共通した恐怖となっている．各人の生活スタイルに合わせた栄養摂取が重要であることはもちろん，生活スタイルそのものの改善も見すえたうえで，健康の維持・増進が図られるべきであろう．

　そのなかで，米を主食とし，動物性脂肪の摂取が比較的少ない日本型の食生活が見直されている．日本の現状は，日本型から欧米型へと食生活の天秤が傾き，栄養過剰へ転落するがけっぷちに立っているといえよう．

（4）日本の現状

　現在，日本において全般的に摂取不足が懸念されているのは数種の無機質，ビタミン，および食物繊維である．

　カルシウム：国民健康・栄養調査ではカルシウム摂取量は，つねに食事摂取基準に達していない．骨粗鬆症との関連から重要視されている．

　鉄：摂取不足は鉄欠乏性貧血の原因となる．女性とくに妊婦また男女を問わず高齢者では，潜在性鉄欠乏も含めると相当数に達する．

　マグネシウム：摂取不足は心臓疾患の誘因となる．さまざまな食事調査によると，日本人のマグネシウム摂取量は食事摂取基準に達していない．

　微量元素：食品中に微量にしか含まれていないため，精製・加工過程での損

生活習慣病
日本だけで使われている用語．40歳代以上の壮年期や高齢期に頻度高く起こる以下の諸疾患の総称である．高血圧，動脈硬化，脳卒中，心臓病などの循環器系疾患，およびがんなどの悪性新生物が主である．ほかに，糖尿病，痛風，慢性肝炎なども含まれる．以前は成人病と称されたが，食を含めた長年の生活習慣によって引き起こされるので，生活習慣病と改められた〔1996（平成8）年〕．

耗の影響が大きい．明らかではないが，さまざまな加工食品を摂取する機会が増えた昨今，微量元素の不足が懸念される．

　ビタミン：生化学的検査で，いくつかの水溶性ビタミン（B$_1$，B$_2$，C など）の潜在性欠乏が認められる例が多い．いわゆる潜在性ビタミン欠乏症が懸念される．

　食物繊維：食物繊維は便秘や生活習慣病の予防に重要であり，目標量は 18 ～ 64 歳男子で 21 g 以上，女子で 18g 以上とされている．国民健康・栄養調査による摂取量中央値はこれに達していない．

　そのほか，とくに深刻な栄養不足を招く不適切なダイエットが若い女性のあいだで見られ，社会問題としてもよく取り上げられている．またアルコール過飲に誘発されるビタミンや無機質の欠乏などが問題視されている．

　一方，過剰摂取が問題となっているのは，おもに食塩およびエネルギー，脂質である．

　食塩：日本型食生活の従来の課題である．長年の減塩運動の結果，成人の各年代の摂取量中央値は男子 9.4 ～ 10.8 g，女子で 7.6 ～ 9.3 g 弱と，いくぶん減少傾向が認められるが，目標量（男子：7.5 g 未満，女子：6.5 g 未満）には達していない．

　エネルギー，脂質：近年の豊かな食生活のなかで，動物性食品を摂取することが多くなった．この先進諸国に共通して見られる飽食によって，エネルギー過剰摂取，とくに畜肉などからの動物性脂肪の摂取増加が進行している．これらは運動不足と相まって，肥満を介した生活習慣病への危険性を増加させている．

　30 ～ 49 歳の日本人男女を例にして，一部の栄養素の摂取量中央値を食事摂取基準と比較した（図 1.6）．

摂取量中央値と食事摂取基準
図 1.6 で摂取量中央値が基準を下回っていれば（Ca，女子：Fe，Mg，ビタミン B$_1$，食物繊維），集団の半数以上の摂取量が基準より少ないことを意味し，逆に，上回っていれば（Na），半数以上が基準より多いことを意味している．中央値が基準値より離れるほど，その人数は多くなる．

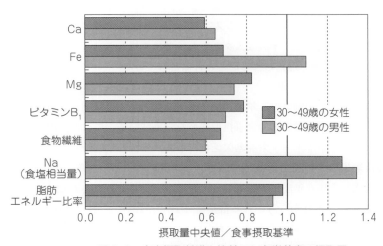

図 1.6　食事摂取基準と比較した各栄養素の摂取量
摂取量は 2019 年国民健康・栄養調査による．食事摂取基準（2020 年）として，Zn，Fe，Mg，Ca は推定平均必要量を（Fe の女子は月経あり），脂肪エネルギー比率は目標量上限（30 ％），食物繊維は目標量下限を（男性 21 g，女性 18 g），Na（食塩相当量）は目標量上限（男性 7.5 g，女性 6.5 g）を用いた．

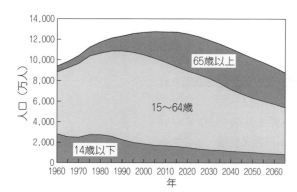

図1.7　年齢区分別人口の推移
国立社会保障・人口問題研究所,「日本の将来推計人口」(2014, 2019)より.

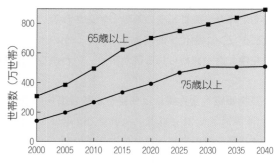

図1.8　独居老人世帯の推移
国立社会保障・人口問題研究所,「日本の世帯数の将来推計」(2013, 2019)より.

フレイル
虚弱,高齢に伴い,身体機能が低下し,外出や日常行動に支障をきたす状態.

サルコペニア
加齢に伴い,筋肉量が減少した状態.

ロコモティブシンドローム
運動器の障害によって,歩行や日常生活で転倒や骨折の危険が高まった状態.要介護につながる恐れがある.

QOL
Quality of Life :「人生の質,生活の質」.私たちが生きるうえでの満足度を表す指標の一つ.

いうまでもなく,栄養素の適正な摂取量は各人のライフサイクルやライフスタイルによって異なる.ライフサイクル別で見れば,日本で急速に人口の高齢化が進行していること(図1.7)から,高齢者栄養の重要性は今後ますます高まると思われる.とくにフレイル(虚弱)は,サルコペニアやロコモティブシンドロームへの負の連鎖にもつながりかねない,QOLを著しく低下させる状態を指すが,その要因の一つが低栄養である.事態を難しくさせているのは,一人暮らしの高齢者が急増していることである(図1.8).これらの人びとへの適切な栄養供給が社会的課題となろう.一方で,前述の栄養素の摂取不足が,多くの場合,とりわけ若年層に強く認められることも大きな問題である.そもそも朝食を欠食している人の割合も,若年やはたらき盛りの年代で高い(図1.9).

さらに,「ライフスタイルに適した栄養」は重要であるが,一歩進めて,ライフスタイルそのものを改善して健康増進を図ろうとする試みが日本で行われている.これはアクティブ80ヘルスプランとよばれ,栄養,運動,休養の生活習慣の改善を通して,半健康人をなくし,健康を増進させることによって,健康で豊かな80歳を迎えられることを目標としている.

(5) 食事摂取基準

日本では厚生労働省が5年おきに,健康な個人または集団を対象として,エネルギーおよび各栄養素の食事摂取基準を定めている.これは,国民の健康維持・増進,エネルギー・栄養素欠乏症の予防,生活習慣病予防,過剰摂取による健康障害の予防を目的としている.日本人の食事摂取基準(2020年版)は令和2年度～令和6年度まで適用され,設定指標として各栄養素では推定平均必要量(EAR)とそれから導かれる推奨量(RDA),EARとRDAが得られない場合は目安量(AI)が定められた.エネルギーでは推定エネルギー必要量(EER)が参考値として示されたが,エネルギー収支バランスの維持を示す指標として,適正と考えられるBMIの範囲が示された.さらに栄養素によっては,生活習慣病一次予防のための目標量(DG),過剰摂取によって健康障害を起こすこと

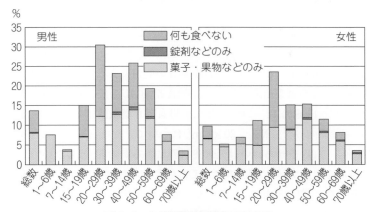

図1.9 年齢階層別 朝食の欠食率
平成29年国民健康・栄養調査より.

のない，栄養素の習慣的な摂取量の上限である耐容上限量(UL)が定められている(食事摂取基準については付録小冊子参照)．なお，2020年版では新たに高齢者の低栄養予防やフレイル予防も視野に入れて策定が行われた．個々の概念と根拠に関しては各栄養素の章，および『応用栄養学』の教科書を参照されたい．

1.2 栄養と健康・疾患

（1）健康と食生活

世界保健機関(World Health Organization, WHO)では，「健康」について次のように定義している．「Health is a state of complete physical, mental and social well-being and not merely the absence of disease or infirmity.（健康とは，単に病気でないとか，弱っていないということではなく，肉体的にも，精神的にも，そして社会的にも，すべてが満たされた状態にあることをいう）」（日本WHO協会 訳）．この定義は世界の人びとの理想的な健康観として定着している．また，各国では，望ましい食生活のための指針がだされている．

（a）国民健康・栄養調査

国民健康・栄養調査(The national health and nutrition survey in japan)は，「健康増進法」〔2002（平成14）年法律第103号〕に基づき，栄養摂取量および生活習慣の状況を明らかにし，国民の健康の増進の総合的な推進を図るための基礎資料を得ることを目的として，毎年実施するものとしている．

調査項目は，① 身体状況調査(身長，体重，腹囲，血圧，血液検査，歩数計による1日運動量の測定，服薬状況，運動についての問診)，② 栄養摂取状況調査(各世帯および世帯員の24時間内の食品摂取量を秤量調査，外食および欠食状況調査)，③ 生活習慣調査〔食生活，身体活動・運動，休養(睡眠)，喫煙，歯の健康などに関する生活習慣全般を把握する調査〕である．

調査対象は無作為に抽出された300単位区内世帯（約6000世帯）および世帯

食事摂取基準(dietary reference intakes, DRI)の指標

【エネルギー】
推定エネルギー必要量
(estimated energy requirement, EER)

【各栄養素】
推定平均必要量(estimated average requirement, EAR)
推奨量(recommended dietary allowance, RDA)
目安量(adequate intake, AI)
目標量(tentative dietary goal for preventing life-style related diseases, DG)
耐容上限量(tolerable upper intake level, UL)

単位区

国民生活基礎調査では，全国を約50世帯ごとに区切った区域（国勢調査で設定されている区域）のなかから5530地域を無作為に抽出し，その地域を地理的に約25世帯ごとに分割した単位区から，無作為に選定した2000単位区を調査単位区とした．

員(約 18,000 人)とし,厚生労働大臣が調査地区を定め,その地区内において都道府県知事が調査世帯を指定することになっている.調査は毎年行われ,調査の実施には都道府県知事から任命された医師,管理栄養士,保健師,臨床検査技師および事務担当者らの調査員が調査の実施にあたっている.平成 30 年の国民健康・栄養調査結果としては,肥満者(BMI ≧ 25 kg/m^2)の割合は男性 31.6 %,女性 19.6 %で,この 10 年間で男女とも増減は見られない(図 1.10).一方,低栄養傾向の者(BMI ≦ 20 kg/m^2)について,「健康日本 21(第二次)(2013 〜 2022 年)」では「やせあるいは低栄養状態にある高齢者」としないで,より緩やかな基準を用いて「低栄養傾向にある高齢者」の割合を減少させることを重視した.その際,「低栄養傾向」の基準として要介護や総死亡リスクが統計学的に有意に高くなるポイントとして,BMI 20 以下が指標として設定された.85 歳以上の女性の 4 人に 1 人が低栄養傾向者といえる(図 1.11).

食塩摂取量の平均値は 10.1 g であり,男女別に見ると男性 11.0 g,女性 9.3 g である.この 10 年間で見るといずれも明らかに減少している(図 1.12).また,主食・主菜・副菜を組み合わせた食事の頻度が週 5 日以下と回答した者のうち,主食・主菜・副菜の三つを組み合わせるとバランスの良い食事になることを知っている者の割合は,男性 88.7 %,女性 95.5 %と高い数値を示した.また,知っているが主食・主菜・副菜の三つを組み合わせて食べることができない理由としては,男女ともに「手間がかかる」と回答した人の割合が最も高かった(図 1.13).一方,文部省,厚生省(当時)および農林水産省が連携して策定された食生活指針は,2016(平成 28)年 6 月に最新版が策定された(図 1.14).エネルギーやたんぱく質などの摂取量とともに,魚介類,豆類,乳類,野菜類,果実類といった食品群の摂取量も,60 歳代に比べ若年世代では少ない状況にある.運動習慣も,高齢世代でその割合が高く,高齢世代では,しっかり身体を動かしよく食べる傾向にあるが,若年世代では課題が多く見られる.さらに,2016(平成 28)年 4 月に第 3 次食育推進基本計画なども含めて,改めて食育基本法が制定(図 1.15)された.

健康日本 21(第二次)の中間報告(2018 年)では,健康寿命の延伸,健康格差の縮小は改善された(図 1.16).また,生活習慣病関連の指標の 6 項目も改善された(図 1.17).さらに,こころ,次世代,高齢者の健康についても約 6 割が改善し,社会環境の整備は 8 割が改善していた.今後の課題は,個人の生活習慣改善である.

(2) 疾病と食生活

厚労省は,2018(平成 30)年の死亡順位と年次推移を 2019(令和元)年 11 月に発表した(図 1.18;p.14).1 位は悪性新生物,2 位は心疾患(減少傾向),そしてこの 10 年間で老衰が急激に増加し,3 位に老衰が入った.

(a) 生活習慣病

生活習慣病とは,食事や運動,喫煙,飲酒,ストレスなどの生活習慣が深く

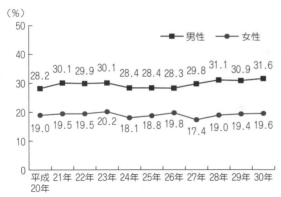

図1.10 肥満者（BMI ≧ 25 kg/m²）の割合の年次推移（20歳以上）

平成20 〜 30年年齢調整済．平成30年国民健康・栄養調査より．

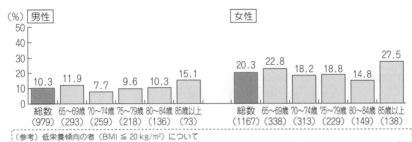

（参考）低栄養傾向の者（BMI ≦ 20 kg/m²）について
「健康日本21（第二次）」では，「やせあるいは低栄養状態にある高齢者」ではなく，より緩やかな基準を用いて「低栄養傾向にある高齢者」の割合を減少させることを重視している．その際，「低栄養傾向」の基準として，要介護や総死亡リスクが統計学的に有意に高くなるポイントとして示されているBMI 20以下を指標として設定している．

図1.11 低栄養傾向の者（BMI ≦ 20 kg/m²）の割合（65歳以上，性・年齢階級別）

平成30年国民健康・栄養調査より．

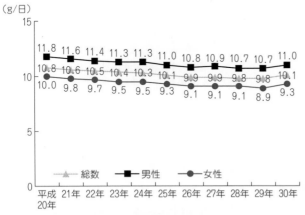

図1.12 食塩摂取量の平均値の年次推移（20歳以上）

平成20 〜 30年年齢調整済．平成30年国民健康・栄養調査より．

11

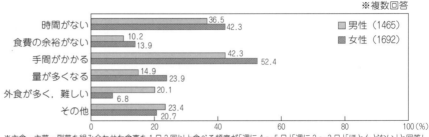

※主食・主菜・副菜を組み合わせた食事を1日2回以上食べる頻度が「週に4〜5日」「週に2〜3日」「ほとんどない」と回答した者のうち,主食・主菜・副菜の三つを組み合わせることがバランスの良い食事になることを知っている者が回答.

図1.13　主食・主菜・副菜の三つを組み合わせて食べることができない理由(20歳以上)
平成30年国民健康・栄養調査より.

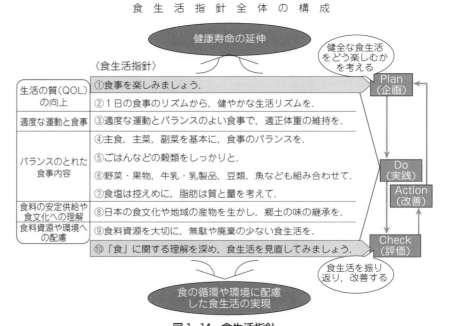

図1.14　食生活指針
2016(平成28)年6月,厚生労働省H.P.より.

関与し,その発症や進行に関与する疾患である.日本人のおもな死因であるがん,脳血管疾患,心疾患,さらに動脈硬化症,糖尿病,高血圧症,脂質異常症などはいずれも生活習慣病とされている.

(b) 糖尿病

糖尿病とは,インスリンの作用不足に基づく慢性の高血糖状態を主徴とする代謝性疾患である.原因によって1型糖尿病と2型糖尿病に分類されている.1型糖尿病は,インスリン分泌細胞が障害されることで引き起こされるため,インスリン依存型ともよばれ,子どもや青年期に多く起こる.2型糖尿病では,インスリン分泌不全やインスリン抵抗性による素因を含む複数の遺伝因子に過

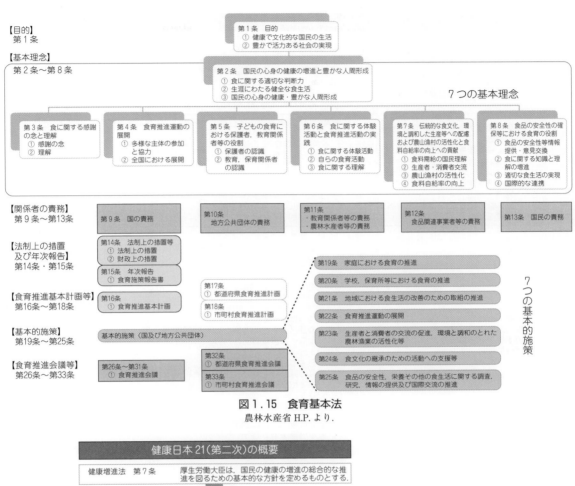

図1.15 食育基本法
農林水産省 H.P. より.

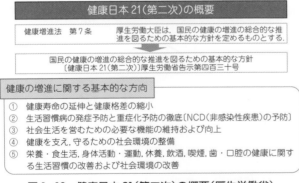

図1.16 健康日本21(第二次)の概要(厚生労働省)

食, 運動不足, 肥満, ストレスなどの環境因子および加齢が加わって発症する. そのため, 2型糖尿病はインスリン非依存型ともよばれ, 国内の糖尿病患者は2型糖尿病が多い. 2016 (平成28)年国民健康・栄養調査では, 糖尿病が強く疑われる者が1000万人, 糖尿病の可能性を否定できない者が1000万人, 糖尿病が強く疑われる者と糖尿病の可能性を否定できない者が2000万人となって

	健康日本21（第二次）に掲げる具体的な目標			

○5つの基本的方向に対応して，53項目にわたる具体的な目標を設定する．

	基本的な方向	具体的な目標の例（括弧内の数値は策定時）	直近の実績値（H28）	目標
①	健康寿命の延伸と健康格差の縮小	○日常生活に制限のない期間の平均の延伸（男性70.42年，女性73.62年）	男性72.14年 女性74.79年	平均寿命の増加分を上回る健康寿命の増加
②	生活習慣病の発症予防と重症化予防の徹底（がん，循環器疾患，糖尿病，COPDの予防）	○75歳未満のがんの年齢調整死亡率の減少〔84.3（10万人当たり）〕 ○高血圧（収縮期平均血圧）の改善（男性138mmHg，女性133mmHg） ○糖尿病合併症の減少（16,247人）	76.1（10万人当たり） 男性136mmHg 女性130mmHg 16,103人	73.9（10万人当たり） 男性134mmHg 女性129mmHg． 15,000人
③	社会生活を営むために必要な機能の維持・向上（心の健康，次世代の健康，高齢者の健康を増進）	○自殺者の減少（23.4%（人口10万人当たり）〕 ○低出生体重児の割合の減少（9.6%） ○低栄養傾向（BMI20以下）の高齢者の割合の増加の抑制（17.4%）	16.8% 9.4% 17.9%	19.4% 減少傾向へ 22%
④	健康を支え，守るための社会環境の整備	○健康づくりに関する活動に取り組み自発的に情報発信を行う企業登録数の増加（420社）	3751社	3000社
⑤	栄養・食生活，身体活動・運動，休養，飲酒，喫煙，歯・口腔の健康に関する生活習慣の改善および社会環境の改善	○食塩摂取量の減少（10.6g） ○20〜64歳の日常生活での歩数の増加（男性7841歩，女性6883歩） ○週労働時間60時間以上の雇用者の割合の減少〔9.3%（15歳以上）〕 ○生活習慣病のリスクを高める量（1日当たり純アルコール摂取量男性40g，女性20g以上）の飲酒者割合の減少（男性15.3%，女性7.5%） ○成人の喫煙率の減少（19.5%） ○80歳で20歯以上の歯をもつ者の割合の増加（25%）	9.9g 男性7769歩 女性6770歩 7.7% 男性14.6%， 女性9.1% 18.3% 51.2%	8g 男性9000歩 女性8500歩 5% 男性13.0%， 女性6.4% 12% 50%

図1.17　健康日本21（第二次）に掲げる具体的な目標

厚生労働省 H.P. より．

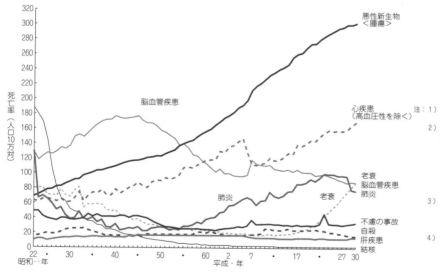

図1.18　おもな死因別に見た死亡率（人口10万対）の年次推移

厚生労働省，「2018（平成30）年人口動態統計月報年計（概数）の概況」より．

注：1）平成6年までの「心疾患（高血圧性を除く）」は，「心疾患」である．
2）平成6，7年の「心疾患（高血圧性を除く）」の低下は，死亡診断書（死体検案書）（平成7年1月施行）において「死亡の原因欄には，疾患の終末期の状態としての心不全，呼吸不全等は書かないでください」という注意書きの施行前からの周知の影響によるものと考えられる．
3）平成7年の「脳血管疾患」の上昇のおもな要因は，ICD-10（平成7年1月適用）による原死因選択ルールの明確化によるものと考えられる．
4）平成29年の「肺炎」の低下のおもな要因は，ICD-10（2013年版）（平成29年1月適用）による原死因選択ルールの明確化によるものと考えられる．

いる.

　糖尿病は，慢性的な高血糖を確認することで診断する．血糖値に関しては，随時や空腹時の血糖値に加えて，75 g経口ブドウ糖負荷試験(Oral Glucose Tolerance Test, OGTT) 2時間値の血糖値が判定基準に定義されており，随時血糖値200 mg/dL以上，早朝空腹時血糖値126 mg/dL以上，OGTT2時間値200 mg/dL以上，HbA1c(国際基準値) 6.5％以上となっている．糖尿病の急性合併症には，糖尿病性ケトアシドーシス，非ケトン性高浸透圧性昏睡，乳酸アシドーシスがあるが，いずれも生命にかかわる重篤な症状で早期治療を要する．また，長期間高血糖を持続すると，血管障害を中心とする糖尿病性慢性合併症を生じる．合併症は細小血管障害として，① 糖尿病性網膜症，② 糖尿病性腎症，③ 糖尿病性神経障害がある．また，大血管障害として脳血管障害，虚血性心疾患，閉塞性動脈硬化症などが重要である．これらは，糖尿病の罹患によって3〜5倍の高頻度で発症し，予後も不良である．

（c）インスリン抵抗性

　インスリンは正常に分泌されているが，グルコースの細胞への取込み促進作用が減弱している状態をインスリン抵抗性という．グルコースの処理や血糖値の維持に必要なインスリンの分泌量が増大することにより，インスリン分泌低下を招き，糖尿病が発症すると考えられている．インスリン抵抗性の原因は明らかではないが，肥満者ではインスリン抵抗性の強いことが知られている．

（d）高血圧

　日本人(20歳以上)の平均血圧状況は，収縮期(最高)血圧の平均値は男性が137.7 mmHg，女性が127.9 mmHgで，ともにこの10年間で有意に減少している(2018年国民健康・栄養調査)．高血圧は，日本高血圧学会「高血圧治療ガイドライン2019」に基づいて血圧値が分類されている(https://www.jpnsh.jp)．高血圧は，原因を一つに定めることができない本態性高血圧と原因が明らかな二次性高血圧に分けられる．日本人の高血圧の約80〜90％が本能性高血圧で，遺伝的因子(体質)や食塩の過剰摂取，肥満などさまざまな要因が組み合わさって起こる．二次性高血圧は，特定の原因があって発症する高血圧である．二次性高血圧には，腎性高血圧症，内分泌性高血圧症，血管性高血圧症，神経性高血圧症，家族性高血圧などがある．高血圧の治療は，生活習慣の改善，食塩摂取量の制限，運動療法，禁煙などと降圧薬治療を行う．世界保健機関(WHO)は，世界中の人の食塩摂取目標を1日5 gとし，アメリカでは心血管疾患の予防のためのガイドラインで塩分最大摂取量が1日3.8〜6.0 gとしている．2018年国民栄養調査から日本人(20歳以上)の食塩摂取量の平均値は10.1 gであり，男性が11.0 g，女性が9.3 gであった．この10年間を比較すると有意に減少している．食塩摂取量と血圧値の相関は疫学的にも明らかである．日本人の食事摂取基準(2020年版)では，高血圧および慢性腎臓病(CKD)の重症化予防のための食塩相当量は，男女とも6 g/日未満とされた．

Plus One Point

HbA1c

グルコヘモグロビンともいう．ヘモグロビンとグルコースが非酵素的に結合したもの．糖尿病患者の血糖コントロール指標として頻用され，過去1〜2カ月間の平均血糖値を反映する．基準値は4.3〜5.8％である〔日本栄養・食糧学会 編，『栄養・食糧学用語辞典(第2版)』，建帛社(2015)より〕．

（e）脂質異常症

中性脂肪やコレステロールなどの脂質代謝に異常をきたし，血液中の値が正常域をはずれた状態をいう．脂質異常症は，動脈硬化の主要な危険因子であり，放置すれば脳梗塞や心筋梗塞などの動脈硬化性疾患をまねく原因となる．日本動脈硬化学会による脂質異常症の診断基準（**表1.4**）は，早朝空腹時の静脈血のコレステロール値，トリグリセリド値から，高LDLコレステロール血症（LDLコレステロール値：140 mg/dL以上），境界域高コレステロール血症（LDLコレステロール値：120〜139 mg/dL以上），低HDLコレステロール血症（HDLコレステロール値：40 mg/dL未満），高トリグリセリド血症（トリグリセリド値：150 mg/dL以上）と決められている．これらの診断基準は，動脈硬化症の発症リスクを判断するためのスクリーニング値であり，治療開始のための基準値ではないとされている（日本動脈硬化学会，「動脈硬化性疾患予防のための脂質異常症診療ガイドライン2018年版」）．脂質異常症が持続すると，動脈硬化が進行し冠動脈疾患，脳血管障害，大動脈瘤，腎疾患などの発症につながる．また，動脈硬化の危険因子は，LDLコレステロール，加齢，高血圧，糖尿病，喫煙，動脈疾患の家族歴，低HDLコレステロール血症などである．治療は，ライフスタイルの改善からはじめるが，食事療法，運動療法などを行う．

（f）肥満

日本肥満学会とWHOが定めた肥満の基準は（**表1.5**），BMI（body mass index）である．体脂肪量を正確で簡便に測定する方法がないため，体格指数のBMIで代用して判定している．アジア人はWHO基準のPre-obese（肥満1度）の状態（BMI 25以上）でも，耐糖能異常，2型糖尿病，脂質異常症などの発症率が標準体重の2倍程度増加することから，日本肥満学会ではBMI 25以上を肥満としている．また，肥満は内臓脂肪型肥満と皮下脂肪型肥満に分かれる．内臓脂肪型肥満の判定にはウエスト周囲径スクリーニングを用い，男性 ≧

表1.4　脂質異常症診断基準（空腹時採血）

LDL コレステロール	140 mg/dL 以上	高 LDL コレステロール血症
	120 〜 139 mg/dL	境界域高 LDL コレステロール血症**
HDL コレステロール	40 mg/dL 未満	低 HDL コレステロール血症
トリグリセリド	150 mg/dL 以上	高トリグリセリド血症
non-HDL コレステロール	170 mg/dL 以上	高 non-HDL コレステロール血症
	150 〜 169 mg/dL	境界域高 non-HDL コレステロール血症**

*10時間以上の絶食を「空腹時」とする．ただし，水やお茶などカロリーのない水分の摂取は可とする．
**スクリーニングで境界域高LDL-C血症，境界域高non-HDL-C血症を示した場合は，高リスク病態がないか検討し，治療の必要性を考慮する．
・LDL-CはFriedewald式（TC−HDL-C−TG/5）または直接法で求める．
・TGが400 mg/dL以上や食後の採決の場合はnon-HDL-C（TC−HDL-C）かLDL-C直接法を使用する．ただし，スクリーニング時に高TG血症を伴わない場合は，LDL-Cとの差が＋30 mg/dLより小さくなる可能性を念頭においてリスクを評価する．
日本動脈硬化学会 編，『動脈硬化性疾患予防ガイドライン2017年版』，日本動脈硬化学会（2017），p.26，表3-1より．

85 cm，女性 $\geq$ 90 cm が内臓脂肪面積 $\geq$ 100 cm^2 に相当する．ウエスト周囲径が基準を超える患者に対しては，腹部 CT により内臓脂肪面積を測定する．皮下脂肪型肥満は，皮下組織に脂肪が蓄積する下半身肥満（末梢型肥満，腎部型肥満，洋梨型肥満）が多い．肥満に合併することの多い生活習慣病として，糖尿病，耐糖能異常，睡眠時無呼吸症候群，脂質代謝異常，脳梗塞（脳血栓，一過性脳虚血発作），高血圧などがあげられる．

（g）メタボリックシンドローム（内臓脂肪症候群）

メタボリックシンドロームは，内臓脂肪の蓄積に加えて，「脂質異常症」，「高血糖」，「高血圧」に二つ以上該当した状態をいう．それにより動脈硬化を促進させ，心筋梗塞や脳梗塞を引き起こす危険性が高まる．

わが国では，メタボリックシンドロームの診断基準は，ウエスト周囲径で評価する肥満（男性：85 cm 以上，女性：90 cm 以上）を診断必須項目とし，それに加えてリポたんぱく質異常（中性脂肪 150 mg/dL 以上かつ/または HDL コレステロール 40 mg/dL 以下），高血圧（収縮期血圧 130 mmHg 以上かつ/または拡張期血圧 85 mmHg 以上），耐糖能異常（空腹時血糖 110 mg/dL 以上）の 3 項目のうち，いずれか 2 項目以上に該当する場合をメタボリックシンドロームと診断することを，2005 年に内科学会をはじめとする 8 学会の委員会が共同で提唱した．

（h）脂肪肝

肝臓にはたいてい，その湿重量に対して約 3 〜 4 ％の脂肪が含まれているが，脂肪肝では 10 〜 12 ％以上に増加する．病因は，過剰飲酒，栄養過剰，運動不足，肥満，糖尿病，高脂血症などである．肝臓での脂肪合成促進，脂肪酸の酸化低下，末梢から肝臓への脂肪動員，肝臓から抹消への脂肪輸送障害などにより，肝小葉を構成する肝細胞の 30 ％以上に組織学的に脂肪滴が認められる．脂肪肝は，アルコール性と非アルコール性に分類される．アルコール性脂肪肝では，過度のアルコール飲用により生じた脂肪肝で，全身倦怠感，食欲不振が

表 1.5　肥満度分類

BMI(kg/m^2)	判定	WHO 基準
$<$ 18.5	低体重	Underweight
18.5 $\leq$ 〜 $<$ 25	標準体重	Normal range
25 $\leq$ 〜 $<$ 30	肥満（1 度）	Pre-obese
30 $\leq$ 〜 $<$ 35	肥満（2 度）	Obese class Ⅰ
35 $\leq$ 〜 $<$ 40	肥満（3 度）	Obese class Ⅱ
40 $\leq$	肥満（4 度）	Obese class Ⅲ

注1）　ただし，肥満（BMI $\geq$ 25）は，医学的に減量を要する状態とはかぎらない．
なお，標準体重（理想体重）は最も疾病の少ない BMI 22 を基準として，標準体重（kg）＝身長（m）^{2} × 22 で計算された値とする．
注2）　BMI $\geq$ 35 を高度肥満と定義する．

あり，肝臓腫大が認められる．非アルコール性脂肪肝は，非飲酒者に見られる脂肪肝で，肥満，糖尿病，短腸症候群，ウィルソン病，低栄養状態などが認められるが，自覚症状はほとんどない．しかし，肝硬変や肝細胞がんへの進行がしばしば見られる．

（g）疾病の予防と食生活

わが国における健康施策については，衛生水準の向上が中心であった時代から，戦後の健康水準の上昇とともに，より積極的な健康増進の対策が行われるようになってきた．一方で，急速な高齢化や生活習慣の変化により，国民がかかる疾病全体に占めるがんや虚血性心疾患，脳血管疾患，糖尿病などの生活習慣病の割合が増加した．このような生活習慣病は，薬の投与により急速に完治するといった種類の病気とは異なり，食生活の改善や行動変容により回復し，さらに予防することが可能となる．したがって，健康の大切さを認識し，自らの健康づくりに責任をもって取り組むことが大切である．また，国や医療機関もそれをサポートすべくそれぞれの役割をしっかりと果たすことが重要である．

栄養については，エネルギー，食塩，脂肪の摂り過ぎ，ビタミン，ミネラル，食物繊維などの不足が生活習慣病の発症につながる．よって，主食，主菜，副菜，牛乳・乳製品，果物の五つのグループを上手に組み合わせてバランスのとれた食生活を心がける．

（3）ライフステージと食生活

わが国では，少子高齢化が急速に進展した結果，2008（平成20）年をピークに総人口が減少に転じており，人口減少時代を迎えている．国立社会保障・人口問題研究所の将来推計によると，2050年には日本の総人口は1億人を下回ることが予測されている．人口構成も，1997（平成9）年には65歳以上の高齢者人口が14歳未満の若年人口の割合を上回り，2017年には3515万人となり全人口に占める割合は27.7％となった（図1.19，表1.6）．一方，15〜64歳の生産年齢人口は，2017（平成30）年の7596万人（総人口に占める割合は60.0％）が2040年には5978万人（53.9％）と減少することが推計されている（国立社会保障・人口問題研究所，「平成31年度報告書」）．

2019年の65歳以上の高齢者総人口に占める割合を国際的に比較すると，日本（28.4％）が世界で最も高く，次いでイタリア（23.0％），ホルトガル（22.4％），フィンランド（22.1％）となっている．このような状況のなかで，厚労省の健康日本21が2012（平成24）年度までの第一次から，2022（令和5）年度までの第二次に延伸され，各都道府県によって社会環境・生活習慣の改善から食行動，食物摂取，栄養状態の改善が実施されている．世界的にもWHOでは食塩摂取量を30％減少，高血圧の25％減少，糖尿病と肥満の増加阻止などをあげている．

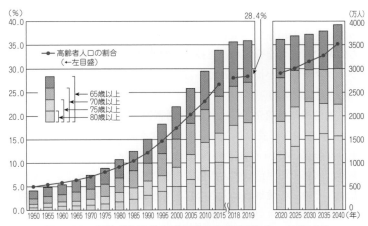

図 1.19　高齢者人口および割合の推移(1950 年〜 2040 年)

統計局(2019 年)より.

表 1.6　高齢者人口の割合(上位 10 カ国)(2019 年)

順位	国・地域	総人口 (万人)	65 歳以上人口 (万人)	総人口に占める 65 歳以上 人口の割合(%)
1	日本	12,617	3588	28.4
2	イタリア	6055	1393	23.0
3	ポルトガル	1023	229	22.4
4	フィンランド	553	122	22.1
5	ギリシャ	1047	230	21.9
6	ドイツ	8352	1801	21.6
7	ブルガリア	700	149	21.3
8	マルティニーク	38	8	21.0
9	クロアチア	413	86	20.9
10	マルタ共和国	44	9	20.8

資料：日本の値は「人口推計」,他国は,World Population Prospects: The 2019
　　　Revision(United Nations)の国および地域を掲載.
注)　日本は 9 月 15 日現在,他国は 7 月 1 日現在.

【ライフステージ別の留意点】

　日本人の食事摂取基準(2020 年版)における年齢区分は,乳児は出生後 6 カ
月未満(0 〜 5 カ月)と 6 カ月以上 1 歳未満(6 〜 11 カ月)の 2 区分とし,1 〜 17
歳を小児,18 歳以上を成人とした.また,高齢者は,2015(平成 27)年版では
70 歳以上であったが,変更されて 65 歳以上となり,65 〜 74 歳,75 歳以上の
二つに区分された.2025(令和 7)年に高齢者人口が 3500 万人に達する問題を
踏まえ,65 歳以上の高齢者の前期・後期高齢期では,低栄養予防,フレイル
予防および生活習慣病の発症予防・重症化予防が策定された.たとえば,総エ
ネルギー摂取量に占めるたんぱく質からのエネルギー摂取比率(%エネルギー)
の目標量は,1 〜 49 歳では 13 〜 20 %,高齢者では 15 〜 20 %とした.食事
が関連する生活習慣病には肥満症,がん,骨粗鬆症,骨折などをはじめ,ほか

にも存在する．一方で，若年成人女性を中心とするやせ（痩せ）は，本人の健康のみならず，乳児の出生児体重の低下にも影響する健康課題である．子どものときから薄味に慣れて塩分摂取量を控える，脂肪摂取量も控えるなどを提唱し，健康なライフステージが提唱されている．

（a）乳幼児（就学前）

身体の生理的機能が確立されはじめ，生活習慣が身についてくる年代である．したがって，この時期に養われた規則正しい食習慣や味覚，食嗜好は一生続く．また，十分な睡眠（早寝・早起きの習慣）をとる睡眠パターンが確立していく時期でもあり，家庭での生活リズムの影響を受けやすい．愛情豊かな家庭環境を築くことが，その後の健康感に大きな影響を及ぼす．また，授乳の期間や食習慣も健康な歯の形成に重要で，年齢に応じて咀嚼能力を発達させ，十分な咀嚼力がつく食事の工夫も重要である．

1. 離乳食・幼児食の味は薄めにする
2. 1日1回は家族揃って楽しく食卓を囲む
3. 旬の素材や伝統的な献立も大切
4. むし歯の予防，正しい歯磨きの方法を身につける

（b）学童期（小学生）

学校生活を通して知識や思考力が発達し，精神的にも成長が見られる年代である．したがって，「好き嫌い」が明確化し生活習慣が形成される年代である．健康づくりとしては，体力の基礎をつくり，1日に1回は家族一緒に食事を摂り，ときには行事食や記念日の食事も楽しみながら心身の健康を保つ．

1. 十分な運動で健康な体をつくる
2. 朝食は必ず摂る
3. 十分な睡眠をとる
4. しっかり歯磨きをして丈夫な歯をつくる
5. 1日1回は家族揃って食事を摂る

（c）思春期（中高生）

自己の確立，社会的存在のなかでの役割や責任感を自覚する年代である．一方，進路の選択や家族との葛藤，他者との競争など不安定な時代でもある．したがって，規則正しい食生活と十分な睡眠をとり，精神的な自立に向けての悩みや思いを心から相談できる友人を大切にする．社会からの間違った情報に左右されずに自分の健康は自分で守る強い意志で取り組む．

1. 規則正しい食生活を維持する
2. 十分な睡眠をとる
3. 1人で悩まない

4. 歯・歯茎の健康のために歯磨きの励行

（d） 青年期（18 〜 39 歳）

社会的自立と家族形成の世代である．また，社会的環境や人間関係などにより健康的な生活習慣を継続することが，困難ではあるが重要な年代でもある．結婚や子育てなどで家族や育児，子どもの成長などに気をとられるが，自分自身の健康増進および維持に対する意識が高くないのが特徴でもある．

1. 毎朝，朝食を食べる
2. 適正体重の維持
3. 体力の維持のために運動習慣をつける
4. 喫煙・飲酒は控える
5. 歯石の除去と歯周病に気をつける
6. ストレス解消法を身につける

（e） 壮年期（40 〜 64 歳）

身体機能が低下しはじめる時期でもあり，健康や体力に不安を感じて健康についての関心が高くなる．したがって，定期的な健康診査，ストレスによる疾病の発症などにも気をつける．更年期に家族や仲間と支え合って豊かな毎日を送れるように心がける．食生活では欠食，不規則な食事，運動不足，肥満，脂質異常症などに気をつける．

1. 年 1 回の健康診断
2. ストレスを解消
3. 自分のペースに合った運動
4. エネルギー，脂質，塩分の摂り過ぎに気をつける
5. 歯周病予防（歯間ブラシで歯磨き）

（f） 前期高齢期（65 歳〜 74 歳）

身体的には老化が進んで健康状態の個人差が大きくなる．実りある豊かな余生を楽しむために，健康的な心のあり方や社会的な役割が重要な要素となる．

1. 健康，体力の維持のための継続した運動
2. 趣味や生きがいをもち，地域や社会とのかかわりをもつ
3. 家族や仲間と一緒に，自分にあった食生活を続ける
4. 自分の活躍できる場所を見つける

（g） 後期高齢期（75 歳以上）

多少の病気や障害を抱えていても，自分の身の周りのことは自分で行い，趣味を生かして若い世代の人に見守られながら安心して暮らすことが重要となる．買物や食事の準備がおっくうになり，食事内容が簡素化することから低栄

養に気をつける．また，家族や隣人とのつき合いを大切に，社会にも関心をもって前向きな心を大切にする．

1. 栄養のバランスを考えた食事を摂る
2. 家事や買い物などの身体活動を維持する
3. 地域・社会とのつながりを大切に
4. 口腔内を清潔に

1.3　栄養学の歴史
（1）世界の栄養史

栄養学の源をたどると，古代ギリシャの哲学者で医学の父といわれたヒポクラテス（B.C. 460 ～ B.C. 377）にさかのぼる．ヒポクラテスは，人体を構成する体液は「血液」，「粘液」，「黄胆汁（胆汁）」，「黒胆汁（水）」の4種類からなり，この体液量と体液間のバランスによって健康状態などが決まると考えた．つまり，四体液説を主張したのが栄養学のはじまりであり，栄養学は医学とともに発展の道を歩んで行くことになる．その後，ハーベイ（1578 ～ 1657）は血液循環説を提唱し，プリーストリー（1733 ～ 1804）による酸素の発見（1774年）があり，ラボアジェ（1743 ～ 1794）が酸素と命名した．

① 呼吸とエネルギー代謝の研究（表1.7）

表1.7　呼吸とエネルギー代謝

西暦（年）	できごと
1665	フック（Hooke）は，「顕微鏡図譜」に呼吸が空気の特定の成分に関係していると結論づけた
1785	ラボアジェ（Lavoisier）は，物質の燃焼が空気中の O_2 による酸化分解であり，ヒトの呼吸も燃焼と同じで熱を発生することを発見した
1849	レニオル（Regnault）とルイゼ（Reiset）は，閉鎖系呼吸装置で摂取する食べものによって，吸収される酸素と排泄される二酸化炭素の比が異なることを明らかにした．のちに，プリューガー（Pflüger）がこの比を呼吸商とよんだ
1852	ビッター（Bidder）とシュミット（Schmidt）は，放射・伝導で失う熱量は一定の値をとると提案した．これを定形的呼吸とよんだ
1866	フランクランド（Frankland）は，ボンブカロリーを使用して，砂糖，バター，卵白の1g当たりのカロリーを発表した
1891	ルブネル（Rubner）は，動物の体表面積と代謝熱量が比例することを示し，エネルギー必要量算定の基準を与えた
1899	ツンツ（Zuntz）は，呼吸熱量系を考案し，さまざまな筋肉労作に際してのエネルギー必要量を測定した
1902	ルブネル（Rubner）は，糖質，たんぱく質，脂質のそれぞれ1g当たりの生理的燃焼値を4.1，4.1，9.3 kcalと定めた
1903	アトウォーター（Atwater），ベルテロー（Bertheiot）は，消化吸収率を考慮した実用的な栄養素熱量として糖質，脂質，たんぱく質1g当たりの熱量をそれぞれ4，9，4 kcalと提唱した

1906	マグレス・レビ(Magnus-Levy)は，定型的呼吸を基礎代謝とよぶことを提案した
1911	ダグラス(Douglas)は，ダグラスバッグによる呼気試験を考案した
1916	デュボア(Dubois)は，身長と体重から体表面積を算出する式を提案した
1918	ハリス(Harris)とベネディクト(Benedict)は，基礎代謝基準値を求めるハリス・ベネディクトの式を発表した
1925	高比良英雄は，日本人の身長と体重と体表面積との関係式を示した
1936	古沢一夫は，労作とエネルギー代謝との関係に関して，エネルギー代謝率の概念を確立化した
1952	ベーンケ(Behnke)は，体脂肪を除いた体成分を「lean body Mass(LBM)」とよぶことを提案した

② 糖質の研究(表1.8)

表1.8　糖質の研究

西暦(年)	できごと
1831	ロークス(Leuchs)は，デンプンが唾液によって糖に変わることを発見した
1833	ペイヤン(Payen)とペエルー(Persoz)は，麦芽の水抽出液からデンプンをブドウ糖に変える物質を発見しジアスターゼと命名した
1836	グエーリンベリー(Guerin-Varry)は，デンプンを分析し水素と酸素が含まれていること，およびその割合が水と同じであることを示した
1844	シュミット(Schmidt)は，デンプン，ショ糖，乳糖などを炭水化物とよぶことを提案した
1873	ベルナール(Bernard)は，小腸液中でショ糖をブドウ糖と果糖に分解する酵素であるインベルターゼを発見した
1930	マイヤーホーフ(Meyerhof)は，糖の中間代謝過程である解糖系を発見した
1938	クレブス(Krebs)は，クエン酸回路(TCA回路，クレブス回路)を発見し，ワールブルグ(Warburg)らはペントースリン酸経路を発見した

③ 脂質の研究(表1.9)

表1.9　脂質の研究

西暦(年)	できごと
1814	シュブルイユ(Chevreul)は，トリアシルグリセロールが脂肪酸とグリセロールからなることを解明した
1844	ベルナール(Bernard)は，膵液中のリパーゼにより，脂質が脂肪酸とグリセロールに分解されることを示した．
1844～1846	ゴブレー(Gobley)は，卵黄からグリセロール，脂肪酸のほか窒素とリンを含む物質を単離し，レシチンと名づけた
1854～1860	ベルテロー(Berthelot)は，グリセロールと脂肪酸から脂肪の合成を試み，脂肪の化学構造を明らかにした
1905	クヌープ(Knoop)が脂肪酸のβ酸化を発見した
1929～1932	バー(Burr)夫妻は，無脂肪食の動物実験により，リノール酸，リノレン酸が必須脂肪酸であることを示した
1952	リーネン(Lynen)は，脂肪酸β酸化によるアセチルCoAの生成を証明した
1954	グリーン(Green)は，β酸化の存在を証明した
1961	リーネン(Lynen)らが，生体内における脂肪酸の生合成経路を解明した

④ たんぱく質の研究（表 1.10）

表 1.10　たんぱく質の研究

西暦（年）	できごと
1806	ボークラン（Vauquelin）とロビッケ（Robiquet）はアスパラギン酸を発見した
1824	シュワン（Schwann）は胃液から消化能をもつペプシンを分離した
1828	ウェーラー（Wöhler）らは，尿素の人工合成に成功した
1836	ブサンコー（Boussingault）は，窒素平衡の概念を提唱した
1838	ムルダー（Mulder）は，たんぱく質をプロテインとよぶことを提唱した
1874	キューネ（Kühne）は，膵液にたんぱく質消化能があることを発表した
1883	ケールダール（Kjeldahl）は，湿式窒素定量法を考案した
1898	コッセル（Kossel）は，たんぱく質がアミノ酸の結合したポリペプチド鎖からなると提唱した
1906	コーンハイム（Cohnheim）は（のちにケストナーと改姓），たんぱく質はペプシンやトリプシンによりアミノ酸まで加水分解されることを発表した
1908	ホプキンス（Hopkins）らは，必須アミノ酸の生理的効果を確認した
1909	トーマス（Thomas）は，生物価の測定法を提示した
1919	オズボーン（Osborne）とメンデル（Mendel）らが，各種アミノ酸の成長試験により制限アミノ酸の概念を作成した
1932	クレブス（Krebs）が，尿素回路を発表した
1936	ローズ（Rose）がトレオニンを発見した
1939	シューンハイマー（Schoenheimer）は，食事中にたんぱく質から供給されるアミノ酸が絶えず体内で入れ換わる動的平衡状態であることを発見した
1945	アリソン（Allison）は，窒素出納指数法を発表した
1946	ミッチェル（Mitchell）とブロック（Block）は，全卵たんぱく質のアミノ酸を基準として化学価の概念を発表した
1949	リーテンバーク（Rittenberg）は体たんぱく質の合成，分解，代謝回転率を示した
1957	ベンダー（Bender）はたんぱく質正味利用率の測定法を発表した
1957	国連食糧農業機関（FAO）がたんぱく価を発表した
1973	FAO と WHO の合同でアミノ酸価を発表した

⑤ ビタミンの研究（表 1.11）

表 1.11　ビタミンの研究

西暦（年）	できごと
1747	リンド（Lind）は，柑橘類が壊血病の治療や予防になると発表した
1884	高木兼寛は，日本海軍における食事改善により脚気の原因が栄養因子であることを発見した
1897	エイクマン（Eijkman）は，白米飼育で脚気になったニワトリに米ぬかを与えて回復することを発見した
1907	ホルスト（Holst）とフレーリヒ（Frohlich）は，壊血病にしたモルモットに野菜で症状を防げることを発見した
1910	鈴木梅太郎は，米ぬか中から抗脚気有効成分を単離し，オリザニンと命名した
1911	フンク（Funk）は微量物質を単離しビタミンと命名した．また，ビタミン B_1 が抗脚気因子であることを提唱した
1913	マッカラム（McCollum）は，脂溶性 A を報告した
1915	マッカラム（McCollum）は，粗製乳糖中から抗麻痺作用のある水溶性 B を報告した
1917	マッカラム（McCollum）は，ビタミン A 欠乏による角膜乾燥症などの眼疾患の発症を報告した

1919	ドラモンド(Drummond)は，抗壊血病因子を水溶性 C と命名した
1921	メランビ(Mellanby)は，肝油中の脂溶性因子は酸化しても抗くる病因子は残ると提唱した
1922	エバンス(Evans)は，シロネズミの不妊症予防因子を発見した
1926	シャーマン(Sheman)は，ビタミン B のなかに熱に安定で成長促進作用のある物質の存在することを発見した
1933	クーン(Kuhn)らは，ビタミン B_2 として黄色色素リボフラビンを分離した
1933	ウィリアム(Williams)は，パントテン酸を発見した
1934	エバンス(Evans)らは，不飽和脂肪酸がネズミの繁殖と乳汁分泌に必要なことを確認した
1934	ジェルジ(Györgyi)は，ビタミン B_6 を発見した
1935	ダム(Dam)とドイジー(Doisy)は，血液凝固因子であるビタミン K を発見し機能を明らかにした
1937	エルビエム(Elvehjan)は，ペラグラ予防因子を単離してニコチン酸と命名した
1941	スネル(Snekk)は，乳酸菌増殖因子を分離し葉酸と命名した
1941	ミッチェル(Mitchell)は，ほうれん草から巨赤芽球性貧血に対して有効な成分を精製して葉酸と命名した
1948	フォルカース(Folkers)らは，肝臓から悪性貧血に有効なビタミン B_{12} を単離した

（2）日本の栄養史

（a）日本の栄養学の歴史

　わが国では，古来よりさまざまな病気が流行ってきたが，そのいくつかが栄養素の欠乏によって起こることが明らかになったのは 20 世紀に入ってからである．その一つが，江戸時代に白米の普及とともに江戸で大流行し，江戸患^{わずら}いなどともよばれた脚気^{かっけ}である．明治時代に入っても流行は続き，1883（明治16）年海軍軍医 高木兼寛(1849 ～ 1920)は軍艦の乗組員の食事を洋食に切り替えて脚気患者の激減を実証し，さらに 1884（明治17）年に栄養障害説を証明した．同じ頃の 1897（明治30）年，脚気を調査するためにオランダからジャッカルに派遣されたエイクマン(Eijkman，1858 ～ 1930)がニワトリを白米で飼育すると脚気のような症状になることを見いだし，さらにこの症状が米ぬかを与えると治癒することを発見した．そして 1906（明治39）年，エイクマンは米ぬかに未知の栄養素，抗脚気因子が含まれていることを指摘した．1910（明治43）年，鈴木梅太郎(1874 ～ 1943)は米ぬかから脚気の有効成分を抽出し，オリザニン(*Oryza sativa*)と名づけた．同様にフンク(Funk，1884 ～ 1967)も 1911（明治44）年，米ぬかからこの因子を単離し，この物質をビタミン(vitamine)と名づけた．しかし，鈴木は 1910（明治43）年の発見を日本文でのみ発表し，1912（明治45）年に英語論文をドイツ生化学雑誌に掲載した．このため世界的には，フンクがビタミンの最初の発見者として知られている．

（b）栄養教育の歴史

　明治政府は，近代化に伴う国民の体位向上や健康および栄養状況の把握を行うため，海外から教師として招聘された研究者が東京司薬場(のちの衛生試験場)や大学などで西洋の知識や実験的手法を教授した．1882（明治15）年に，東

京司薬場がはじめて日本人の栄養摂取量の調査を行った．その結果，たんぱく質の摂取量は足りているが動物性たんぱく質がかなり少なく，脂質の摂取量が最も低く，炭水化物の摂取量が最も多かった．現在では，調査区域を47都道府県に広げ，年1回の国民健康・栄養調査が行われている．

さらに，日本で最初の「食品成分表」は，1886〜1887（明治19〜20）年に東京衛生試験所の田原良純（1855〜1935）らが公表した．現在の日本食品標準成分表は1950（昭和25）年に公表されたあと，近年は5年ごとの改定を経て，日本食品標準成分表2020年版（八訂）に至る．栄養所要量は，1970（昭和45）年に当時の厚生省によって，国民の健康の保持・増進・生活習慣病の予防を目的として，健康人を対象として標準となるエネルギーおよび栄養素の摂取量が策定された．健康増進施策，栄養改善施策の基本となるもので栄養指導，給食計画などの基準として活用されてきた．その後，日本人の食事摂取基準と改称され，5年ごとに改定され現在は日本人の食事摂取基準（2020年版）が利用されている．

日本の栄養学は，国立栄養研究所（現　国立研究開発法人　医薬基盤・健康・栄養研究所）の初代研究所長の佐伯　矩が，栄養学を医学から独立させ，1914（大正3）年に私立の栄養研究所を設立したのがはじまりである．1924（大正13）年には，世界初の栄養士養成施設である栄養学校，現在の佐伯栄養専門学校を開設し，卒業生を栄養士と称した．その後，1945（昭和20）年に厚生省により栄養士規則の発令，栄養士養成所の規則ができ，1947（昭和22）年に栄養士法が公布された．現在では，4年生大学・短期大学・専門学校で管理栄養士養成，栄養士養成が行われている．

ビタミンの発見

1882（明治15）年日本海軍練習船「龍驤」が，271日間の航海で乗組員376人中169人が脚気になり，うち25人が死亡したことは海軍首脳部にとって衝撃であった．そこで，海軍軍医大監の高木兼寛らが「龍驤」脚気病調査委員に任命され，脚気の原因が食物であることを確信した．1884（明治17）年2月に遠洋航海にでる軍艦「筑波」の兵食を麦飯やパン食に改良し，龍驤と同じコースを航海した結果，乗組員中の脚気発症者は16名で死亡者が0人であった．高木らは脚気が「ビタミン欠乏」によることまで考えつかなかったが，そ

の後のビタミン発見の重要な功績になった．しかし，ドイツ医学を信奉していた陸軍医の森林太郎（森鴎外）や石黒忠悳は，病気細菌感染説を支持し，高木らの「麦飯による脚気予防」説を受け入れなかった．このため，日露戦争（1904〜1905）では陸軍と海軍では大きな差が生じることになった．

日露戦争では約100万人の将兵を動員し，5万人近い戦死者をだしたが，脚気が原因と思われる死者が2万8000人に達し，このすべてが陸軍からで，海軍からは0名であった．

練 習 問 題

次の文を読み，正しければ○をつけ，誤っていれば例題にならって下線部を訂正しなさい．複数の下線がある場合，すべてを訂正するとはかぎらない．

（例題）基礎代謝は概して，体位が<u>大きい</u>ほど，また<u>男性よりも女性</u>のほうが，高くなる．

（正解）男性よりも女性→女性よりも男性

■出題傾向と対策■
この章からの出題は多くないが，栄養や栄養素の定義はときどき出題される．そのほか，栄養素の過不足と欠乏症の関係，栄養素のおおまかな役割なども確認しておこう．なお，食事摂取基準の詳細は応用栄養学で扱われる．

（1）私たちが健康に生きていくために，食べ物からさまざまな物質を<u>摂取すること</u>を栄養という．　🖙重要

（2）食品中に含まれている<u>成分</u>を総称して栄養素という．　🖙重要

（3）生体機能に不可欠であるが，<u>合成できない</u>栄養素を<u>必須栄養素</u>とよぶ．糖質，脂質，たんぱく質，無機質（ミネラル），ビタミンがそれにあたる．

（4）栄養素の潜在的な摂取不良は，それが長期に及んだ場合は健康を損ねる原因となる．

（5）エネルギーおよび栄養素摂取量に起因する健康障害は，<u>摂取不足</u>による．　🖙重要

（6）<u>カルシウムとたんぱく質</u>は，現在の日本の食生活で，摂取不足が懸念されている．　🖙重要

（7）<u>脂質と食物繊維と食塩</u>は，現在の日本の食生活で，摂取過剰が懸念されている．　🖙重要

（8）エネルギー摂取量はほかの栄養素と異なり，過不足が<u>あってはいけない</u>．　🖙重要

（9）食事摂取基準は，健康な<u>集団</u>を対象として，国民の健康の維持・増進，生活習慣病の予防を目的としたものである．

（10）各栄養素の推奨量は<u>推定平均必要量</u>から導かれる．

（11）生活習慣病<u>二次予防</u>のための食事摂取基準が<u>目安量</u>である．

（12）世界保健機関WHOは，健康の定義とは<u>病気でない状態</u>をいうと提唱している．

（13）国民健康・栄養調査は<u>都道府県知事</u>が調査地区を定める．　🖙重要

（14）健康日本21第二次の施策は，<u>2013〜2018年の5年間</u>である．

（15）国民健康・栄養調査は，<u>5年ごと</u>の調査である．　🖙重要

（16）2018（平成30）年の調査では，日本人の男女の食塩摂取量平均は<u>10.1 g</u>である．

（17）2018（平成30）年の日本人<u>第3位</u>の死因は老衰である．

（18）糖尿病の3大合併症とは，糖尿病性網膜症，糖尿病性腎症，糖尿病性<u>高血圧症</u>である．　🖙重要

（19）日本人の高血圧の80〜90％は，<u>二次性高血圧</u>である．

（20）世界保健機関WHOは，世界中の食塩摂取目標は<u>1日5g</u>としている．

（21）日本食事摂取基準（2020年版）では，高血圧および慢性腎臓病の重症化予防のための食塩相当量を男女とも<u>6 g/日未満</u>とした．

（22）ラボアジェは，<u>呼吸が燃焼と同じ現象である</u>ことを見いだした．

（23）レニオルとルイゼは，栄養素の<u>生理的燃焼値</u>を定めた．

（24）ブサンコーは，<u>たんぱく質をプロテインと命名した</u>．

（25）高木兼寛は，脚気の発症因子が<u>ビタミンB1</u>であることを提唱した．　🖙重要

重要 ☞ (26) エイクマンは，脚気になった<u>ニワトリに米ぬかを与えて回復</u>させた．

重要 ☞ (27) 鈴木梅太郎は，米ぬかから抗脚気有効成分を単離し<u>オリザニン</u>と命名した．

(28) クレブスは，<u>ペントースリン酸経路</u>を発見した．

(29) マイヤーホーフは，<u>クエン酸回路</u>を発見した．

(30) 日本で栄養士法が公布されたのは，<u>1945 年の終戦の年</u>である．

(31) 国立栄養研究所の初代所長は<u>佐伯　矩</u>である．

2

糖質の栄養

糖質は五大栄養素のなかで，私たちが最も多く摂取している栄養素である．日本人は米や小麦などの穀類をおもな糖質の供給源とし，エネルギーの栄養素別摂取構成比において，糖質のエネルギー比率は56.8％と，たんぱく質の14.9％や脂質の28.3％よりも高く，糖質がおもなエネルギー供給源になっている〔2018（平成30）年国民健康・栄養調査結果〕．日本人の食事摂取基準（2020年版）によると，炭水化物（糖質）の目標量は「炭水化物の総エネルギーに占める割合は50〜65％（18歳以上の男女）」となっているので，糖質のエネルギー比率56.8％は適正範囲内にある．

また，糖質は生体内でエネルギー源になるほかに，以下の役割を担っている．
① 糖たんぱく質，糖脂質の形で生体膜の構成成分になる．
② 炭素骨格はアミノ酸，脂質の合成に利用される．
③ リボースの合成（核酸，ヌクレオチド，ATPなどの構成成分）や
NADPH＋H$^+$の産生（脂肪酸合成に必要）に利用される．

2.1 糖質の体内代謝
（1）食後・食間の糖質代謝
食後，小腸で単糖類にまで分解され，吸収された糖質は門脈を経て肝臓へ運ばれる．肝臓に取り込まれたフルクトースやガラクトースは，グルコースに変えられる．肝臓のグルコースは，貯蔵多糖のグリコーゲン，脂肪酸，非必須アミノ酸の合成に利用されたり，代謝されてエネルギー源になったりするが，一部はそのまま血液中にでていく．血液中のグルコースは，各組織に取り込まれて利用される．また，筋肉組織ではグルコースはエネルギー源やグリコーゲンの合成に利用され，脂肪組織ではグルコースは脂肪に転換されて，エネルギー源として蓄えられる（図2.1）．

食間では，血糖値を維持するために，肝臓のグリコーゲンは必要に応じて，再びグルコースに分解され，血液中に出て血糖の供給源になる．

（2）糖質の体内分布
生体内では，糖質は肝臓と筋肉にグリコーゲンとして貯蔵されているほか，

デンプン
植物の貯蔵多糖で，穀類やいも類に多く含まれている．デンプンはアミロースとアミロペクチンの混合物であり，グルコースのみからできている．アミロースは，グルコースがα-1，4結合によって直鎖状に連なったもので，ヨウ素反応は青色を示す．アミロペクチンは，直鎖のアミロースにα-1，6結合の枝分れがあるもので，ヨウ素反応は青紫色を示す．

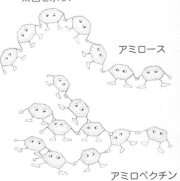

アミロース

アミロペクチン

ヌクレオチド
五炭糖と塩基とリン酸が結合したもの．五炭糖と塩基だけが結合したものはヌクレオシドという．五炭糖がデオキシリボースの場合，dをつけて表す．たとえば，デオキシリボースにアデニン（塩基）が結合している場合，dAとなる．また，五炭糖の炭素の番号は塩基の炭素の番号と区別するために，数字のうしろにプライム（′）をつけて表す．

ATP

adenosine triphosphate, アデノシン三リン酸.

NADPH

nicotinamide adenine dinucleotide phosphate（還元型）, ニコチンアミドアデニンジヌクレオチドリン酸. 脂質の生合成経路の還元反応（水素の必要な反応）には，NADH ではなく，NADPH が利用されている.

Plus One Point
フルクトースの代謝

肝臓にはヘキソキナーゼはほとんど存在しないので，フルクトースは直接，フルクトース 6-リン酸になることはない. しかし，筋肉ではヘキソキナーゼが存在しているので，フルクトースはフルクトース 6-リン酸となり，そのまま解糖系に入り代謝される.

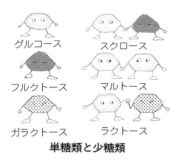
単糖類と少糖類
グルコース　スクロース　フルクトース　マルトース　ガラクトース　ラクトース

グリコーゲン

動物の貯蔵多糖で，肝臓や筋肉に多く含まれている. グルコースのみからなり，アミロペクチンとよく似た構造をしているが，グリコーゲンのほうが枝分れが多い. 水に溶け，ヨウ素反応は赤褐色を示す.

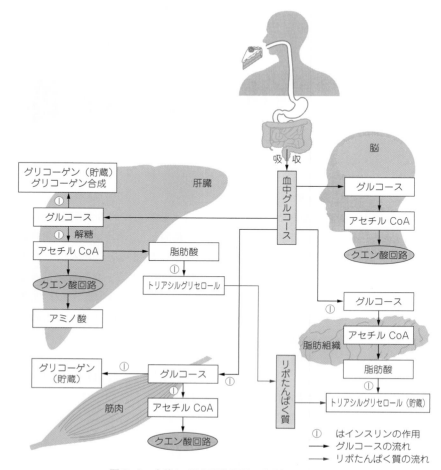

図2.1　食後における臓器間の代謝のつながり

グルコースとして血液中に存在している.

　表2.1に示したように，体重 70 kg のヒトで，肝臓に蓄えられるグリコーゲン量は約 72 g（肝臓の総重量の約 4 %），筋肉に蓄えられるグリコーゲン量は約 245 g（筋肉の総重量の約 0.7 %）である. また，肝臓や筋肉の臓器以外に，血液中などに 10 g 程度の糖質が存在するので，生体内に貯蔵できる糖質量は，せいぜい 327 g 程度となる. これを熱量に直すと約 1300 kcal となるが，これだけでは当然 1 日に必要となるエネルギー量を満たせないので，1 日の食事のなかで，糖質をしっかり摂ることはほかの栄養素を摂ること以上に重要となる.

（3）糖質代謝の臓器差
（a）各臓器の代謝
i）肝臓

　肝臓は，単糖のグルコースから多糖のグリコーゲンを合成し，自ら蓄える. 肝臓は血液中にグルコースが不足すると，貯蔵したグリコーゲンを分解してグ

表2.1　健常成人の糖質貯蔵　　（体重70 kg）

	臓器・組織重量（容量）	糖質濃度（%）	糖質量（g）
肝臓グリコーゲン	1800 g	4.0	72
筋肉グリコーゲン	35 kg	0.7	245
血液その他細胞外の糖質	10 L	0.1	10
総計			327

ルコースを血液中に補い，血糖値の維持のためにはたらく．

また，肝臓は，絶食時や飢餓時など食事から十分な糖質が摂取できないと，血糖値を維持するために，糖質以外の物質〔ピルビン酸，乳酸，グリセロール，糖原性アミノ酸，クエン酸回路（TCAサイクル）の中間体〕からグルコースを合成し，血糖を補う．これを糖新生という．

ⅱ）筋肉

筋肉は，肝臓同様に，グルコースからグリコーゲンを合成し，筋肉中に蓄えることができる．しかし，筋肉のグリコーゲンは，肝臓のグリコーゲンのように血糖値の維持のために使われることはなく，筋肉収縮のエネルギー源としてのみ利用される．

ⅲ）脳

成人の脳のエネルギー消費量は全体の約20 %を占めている．したがって，たとえば1日に2000 kcalのエネルギーを消費するヒトで，脳は約400 kcal，糖質として約100 gを消費していることになる．

平時，脳の主要なエネルギー源はグルコースである．脳はグルコースをグリコーゲンとして蓄えることはなく，常時，血糖からグルコースを得ている．したがって，絶食や飢餓時などにより食事からのグルコースの供給が絶たれ，血糖値が低下すると，当然，脳のはたらきは低下する．

一般に血糖値が下がると，各組織は脂肪酸をエネルギー源として利用するようになるが，脳は脂肪酸をエネルギー源として利用できず，肝臓が生成したケトン体をエネルギー源として利用するようになる．

ⅳ）脂肪組織

糖質の過剰摂取により余剰となったグルコースは，脂肪組織に取り込まれて，脂肪酸の合成に利用される．その結果，脂肪組織ではトリアシルグリセロールの生成が盛んで，いわゆる脂肪組織はエネルギー源の貯蔵庫となっている．また脂肪酸合成には，大量のNADPH + H$^+$が必要になるので，その供給系としてペントースリン酸回路の代謝が活発である．

ⅴ）赤血球

ミトコンドリアをもたない赤血球にとって，グルコースは唯一のエネルギー源である．赤血球はグルコースをエネルギー源とし，解糖系でのみエネルギー生成を行う細胞である．結果として乳酸が細胞内に蓄積するが，乳酸は肝臓に送られて，肝臓の糖新生系において，再びグルコースに変換されたあと，血糖

糖原性アミノ酸

アラニン，セリン，グルタミン酸，アスパラギン酸など．

Plus One Point
グリコーゲンの代謝

脳・筋肉ではグルコース-6-ホスファターゼがないので，糖新生は起こらない．

ペントースリン酸回路（五炭糖リン酸経路）

この回路は，エネルギー生成に関与しないグルコースの代謝経路で，細胞質ゾルにある．五炭糖リン酸経路，ワールブルグ・ディケンズ経路とよばれることもある．この回路によって生成するNADPH + H$^+$は，脂肪酸やステロイドなどの生合成過程で還元剤としてはたらき，リボース5-リン酸は核酸合成に利用される．肝臓，脂肪組織，乳腺，副腎皮質，精巣，赤血球など脂質や核酸の生合成の盛んな組織で活発に行われる．しかし心筋や骨格筋では，この経路はほとんど見られない．

として補われる.

（b）絶食時・飢餓時の代謝

図2.2は，絶食時・飢餓時における臓器間の代謝のつながりについて示している．また，表2.2は，絶食時・飢餓時におけるエネルギー代謝を示している．数時間の短い絶食では，肝臓に蓄えられたグリコーゲンの分解によってグルコースが血中に供給でき血糖値を維持できるが，長時間の絶食になるとグルコースの不足から肝臓での糖新生，筋肉たんぱく質の分解，脂肪組織の脂肪の分解が活発になる．さらに長期間の飢餓時には，脳はケトン体をエネルギー源として利用してグルコースの消費を極力節約し，筋肉は優先的に脂肪酸やケトン体をエネルギー源として利用して筋肉たんぱく質の分解を抑えて，生命維持が図られる．

2.2　血糖とその調節

血糖とは血液中のグルコースのことを指し，血糖値とは，血液中のグルコース濃度のことである．

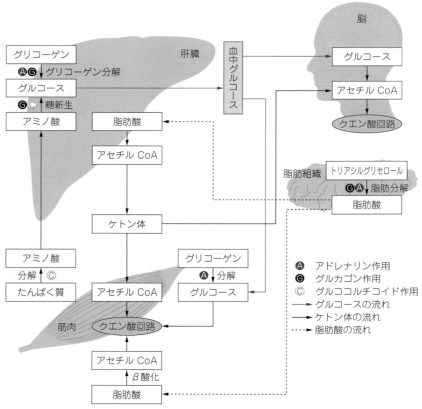

図2.2　絶食時，飢餓時における臓器間の代謝のつながり

表2.2 絶食時・飢餓時でのエネルギー代謝

エネルギー源の交換と消費	24時間で形成あるいは消費される量(g)	
	3日目	40日目
脳で使われる		
グルコース	100	40
ケトン体	50	100
ほかで使われる全グルコース	50	40
エネルギー源の動員		
脂肪組織の脂肪分解	180	180
筋肉たんぱく質の分解	75	20
肝臓からのエネルギー源の搬出		
グルコース	150	80
ケトン体	150	150

沖田千代 編,『わかりやすい栄養・健康データ集』,化学同人 (2006), p.56 より.

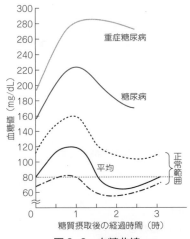

図2.3 血糖曲線

(1) 血糖曲線

空腹時,血糖値は 70 〜 110 mg/dL に維持されている.食後,30 〜 60 分で血糖値は 120 〜 150 mg/dL にまで上昇するが,2 時間後には空腹時の値より低下し,3 時間後には正常値に戻る(図2.3).この血糖値の調節には,ホルモンが関与している.

なお,血糖値が 40 mg/dL を下回ると,けいれんや意識障害など低血糖症状が現れ,逆に,血糖値が 180 mg/dL 以上になると,尿中にグルコースが漏出する.これを糖尿という.

(2) 血糖値調節に関与するホルモン:血糖値を下げる唯一のホルモン,インスリン

血糖値が高くなれば,血糖値を下げる唯一のホルモンであるインスリン(膵臓ホルモン)がはたらき,肝臓や筋肉での血糖からのグリコーゲン合成を促すほか,脂肪組織ではトリアシルグリセロールの合成を促進し,血糖値を下げる.

一方,血糖値が低くなれば,グルカゴン(膵臓ホルモン),アドレナリン(別名エピネフリン,副腎髄質ホルモン),グルコ(糖質)コルチコイド(副腎皮質ホルモン)がはたらいて,ただちに肝臓のグリコーゲンの分解を促し,グルコースを血中に放出して血糖を補い血糖値を上げる.

(3) 肝臓の役割:血糖値の維持

血糖のおもな役割は,各組織のエネルギー源になることである.各組織に取り込まれた血糖の損失分は絶えず補われているので,血糖値はほぼ一定に維持されている.この血糖値の維持のために,最も重要なはたらきをしているのが肝臓のグリコーゲンである.先に述べたとおり,肝臓に貯蔵できるグリコーゲン量は,体重 70 kg のヒトで約 72 g 程度である.このグリコーゲンの合成と分解が絶えず繰り返されている.

Plus One Point

GI (グリセミック・インデックス)

GI は,デビット・ジェンキンス博士らが 1981 年に提唱した概念で,血糖上昇反応指数ともいわれる.炭水化物を含む食品を食べたときに上昇する血糖値は,各食品によって上昇のしかたが異なる.これに着目し,各食品を摂取したときに上昇する血糖の度合いをブドウ糖(グルコース)を基準に相対評価したものである.GI の算出方法は,以下のとおりである.

$$GI = \frac{炭水化物50 g を含む食品摂取時の血糖反応曲線下面積(試験食)}{50 g のブドウ糖もしくは同等量の炭水化物を含む白パン摂取時の血糖反応曲線下面積(基準食)} \times 100$$

低 GI 食は,食後,血糖上昇が緩やかなために肥満治療や糖尿病患者への有効利用が期待されるが,その有効性については賛否両論があり,いまだ結論はでていない.

33

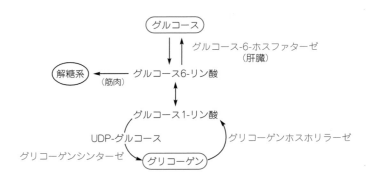

図2.4　グリコーゲンの合成と分解

（a）肝臓のグリコーゲン合成

　肝臓や筋肉などに取り込まれた過剰なグルコースは，リン酸化を受けてグルコース6-リン酸となったあと，グルコース1-リン酸を経てUDP-グルコースとなる．次いで，グリコーゲンシンターゼ（合成酵素）の作用により，UDP-グルコースのグルコースは，すでにあるグリコーゲンの非還元性末端と α-1,4結合で結ばれる．この繰返しにより鎖長が延びるが，この鎖長が長くなると分枝酵素がはたらいて α-1,6結合の枝分れをつくり，枝分れをもったグリコーゲンが合成される（図2.4）．

（b）肝臓のグリコーゲン分解

　グリコーゲンの分解は，各組織細胞内でグルコースの消費が高まるとはじまる．グリコーゲン分解酵素であるグリコーゲンホスホリラーゼは，グリコーゲンの非還元性末端の α-1,4結合を加リン酸分解し，グルコース1-リン酸を1分子ずつ遊離させる．しかし，このグリコーゲンホスホリラーゼは α-1,6結合の枝分れ部分には作用しないので，この部分にはたらく脱分枝酵素の助けを借りて，グリコーゲンの分解が進む．生じたグルコース1-リン酸はグルコース6-リン酸となり，肝臓ではグルコース-6-ホスファターゼの作用によりグルコースとなり，血液中に放出されて血糖となる（図2.4参照）．

（4）筋肉・脂肪組織の役割

（a）筋肉の役割

　筋肉は血中からグルコースを取り込み，グリコーゲンを合成して蓄える．先に述べたとおり，筋肉に貯蔵できるグリコーゲン量は，体重70 kgのヒトで約245 g程度であるが，これは血糖不足の際，血糖の供給源にはならず，もっぱら筋肉収縮のエネルギー源として利用される．筋肉グリコーゲンが血糖値の維持に関与できないのは，筋肉グリコーゲンの分解で生じるグルコース6-リン酸をグルコースに変換する酵素グルコース-6-ホスファターゼがないためである（図2.4参照）．

（b）脂肪組織の役割

　肝臓や筋肉は血中からグルコースを取り込み，グリコーゲンを合成して蓄えるが，両臓器の貯蔵能を超えた余剰のグルコースは脂肪組織に取り込まれ，ト

リアシルグリセロールとして貯蔵される．したがって，糖質の過剰摂取は体内において糖質からの脂肪への転換を招き，体脂肪の増加を生み，肥満の原因となる．

（5）コリ回路，グルコース-アラニン回路：筋肉におけるエネルギー源の供給

激しい運動時の筋肉細胞は酸素不足に陥り，活動のエネルギー生成を解糖系に頼ることになる．このような嫌気的なエネルギー生成では筋肉中に乳酸が蓄積する．乳酸は筋肉細胞では処理できないので，血流に乗って肝臓に運ばれ，肝臓の糖新生系によってグルコースに変換されたあと，再び筋肉細胞へ戻り，エネルギー源として利用される．このような反応機構をコリ回路とよんでいる（図2.5）．

筋肉では，糖の供給が不足すると，バリン，ロイシン，イソロイシンなどの分枝アミノ酸を分解し，それらの炭素骨格部分をエネルギー源として利用する．

一方，アミノ酸から切り離されたアミノ基（$-NH_2$）は，ピルビン酸に転移しアラニンが生成する．このアラニンは血中に入り，肝臓に運ばれて，再びピルビン酸に戻り，糖新生系を経てグルコースに変換される．生成したグルコースは血糖として筋肉へ戻りエネルギー源となる．このような反応機構をグルコース-アラニン回路とよんでいる（図2.6）．

2.3　エネルギー源としての作用

糖質はほかの栄養素と比べて1日の摂取量が最も多いにもかかわらず，生体内に蓄えられる糖質の量は，ほんのわずかである．これは，摂取した糖質の大部分が生体内でエネルギー産生のために消費されていることを示している．

（1）糖質エネルギー比率

ヒトのエネルギー源は糖質，たんぱく質，脂質である．それらのなかでも，糖質が主要かつ優先的なエネルギー源である．「日本人の食事摂取基準（2020年版）」によると，炭水化物（糖質）の目標量は「炭水化物の総エネルギーに占め

炭水化物エネルギー比率（%）
国民健康・栄養調査では，炭水化物のエネルギー比率を以下の式から求めている．

炭水化物エネルギー比率（%）
＝100－（たんぱく質エネルギー比率）
　　　　－（脂肪エネルギー比率）

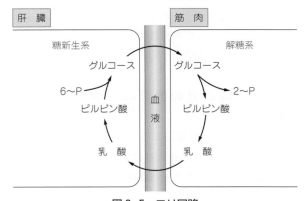

図2.5　コリ回路
記号の～Pはヌクレオシド三リン酸を示す．

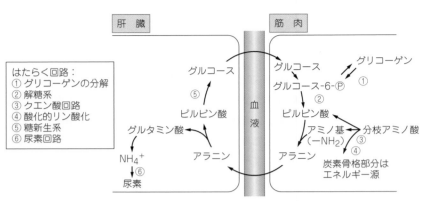

図2.6　グルコース-アラニン回路

分枝アミノ酸のアミノ基(-NH₂)は(グルタミン酸を介して)ピルビン酸に転移され，アラニンとなって血中に放出される．

1日に摂取した糖質（炭水化物）の重量（グラム）から，糖質（炭水化物）エネルギー比率（%）の求め方

糖質（炭水化物）エネルギー比率（%）= 4（kcal/g）×

$$\frac{糖質摂取量（g）}{1日の総エネルギー摂取量（kcal）} \times 100$$

る割合は50 〜 65 %（18歳以上の男女）」となっている．

　糖質の摂取が総エネルギーの50 %を切るようでは，1日の食生活が脂質中心の高脂肪食に陥りがちになり，1日の総摂取カロリーの増加を招くとともに，脂質の摂り過ぎは肥満や動脈硬化などさまざまな生活習慣病の原因となる．逆に70 %を超えると，たんぱく質や脂質など，ほかの栄養素の適正な摂取量が妨げられる結果となり，やはり将来，生活習慣病の誘発につながると考えられる．

（2）糖質のたんぱく質節約作用

　糖質の摂取不足は，エネルギー獲得のために体たんぱく質や体脂肪の分解を招く．

　生体内でのたんぱく質の役割は，筋肉や骨といった体構成成分になること，酵素，抗体，ホルモンなどといった生命活動には欠かすことができない物質として機能することなど，生命活動の中心的役割をたんぱく質は果たしている．そこで，エネルギー源としてのたんぱく質の消費は極力避けたい．

　したがって，たんぱく質と同時に十分な糖質を摂取することは，結果としてたんぱく質のエネルギー源としての利用度が抑えられることになる．このような適応現象を糖質のたんぱく質節約作用とよんでいる．

2.4　エネルギー源以外の糖質の栄養学的意義

（1）食物繊維

　食物繊維とは，「ヒトの消化酵素によって消化されない食物中の難消化性成分の総体」と定義されている．食物繊維には，排便・便性改善，血糖上昇抑制，コレステロール代謝改善など数々の生理作用があるが，詳細については8章で述べる．

（2）甘味料

単糖類や二糖類は甘味を呈するが，多糖類には甘味はない．フルクトースが最も強い甘味をもっている．また，低カロリー甘味料として糖アルコールがあり，エネルギー換算係数はスクロースの半分程度の 2 kcal/g とされている（8 章参照）．

2.5　ほかの栄養素との関係

（1）相互変換

相互変換には，解糖系やクエン酸回路が重要な役割を果たしている．

（a）糖と脂肪の相互変換

グルコースが解糖系を経て代謝される場合，中間代謝産物として生じるジヒドロキシアセトンリン酸からはグリセロール 3-リン酸が，解糖系を経て生じるアセチル CoA からは脂肪酸が合成できるので，これらを供与体として脂肪が合成される．逆に，脂肪の分解から生じるグリセロールはジヒドロキシアセトンリン酸を経て糖新生系に入り，グルコースに転換される．

一方，脂肪酸はアセチル CoA になったあと，クエン酸回路へ入り代謝されてしまうので，脂肪酸から糖新生は起こらない．

（b）糖とアミノ酸の相互変換

グルコースは，2-オキソ酸（ピルビン酸，アセチル CoA，2-オキソグルタル酸，スクシニル CoA，オキサロ酢酸など）になったあと，アミノ基転移反応により

甘味度の比較（対スクロース）

種　　　類	甘味度
スクロース（ショ糖）	1
転　化　糖	1.30
単 糖 類	
α-D-グルコース	0.74
β-D-グルコース	0.50
α-D-フルクトース	0.60
β-D-フルクトース	1.80
α-D-ガラクトース	0.32
二 糖 類	
マルトース	0.50
α-D-ラクトース	0.16
β-D-ラクトース	0.32
糖アルコール類	
ソルビトール	0.70
マンニトール	0.50
キシリトール	0.90
マルチトール	0.75
ラクチトール	0.40
パラチニット	0.50
難消化性オリゴ糖	
フラクトオリゴ糖	0.30

どうして甘い？　「ノンシュガー」

「甘いものを食べたいが，太るのがこわい！」と考えてがまんしている人も多いだろう．そのような人たちにとって朗報がある．最近，「ノンシュガー」，「シュガーレス」，「シュガーフリー」，「無糖」，「糖分ゼロ」（いずれも同義語）などをうたった食品が次つぎと開発されている．

しかし，そのような食品を食べてみると，なぜか甘い．「どうして甘い？」と疑問に思われた方もいるだろう．

そもそも「ノンシュガー」とは，「糖類が含まれていない」という意味の強調表示で，「栄養表示基準でいう糖類」とは，「単糖類（グルコース，フルクトースなど）と二糖類（スクロース，マルトースなど）」を指し，糖アルコールは含まれてはいない．

したがって，「ノンシュガー」などの表示がある食品の甘味成分には，この糖アルコールが使用されている．糖アルコールの甘さは，スクロースに比べて少ないので，非糖系甘味料のアスパルテーム（スクロースの150 〜 200 倍の甘さ）やステビア（スクロースの 200 〜 400 倍の甘さ）などで甘さを補っている場合が多い．

糖アルコール〔エリトリトール（エリスリトール），ソルビトール，マルチトール，ラクチトール，パラチニットなど〕は，体内で消化・吸収されにくいために血糖値を上げない低カロリー物質である．とくに，エリトリトールは吸収されやすいが，エネルギー源にはならないためカロリーはゼロである．低カロリーだからといって食べすぎると，おなかがゆるんで下痢になることもあるので，注意が必要である．

Plus One Point

ピルビン酸脱水素酵素
ピルビン酸脱水素酵素複合体の作用によりピルビン酸からアセチル CoA が生じる反応は，不可逆反応のため，アセチル CoA からピルビン酸への変換はできない．

トランスケトラーゼ
ペントースリン酸回路でケトースの二つの炭素原子をアルドースへ転移する酵素．
（例）
キシルロール 5-リン酸
　　　　＋リボース 5-リン酸
$\Longrightarrow$ グリセルアルデヒド
　　　3-リン酸
　　　　＋セドヘプツロース
　　　　7-リン酸

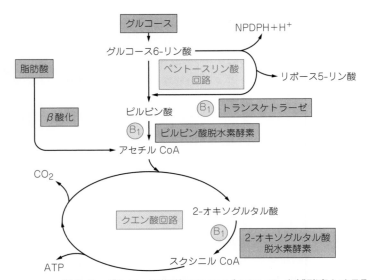

図2.7　グルコース代謝においてビタミン B1 を補酵素とする酵素
ビタミン B1 はペントースリン酸回路のトランスケトラーゼの補酵素としても作用している．

アミノ基の転移を受けて非必須アミノ酸に転換される．逆に，糖原性アミノ酸は，アミノ基転移反応を受けると 2-オキソ酸になって糖新生系に入り，グルコースに転換される．

（2）ビタミン B1 必要量の増加

　私たちは摂取した糖質をグルコースとしてエネルギー生成に利用している．グルコースが分解を受ける過程で，ビタミン B1 を補酵素とし機能している酵素が二つある（図2.7）．つまり，糖質の摂取量が増えるとビタミン B1 の必要量が増加することを意味している．

　一方，脂質の構成成分である脂肪酸が β 酸化系においてアセチル CoA になるときには，ビタミン B1 を補酵素とする酵素はなく，糖質のグルコースがエネルギー源となるときに比べてビタミン B1 の消費量は少なくてすむ（図2.7参照）．これを脂質のビタミン B1 節約作用とよんでいる．

練 習 問 題

次の文を読み，正しければ○をつけ，誤っていれば例題にならって下線部を訂正しなさい．複数の下線がある場合，すべてを訂正するとはかぎらない．

（1）食後には，肝臓におけるグルコースの利用が<u>増大</u>する．

（2）食物からの糖の供給が十分でないと，<u>アラニン</u>などのアミノ酸のほか，<u>乳酸</u>や<u>グリセロール</u>からグルコースが生成する． ✎ 重要

（3）脳では，通常は糖質よりもおもに<u>脂質</u>をエネルギー源として利用している．

（4）糖質の多い食事は，脂肪組織におけるトリアシルグリセロールの合成を<u>促進</u>する． ✎ 重要

（5）糖質の重量当たりに発生するエネルギー量は，脂肪より<u>大きい</u>．

（6）ペントースリン酸回路は，脂質合成のための<u>NADPH</u>を供給する． ✎ 重要

（7）赤血球では，グルコースから乳酸は<u>産生されない</u>．

（8）脳や赤血球はグルコースを唯一のエネルギー源として利用し，<u>いずれも</u>水と二酸化炭素まで代謝する．

（9）空腹時には，骨格筋へのグルコースの取込みが<u>増大</u>する．

（10）空腹時には，グルコースからの脂肪酸合成が<u>促進</u>される．

（11）空腹時には，アミノ酸からのグルコース合成が<u>抑制</u>される．

（12）飢餓時には，<u>脂肪酸</u>からグルコースが産生される．

（13）脳は，糖新生で生成したグルコースを<u>利用できない</u>．

（14）<u>筋肉</u>は，糖新生を行う．

（15）急激な運動時には，グルコースから<u>乳酸</u>が生成される．

（16）<u>インスリン</u>は，脂肪組織へのグルコースの取込みを促進する． ✎ 重要

（17）筋肉へのグルコースの取込みは，インスリンで<u>促進</u>される．

（18）グルカゴンは，血糖値を<u>低下</u>させる．

（19）グルカゴンは<u>筋肉</u>グリコーゲンの分解を促進して血糖値を高める．

（20）筋肉グリコーゲンの分解は，<u>アドレナリン（エピネフリン）</u>により抑制される．

（21）体内のグリコーゲン貯蔵総量は，食事の影響を<u>受けない</u>．

（22）<u>筋肉</u>細胞に貯蔵されたグリコーゲンの大半は，血中グルコースの供給源となる．

（23）<u>筋肉</u>グリコーゲンは，脳のエネルギー源として利用される．

（24）筋肉に貯蔵されたグリコーゲンは血糖維持には寄与せず，もっぱら<u>筋肉</u>のエネルギー源として利用される． ✎ 重要

（25）筋肉には<u>グルコース-6-ホスファターゼ</u>が存在しないので，筋肉中のグリコーゲンは直接血糖を<u>供給できない</u>． ✎ 重要

（26）血糖値が低下すると，脂肪細胞のトリアシルグリセロールの分解は<u>抑制</u>される．

（27）<u>肝臓</u>細胞などで生成した乳酸は，<u>筋肉</u>細胞に運ばれてグルコースに再生される．

（28）激しい筋肉運動をすると解糖経路を経て<u>乳酸</u>が生成され，これが血流に入って<u>肝臓</u>に運ばれ，<u>グルコース</u>に再合成される． ✎ 重要

■出題傾向と対策■
糖質の問題は，栄養学と生化学の分野で出題される．代謝については，食後・食間期，各臓器，血糖調節について問う問題が多い．

(29) アミノ酸からのグルコース産生は，コリ（Cori）回路による．

(30) コリ回路で生成したグルコースは，筋肉で利用されない．

(31) 乳酸からのグルコース産生は，グルコース―アラニン回路による．

(32) グルコース－アラニン回路によるグルコースの生成は，空腹時に減少する．

重要 ☞ (33) グルコースから脂肪酸や中性脂肪は生合成されるが，脂肪酸からはグルコースやグリコーゲンは生合成されない．

(34) たんぱく質を構成するアミノ酸は，血糖を供給することができない．

重要 ☞ (35) 糖質の多量摂取は，ビタミン B_1 の必要量を増大させる．

(36) 解糖系による ATP 産生は，有酸素運動では起こらない．

3

脂質の栄養

脂質（lipid）は，有機溶媒に溶解する有機化合物の総称である．たんぱく質と炭水化物（糖質）が「化学構造」で定義されているのに対して，脂質は有機溶媒に溶解するという「物性」によって定義されている．つまり，広義の脂質とは，有機溶媒に可溶性の脂溶性ビタミン，テルペン，カロテノイドなども含むものである．脂質には，結合する脂肪酸や糖質などの構成成分の種類や組合せがあるため，多数の誘導体が存在するのが化学的な特徴である．

食事に含まれる脂質は，トリアシルグリセロール（TAG）が大部分を占めており，おもにエネルギー供給源としてのはたらきがある．リン脂質やコレステロールは生体膜の構成成分であり，コレステロールや不飽和脂肪酸は各種生理活性物質の原料となる．このように脂質は生体内でさまざまな役割を果たしているが，過剰に摂取した脂質は体脂肪として蓄積され，肥満や生活習慣病の原因となる．つまり，適切な量と質の脂質を摂取することが，私たちの健康にとって重要である．

3.1 脂質の分類と化学

栄養学において重要とされるおもな脂質は，脂肪酸（fatty acid），中性脂肪（neutral fat），リン脂質（phospholipid），糖脂質（glycolipid），ステロール類（sterols）である．脂質はおもに，エネルギー源（中性脂肪），生体膜成分（リン脂質，糖脂質，コレステロール），各種生体化合物の生成材料（コレステロール，脂肪酸）としての役割がある．体内で生合成できない n-3 系と n-6 系の不飽和脂肪酸は欠乏すると皮膚炎などの欠乏症が発症するため，必須の栄養素である．これらの脂質は，化学構造により単純脂質，複合脂質，誘導脂質に分類される（表3.1）．

（1）脂肪酸

脂肪酸は，誘導脂質に分類される脂質であり，食品中および生体内の脂質の主要な構成成分である（表3.1）．脂肪酸は，炭素（C）と水素（H）で構成される炭化水素鎖にカルボキシ基（COOH）が結合した物質である．脂肪酸は，炭素数，二重結合の数と位置，幾何異性体（シス体，トランス体）によって分類される（表

有機溶媒
水に溶けない疎水性物質を溶かす，常温常圧で液体の有機化合物の総称を有機溶媒という．

脂 肪
脂肪は脂質の大部分を占める中性脂肪を指す用語である．中性脂肪はアシルグリセロール（図3.2）を指す用語であり，その大部分をトリアシルグリセロールが占める．

Plus One Point
脂質の分析値
日本標準食品成分表では，食品をジエチルエーテルなどの有機溶媒で抽出し，その抽出物の重量測定から得られた分析値を，脂質として収載している．

41

表3.1　脂質の分類

分類		構成成分
単純脂質	ろう	高級アルコール，脂肪酸
	アシルグリセロール	グリセロール，脂肪酸
	コレステロールエステル	コレステロール，脂肪酸
複合脂質	リン脂質	
	グリセロリン脂質	ジアシルグリセロール，リン酸，アルコール
	スフィンゴリン脂質	セラミド（スフィンゴイド ＋ 脂肪酸），リン酸，アルコール
	糖脂質	
	グリセロ糖脂質	ジアシルグリセロール，糖
	スフィンゴ糖脂質	セラミド，糖
誘導脂質	脂肪酸	
	ステロール	

単純脂質

単純脂質は，脂肪酸が各種アルコールとエステル結合したものである．複合脂質は，単純脂質にリン酸や糖などを含む．誘導脂質は，単純脂質および複合脂質から加水分解で生じる脂肪酸，ステロールおよびその誘導隊である．

食事摂取基準における脂質

日本人の食事摂取基準（2020年版）には，脂質，飽和脂肪酸，n-6系脂肪酸，n-3系脂肪酸の基準が策定されている．また，飽和脂肪酸の食事摂取基準の脚注に，コレステロールとトランス脂肪酸について記載されている．

飽和脂肪酸

脂肪酸は，炭素数が多くなるほど疎水性となる．脂肪酸の融点は，炭素数が多くなると上昇し，炭素数10以上の飽和脂肪酸は常温で固体である．

不飽和脂肪酸

多価不飽和脂肪酸の炭化水素鎖に存在する二重結合の位置は，三つおきである．一般に脂肪酸の融点は，二重結合が多くなると低下するため，不飽和脂肪酸は常温で液体である．

Plus One Point

多価不飽和脂肪酸のよび方

n-6系の多価不飽和脂肪酸をω6系多価不飽和脂肪酸，n-3系の多価不飽和脂肪酸をω3系多価不飽和脂肪酸とよぶこともある．

3.2）．生体内および食品中の脂肪酸の大部分は，脂肪酸のカルボキシ基（COOH）とグリセロールのヒドロキシ基（OH）がエステル結合をしたグリセロールエステル（トリグリセリドやリン脂質など）で存在している．エステル結合していない脂肪酸も存在しており，これを遊離脂肪酸とよぶ．

（a）脂肪酸の炭素数

脂肪酸は炭素数が2であるアセチルCoAのアセチル基を原料として合成されるため，天然に存在するほとんどの脂肪酸の炭素数は偶数である．脂肪酸は，炭素鎖の数によって短鎖脂肪酸（炭素数2～6），中鎖脂肪酸（炭素数8～10），長鎖脂肪酸（炭素数12以上）に分類される（区分けの炭素数は異なる場合がある）．また，脂肪酸は，炭素数が多い脂肪酸を高級脂肪酸，炭素数が少ない脂肪酸を低級脂肪酸とよぶこともある．

（b）脂肪酸の二重結合

脂肪酸は，炭化水素鎖に二重結合を含まない飽和脂肪酸，1個含む一価不飽和脂肪酸，2個以上含む多価不飽和脂肪酸に分類される．脂肪酸には，カルボキシ基と反対側の末端にメチル基が存在しており，このメチル基の炭素（ω炭素）から数えて最初の二重結合が3番目の炭素に存在する場合をn-3系，6番目の場合をn-6系，9番目の場合をn-9系という．α-リノレン酸は，ω炭素から3と4番目，6と7番目，9と10番目の炭素間に二重結合が存在するn-3系の多価不飽和脂肪酸である（表3.2）．多価不飽和脂肪酸は，空気中の酸素と反応（自動酸化）する二重結合に挟まれた炭素（たとえば，α-リノレン酸の場合は5と8番目の炭素）が複数存在するため，飽和脂肪酸よりも酸化劣化しやすい．

（c）脂肪酸の幾何異性体

不飽和脂肪酸には，二重結合を構成する炭素に結合する水素の位置により，シス（*cis*）型とトランス（*trans*）型の幾何異性体が存在する．不飽和脂肪酸の炭素＝炭素の二重結合が回転することができないため，二重結合を境にして配置

表3.2　代表的な脂肪酸

名称	略記号	炭素数	二重結合の数	二重結合の位置	化学式
酢酸	C2：0	2	0		CH_3COOH
酪酸	C4：0	4	0		$CH_3(CH_2)_2COOH$
パルミチン酸	C16：0	16	0		$CH_3(CH_2)_{14}COOH$
ステアリン酸	C18：0	18	0		$CH_3(CH_2)_{16}COOH$
オレイン酸	C18：1	18	1	9	$CH_3(CH_2)_7CH=CH(CH_2)_7COOH$
エライジン酸*	C18：1 (9-trans)	18	1	9	$CH_3(CH_2)_7CH=CH(CH_2)_7COOH$
リノール酸	C18：2　n-6	18	2	6, 9	$CH_3(CH_2)_4CH=CHCH_2CH=CH(CH_2)_7COOH$
α－リノレン酸	C18：3　n-3	18	3	3, 6, 9	$CH_3(CH_2CH=CH)_3(CH_2)_2COOH$
アラキドン酸	C20：4　n-6	20	4	6, 9, 12, 15	$CH_3(CH_2)_3(CH_2CH=CH)_4(CH_2)_3COOH$
エイコサペンタエン酸	C20：5　n-3	20	5	3, 6, 9, 12, 15	$CH_3(CH_2CH=CH)_5(CH_2)_3COOH$
ドコサヘキサエン酸	C22：6　n-3	22	6	3, 6, 9, 12, 15, 18	$CH_3(CH_2CH=CH)_6(CH_2)_2COOH$

＊二重結合がトランス型.

　が異なる分子が存在する．これを幾何異性体（シス－トランス異性体）という．不飽和脂肪酸の場合，二重結合を境にして水素の配置が，同じ側であるものをシス体，異なる側であるものをトランス体という．脂肪酸の二重結合に一つ以上のトランス型があるものをトランス脂肪酸という．天然の不飽和脂肪酸の二重結合は，ほとんどがシス型であるが，牛や羊などの反芻動物では，胃に存在する微生物のはたらきによってトランス脂肪酸がつくられるため，乳製品のなかには微量のトランス脂肪酸が含まれている．また，常温で液体の油から固体の脂を工業的に生産する際の水素添加（硬化処理）や，脱臭時の高温処理をする際に，二重結合がシス型からトランス型に変化することがある．飽和脂肪酸やトランス型の一価不飽和脂肪酸は直鎖構造であるが，シス型の二重結合が存在すると折れ曲がった構造となる（図3.1）.

（d）必須脂肪酸

　ヒトは，糖質やたんぱく質の中間代謝産物であるアセチルCoAを原料として，飽和脂肪酸と一価不飽和脂肪酸を体内で生合成できるが，多価不飽和脂肪酸であるリノール酸とα-リノレン酸を体内で合成できない．また，リノール

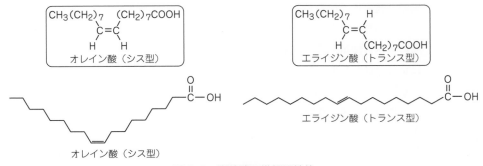

図3.1　脂肪酸の幾何異性体

酸からアラキドン酸は合成できても，必要量を満たすことはできない．これら
の脂肪酸を必須脂肪酸という．必須脂肪酸は，一般的にはリノール酸，α-リ
ノレン酸，アラキドン酸であるが，広義の必須脂肪酸ではα-リノレン酸から
体内で代謝されてできるエイコサペンタエン酸（イコサペンタエン酸）（EPA
または IPA）とドコサヘキサエン酸（DHA）を含める．ヒトは，食事からリノー
ル酸（n-6 系）を摂取すればアラキドン酸（n-6 系）を，α-リノレン酸（n-3 系）を
摂取すればエイコサペンタエン酸（n-3 系）やドコサヘキサエン酸（n-3 系）を合
成できる．しかし，ヒトは n-3 系脂肪酸から n-6 系脂肪酸，n-6 系脂肪酸から
n-3 系脂肪酸は生合成できない．

（2）アシルグリセロール（中性脂肪）

アシルグリセロールは，グリセロールのヒドロキシ基（OH）と脂肪酸のカル
ボキシ基（COOH）がエステル結合したものであり，中性脂肪ともよばれる．グ
リセロールには三つのヒドロキシ基が存在するが，そのすべてに脂肪酸がエス
テル結合したものをトリアシルグリセロール（TAG），二つのものをジアシル
グリセロール（DAG），一つのものをモノアシルグリセロール（MAG）という（図
3.2）．ジアシルグリセロールには，脂肪酸がエステル結合をする位置の違いに
より，1,2-ジアシルグリセロールと 1,3-ジアシルグリセロールの構造異性体
が存在する．また，モノアシルグリセロールには，1-モノアシルグリセロール
と 2-モノアシルグリセロールの構造異性体が存在する．TAG は，エネルギー
の最も重要な貯蔵体であり，体脂肪や食事として摂取する脂質の大部分を占め
ている．中性脂肪の性質の違いは，中性脂肪を構成する脂肪酸の種類やその組
合せ，エステル結合する位置の違いによるものである．

（3）リン脂質

リン脂質は，分子内にリン酸を含む脂質であり，疎水性の炭化水素鎖と親水
性のリン酸基（H_2PO_4）やヒドロキシ基（OH）をあわせもつ両親媒性の物質であ
り，複合脂質に分類される．生体膜は，リン脂質の親水性部分を外側，疎水性
部分を内側とした脂質二重膜を基本構造とする．

（4）糖脂質

糖脂質は，糖を含むため複合脂質に分類される．糖脂質は，疎水性の炭化水
素鎖と親水性の糖やヒドロキシ基をあわせもつ両親媒性の物質である．糖脂質
もリン脂質とともに生体膜を構成するが，糖脂質は疎水性部分を脂質二重膜に
埋め込み，糖鎖を膜外に露出している．この膜外の糖鎖が細胞のシグナル伝達
に重要な役割を果たしている．

（5）ステロール

ステロールは，誘導脂質の一種でありステロイド骨格の 3 位の炭素にヒドロ
キシ基をもつ物質の総称である．ステロールは，動物ではコレステロールが最
も多量に存在するステロールであるが，植物では細胞膜を構成する複数の植物
ステロールが存在する．コレステロールのヒドロキシ基に脂肪酸がエステル結

Plus One Point

油と脂

中性脂肪のうち，常温で液体の
ものを「油（oil）」，固体のものを
「脂（fat）」という．

Plus One Point

ステロールの種類

代表的なステロールに，コレス
テロール，ビタミン D の前駆
体であるエルゴステロール，卵
胞ホルモンであるエストロゲン
がある．

エルゴステロール

エストロゲン

ステロイド骨格

ステロイド骨格は，三つのイス
型六員環と，一つの五員環から
構成される化合物の総称であ
り，電荷の偏りが少ないために
疎水性である．

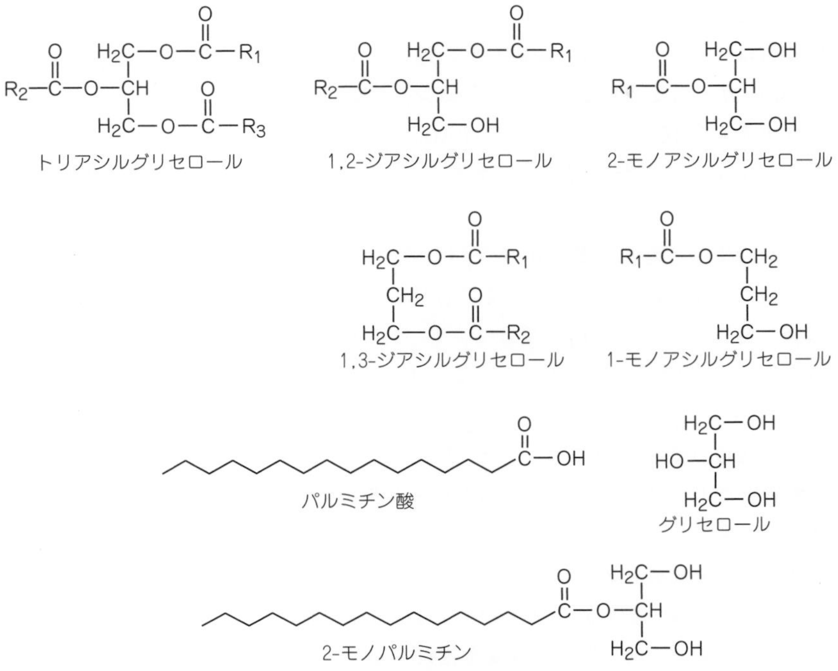

図3.2 中性脂肪の構造

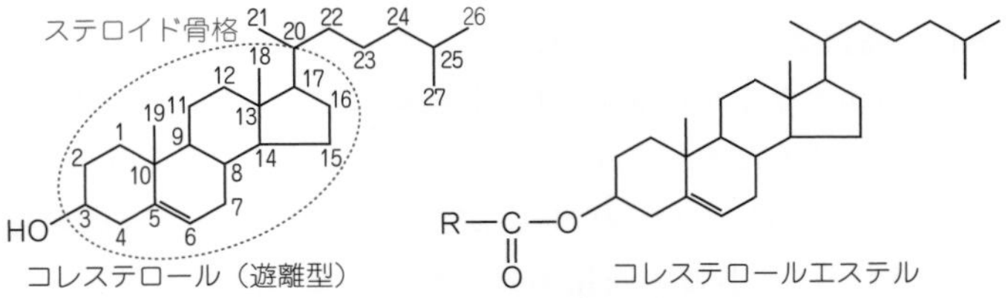

図3.3 コレステロールの構造

合したものをコレステロールエステルといい，脂肪酸が結合していないものを遊離型コレステロールという（図3.3）．

3.2 脂質の臓器間輸送

血液中には，遊離脂肪酸，中性脂肪，コレステロール，リン脂質などの脂質が含まれている．遊離脂肪酸は，炭化水素鎖が短いものは水溶性であるが，ある程度以上の長さになると水に溶けにくくなるので，アルブミンと結合して血液中に存在している．遊離脂肪酸以外の脂質は，水に溶けないため，アポたんぱく質とリポたんぱく質という複合体を形成して，血液中に分散した状態で存在している．

（1）リポたんぱく質

疎水性のTAGやコレステロールエステルを内側に，両親媒性のリン脂質，

Plus One Point

アポリポたんぱく質

リポたんぱく質のアポたんぱく質には，アポA，B，C，Eなど複数の種類が存在する．アポたんぱく質は，各リポたんぱく質における分布がそれぞれ異なっている．脂質異常症の病態の把握や分類をするために，血中のアポたんぱく質の組成検査が臨床検査で行われている．アポたんぱく質は，リポたんぱく質の表面に存在するため，リポたんぱく質を識別するためのリガンド（受容体に結合する部位）機能を担っている．

アポたんぱく質，コレステロールが外側に覆うように存在する．血漿リポたんぱく質は，大きさ，密度，組成などの違いにより，大きく4種類に分類される．

（a）カイロミクロン（キロミクロン，CM）

食事から吸収した脂質（おもにTAG）を，筋肉や脂肪組織などに運搬するはたらきをするリポたんぱく質である．TAGを多く含むため，密度が低いのが特徴である．

（b）VLDL（超低密度リポタンパク質）

VLDL : very low density lipoprotein

肝臓に蓄積されたTAGを多く含むリポたんぱく質である．VLDLはリポたんぱく質リパーゼの作用を受けて，TAGの脂肪酸を抹消組織に供給するはたらきがある．VLDLはTAGの含量が少なくなると，IDL（中間比重リポたんぱく質）を経てLDLへと代謝される．

（c）LDL（低密度リポタンパク質）

LDL : low density lipoprotein

血管壁などの末梢組織にコレステロールを運搬するはたらきをするリポたんぱく質である．血中に高濃度存在すると，コレステロールの血管壁への沈着が促進されて動脈硬化の原因となるため，悪玉コレステロールともよばれる．コレステロールは，細胞膜やステロイドホルモンの原料であり必須の生体成分であるので，適正な血中LDL濃度を維持することが重要である．空腹時における血中のLDLが基準値（140 mg/dL）以上の場合，高LDL血症とされる（日本動脈硬化学会・動脈硬化性疾患予防ガイドライン2017年版）．

（d）HDL（高密度リポタンパク質）

HDL : high density lipoprotein

動脈硬化の原因となる血管壁などの末梢組織のコレステロールを肝臓へと運搬するはたらきをするため，善玉コレステロールともよばれるリポたんぱく質である．空腹時における血中のHDLが基準値（40 mg/dL）未満の場合，低HDL血症とされる（日本動脈硬化学会・動脈硬化性疾患予防ガイドライン2017年版）．HDLは，たんぱく質の割合が高く，密度が高いのが特徴である．

（2）リポたんぱく質リパーゼ

リポたんぱく質リパーゼ（LPL）は，筋肉や心臓，脂肪組織などの毛細血管壁に存在し，TAGのエステル結合を加水分解する酵素である．食事由来のTAGは，小腸吸収上皮細胞内でアポたんぱく質とカイロミクロンを形成して，リンパ系から鎖骨下静脈を経て全身に運ばれる．カイロミクロンのTAGは，LPLのはたらきによって遊離脂肪酸とグリセロールに分解される．遊離脂肪酸は，骨格筋や心筋に取り込まれてエネルギー源として利用されるか，脂肪組織に取り込まれて貯蔵TAGとなる．グリセロールは解糖系の中間代謝産物として，エネルギー源として利用される．カイロミクロンは，TAG含量の低下により粒子径が小さくなり，相対的にコレステロール含量が高くなったカイロミクロンレムナントとなり，肝臓に取り込まれる．

一方，肝臓でアセチルCoAからつくられたコレステロールとTAGは，未成熟なVLDLを形成して血液中に放出される．VLDLは，前述のカイロミク

Plus One Point

レムナント

英語の「remine（残る）」を語源とし，残りものという意味がある．

ロンと同様，LPL の作用で TAG が分解され，中間比重リポタンパク質（IDL）
となる．IDL は，肝臓に運ばれて肝性リパーゼの作用を受けてさらに TAG が
分解され，LDL へと変換される．

（3）ホルモン感受性リパーゼ

　脂肪組織に貯蔵された TAG を，脂肪酸とグリセロールに加水分解する酵素
である．空腹時に血中濃度が上昇するグルカゴン，甲状腺ホルモン，アドレナ
リン，グルココルチコイドなどのホルモンによって活性化し，脂肪組織に貯蔵
された TAG から遊離脂肪酸とグリセロールを放出するはたらきを担ってい
る．食事由来のエネルギー源が途絶えた空腹時などに，脂肪組織に貯蔵された
TAG を原料としてエネルギーを産生するため，血液中の遊離脂肪酸濃度（脂肪
酸アルブミン複合体濃度）が上昇する．血中に放出された脂肪酸は，心筋，骨
格筋，腎臓などの各組織においてエネルギー源として利用される．

（4）中性脂肪の再合成

　余剰となった血中の遊離脂肪酸は，肝臓に取り込まれてグリセロールとエス
テル化されて中性脂肪に再合成される．血液中の遊離脂肪酸は，TAG の合成
と分解のバランスによって，通常は一定濃度に保たれている．

3.3　脂質の代謝の臓器差
（1）肝臓における脂質代謝

　摂取エネルギーが消費エネルギーよりも過剰となった場合，エネルギー基質
はグリコーゲンや中性脂肪へと代謝されたあとに体内に蓄積される．肝臓は，
前述のように，脂質の臓器間輸送の要であるだけでなく，脂肪酸の分解と合成

Plus One Point
赤血球のエネルギー源
脂肪酸は，脳血管関門を通過で
きないため，それが存在しない
脳室周囲器官を除いて，脳では
エネルギー源として利用できな
い．成熟した赤血球には，核と
ミトコンドリアが存在しない．
赤血球は，ミトコンドリアにお
ける β 酸化ができないため，脂
肪酸をエネルギー源として利用
できない．赤血球のエネルギー
源は糖（グルコース）のみであ
る．

酸化型 LDL

　LDL コレステロールは，動脈硬化（とくに冠動脈疾
患）の主要な危険因子であるため，悪玉コレステロー
ルといわれている．しかし，動脈硬化を引き起こして
いるのは，LDL コレステロール自体ではなく，酸化
型 LDL によるものである．酸化型 LDL は，LDL が
活性酸素などフリーラジカルの作用によって酸化変性
されてできる．酸化型 LDL は，ストレス，喫煙，不
規則な食生活などの影響によって増加することが知ら
れている．この酸化型 LDL を処理するために単球が
血管内皮に入り込み，マクロファージへと形質転換す
る．マクロファージは，酸化型 LDL を次つぎと貪食
すると，泡沫細胞が形成されて動脈硬化を引き起こす．

　近年は，LDL コレステロールの量的な（濃度）異常
だけでなく質的な異常も注目されており，その代表的
なものとして粒子径が小さく，比重が重い small
dence LDL（sd-LDL）がある．sd-LDL の形成には，
インスリン抵抗性や内臓脂肪の蓄積が関連しており，
糖尿病，高血圧，肥満の人で増加することが知られて
いる．sd-LDL は，通常の LDL よりも受容体に対す
る親和性が低いため，血中での滞在時間が長くなる．
その結果，血中で活性酸素などによる酸化を受けやす
く酸化型 LDL になりやすい．さらに，sd-LDL は粒
子径が小さいため，血管内皮に入り込みやすく泡沫化
細胞の形成を引き起こしやすい．

が活発に行われる臓器である.

（a）脂肪酸の分解

細胞に取り込まれた脂肪酸は，ミトコンドリアに存在するβ酸化系より，アセチルCoAへと分解される．その際，電子伝達系でATP合成に利用されるNADHとFADH₂を産生する．β酸化で生じたアセチルCoAは，クエン酸回路に入って，GTP（エネルギー物質）と電子伝達系でATP合成に利用されるNADH，FADH₂を産生する．長鎖の脂肪酸は，ミトコンドリア内膜を通過できないため，次の3段階を経て，細胞質からミトコンドリア内膜内へと輸送される（図3.4）.

① 長鎖の脂肪酸は，細胞質でアシルCoAへと代謝されたあとに，ミトコンドリア外膜を通過する.

② アシルCoAは，カルニチンと結合してアシルカルニチンとなって，ミトコンドリア内膜を通過する.

③ アシルカルニチンは，ミトコンドリア内膜内でアシルCoAとなる.

アシルCoAは，ミトコンドリア内膜内で炭素数が2個少ないアシルCoAになる際に，1個のアセチルCoAが生じる．この反応を繰り返すことで，アシルCoAはアセチルCoAまで分解される．この反応を脂肪酸のβ酸化という（図3.5）.

中鎖のアシルCoAは，カルニチンに依存せずにミトコンドリア内膜を通過できるため，中鎖脂肪酸は長鎖脂肪酸よりも速やかにβ酸化されやすく，体内でグリセロールと再エステル化されてTAGに再合成されることも少ない.

中鎖脂肪酸

ココナツ油，ヤシ油，牛乳に比較的多く含まれている．中鎖脂肪酸から構成されるTAGは，エネルギー源として利用されやすいため，「体に脂肪がつきにくい油」として特定保健用食品として利用されているほか，消化・吸収能が低下した患者向けの経腸栄養剤で利用されている.

脂肪酸のβ酸化

α位（図3.5赤色）とβ位（図3.5グレーのあみ）の炭素間で鎖が切断される反応系．この反応は，β位の炭素が酸化するため，脂肪酸のβ酸化とよばれる.

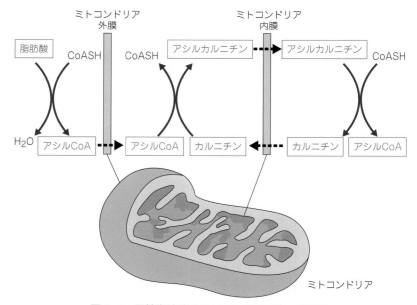

図3.4　長鎖脂肪酸のミトコンドリア内への移動

（b） 脂肪酸の合成

　食後などのように，エネルギー基質が体内で余剰になると，体内で余剰となったエネルギー基質である糖質やたんぱく質は，おもに肝臓で脂肪酸に変換されて最終的に TAG となって脂肪組織に蓄積される．TAG の合成には，アミノ酸のアミノ基転移反応で生じた 2-オキソ酸（クエン酸，オキサロ酢酸，リンゴ酸，アセチル CoA など）や，解糖系の最終産物であるピルビン酸および中間代謝産物から生じたグリセロール 3-リン酸が原料として利用される（図 3.6）．脂肪酸の合成は，分解（β 酸化）とは異なり，ミトコンドリア内ではなく細胞質内で行われる．ミトコンドリア内のアセチル CoA は，ミトコンドリア膜を通過できないため，オキサロ酢酸と反応してクエン酸となってミトコンドリア膜を通過し，細胞質でアセチル CoA に再変換される（図 3.6）．

　脂肪酸合成は，アセチル CoA がマロニル CoA に炭酸化する反応からはじまる（図 3.7）．この反応は，脂肪酸合成の律速段階であり，クエン酸の存在により活性化され，長鎖アシル CoA の存在により非活性化される．その後は，アシル基キャリアたんぱく質（ACP）が用いられ，脂肪酸合成サイクル（反応 A 〜 D）が繰り返されることで，1 サイクルごとに炭化水素鎖の炭素数が 2 個ずつ延

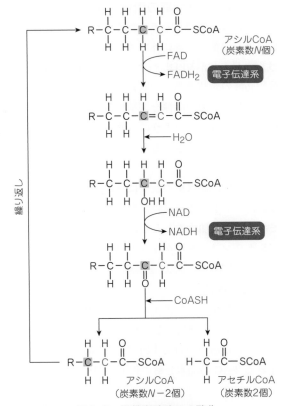

図 3.5　長鎖脂肪酸の β 酸化

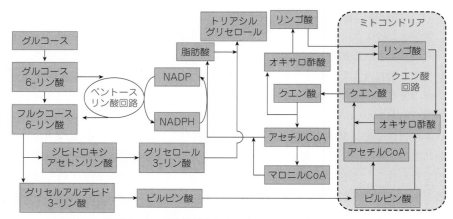

図3.6　糖質とアミノ酸代謝物からのトリアシルグリセロールの合成

伸する．脂肪酸の合成における反応BとDには，ペントースリン酸回路で生じるNADPHが用いられる．この脂肪酸合成反応が炭素数16のパルミトイル基まで繰り返されると，ACPが分離してパルミチン酸が生成する．パルミチン酸は，鎖長反応や不飽和化反応によりさまざまな脂肪酸へと代謝される．

（2）脂肪組織と食後・食間期の脂質代謝

　小腸由来のリポたんぱく質であるカイロミクロンは，食後に血中濃度が顕著に増加する．食後は，血糖値上昇に伴いインスリンの分泌が亢進する．その結果，LPLの活性が上昇して，VLDLやカイロミクロン中のTAGの加水分解が促進され，遊離脂肪酸の脂肪細胞への取込み量が増加する．また，インスリンは，ホルモン感受性リパーゼの活性を抑制することで脂肪組織に貯蔵されているTAGの分解を抑制する．このように，食後には脂肪酸およびTAGの合成が亢進するとともに分解が抑制されるため，脂肪組織における脂肪貯蔵が亢進する．

　食間期および飢餓時には血糖値の低下に伴い，グリコーゲンの分解，糖新生の亢進，脂肪の動員とケトン体形成の促進が起こる．グルカゴンとアドレナリンなどのホルモン分泌が増加するとともに，インスリンの分泌が減少する．グルカゴンとアドレナリンは，サイクリックAMP依存性プロテインキナーゼの活性化を介して，脂肪組織内のTAGを遊離脂肪酸とグリセロールに分解する．

（3）筋肉中の脂質代謝

　骨格筋は，筋肉内に貯蔵されたグリコーゲンが枯渇すると，骨格筋内に脂肪酸を取り込んで，エネルギー基質として利用する．なお，運動による脂質異常症の改善作用には，骨格筋のおけるLPLの活性化を介して，カイロミクロンやVLDLに含まれるTAGの加水分解の促進が関与している．

Plus One Point

スタチン

脂質異常症の治療に用いられるスタチンは，HMG-CoA還元酵素を阻害することで，コレステロール合成量を減少させることにより，心筋梗塞や脳血管障害の発症リスクを低下させる．

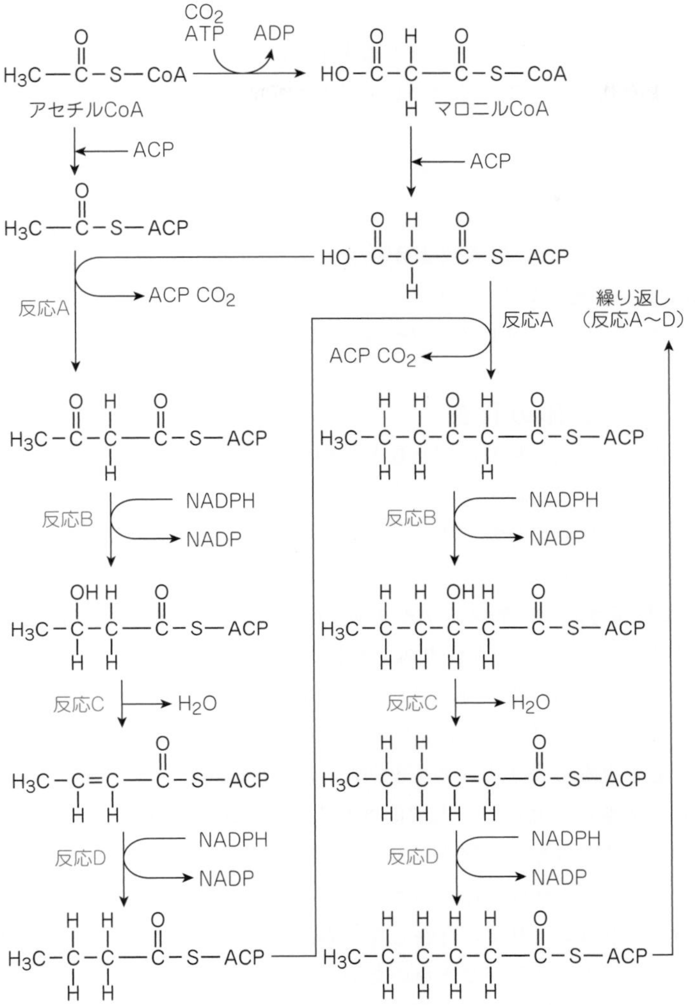

図 3.7　脂肪酸の合成

3.4　コレステロールの代謝

　コレステロールは体内で合成できる脂質であり，体重 50 kg の人の場合，1
日当たり 600 〜 650 mg が生産されるとされている．わが国の成人（20 歳以上）
のコレステロール摂取量の平均値は，1 日当たり 313 mg である（平成 28 年度
国民健康・栄養調査）．また，摂取されたコレステロールの吸収率は，40 〜 60
％であると見積もられているが，遺伝的背景や代謝状態によって個人差が大き
い．つまり，食事から摂取するコレステロール（食事性コレステロール）は，体
内で合成されるコレステロールの約 1/3 〜 1/7 である．コレステロールの合成
量は，摂取量が増加すると減少し，逆に，摂取量が減少すると増加し，末梢組
織への供給量が一定に保たれる．コレステロールの合成反応は，律速酵素であ

る HMG-CoA 還元酵素の活性によって調節されており，この酵素活性はコレステロールによってフィードバック阻害を受ける．つまり，コレステロールは，体内に必要な物質であるが体内で必要量を合成できるため，必須な栄養素ではない．

コレステロールは，細胞膜を構成するために必要不可欠な物質である．肝臓や小腸，皮膚などの組織において，アセチル CoA を原料として生合成される．3 分子のアセチル CoA（炭素数 2）が縮合して HMG-CoA（炭素数 6）になり，これが HMG-CoA 還元酵素の作用を受けてメバロン酸（炭素数 6）を生じ，その後，多数の酵素反応を経てコレステロール（炭素数 27）が合成される．

3.5 ケトン体の代謝

飢餓状態，糖尿病，糖質制限食など糖利用低下時には，エネルギー確保のために，前述のようにホルモン感受性リパーゼの作用で，脂肪組織での脂肪分解が促進される．脂肪の分解で生じた脂肪酸は，アルブミンと複合体を形成して全身に運ばれる．肝臓に取り込まれた脂肪酸は，β 酸化により過剰量のアセチル CoA に代謝される．通常，アセチル CoA は，クエン酸回路に流入し ATP を産生する．アセチル CoA がクエン酸回路に入るためにはオキサロ酢酸が必要であるが，糖利用の低下時にはピルビン酸からつくられるオキサロ酢酸が少なくなるため，アセチル CoA はクエン酸回路での処理量を上回り，過剰状態となる．過剰となったアセチル CoA は，アセト酢酸となったあと，さらに β ヒドロキシ酪酸，アセトンへと代謝される．アセチル CoA から合成されるアセト酢酸，β ヒドロキシ酪酸，アセトンを総称してケトン体という．飢餓時には，ケトン体は脳や筋肉をはじめとする全身でエネルギー源として利用されるが，肝臓とミトコンドリアが存在しない赤血球では利用できない．脂肪酸は血液脳関門を通過することができないため，とくに飢餓時の脳におけるエネルギー源としてケトン体は重要である．

臨床症状が生じる程度に血液中のケトン体濃度が上昇した状態をケトーシスという．アセト酢酸，β-ヒドロキシ酪酸はカルボン酸であるため，ケトーシスでは血液の酸塩基平衡が酸性側に動こうとする状態（アシドーシス）となる．このような症状をケトアシドーシスという．

3.6 ステロイドホルモンの代謝

副腎皮質ホルモン（コルチゾール，アルドステロン，アンドロゲン）と性ホルモン（テストステロン，エストロゲン，プロゲステロン）は，コレステロールから合成されるステロイドホルモンである．これらのステロイドホルモンの合成は，副腎皮質刺激ホルモンや性腺刺激ホルモンによって調整されている．

ステロイドホルモンは，ステロイド骨格による疎水性であるため，リン脂質を主成分とする細胞膜を通過できる．このため，ステロイドホルモンは，標的

ケトン体の代謝

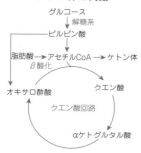

ケトン体

H3C—C(=O)—CH2—C(=O)—OH
アセト酢酸

H3C—CH(OH)—CH2—C(=O)—OH
β-ヒドロキシ酪酸

H3C—C(=O)—CH3
アセトン

細胞内に存在する核内の受容体に結合して，応答遺伝子(mRNA)の転写と特定のたんぱく質の合成を促進することで，ホルモンによる効果が発揮される．

3.7　胆汁酸の代謝

胆汁酸は，肝臓においてコレステロールからつくられる胆汁の成分である．胆汁酸は，食事から摂取した脂質とミセルを形成するとともに，膵液のリパーゼ活性を促進させてトリアシルグリセロールの消化を促進する．肝臓で生合成されるコール酸やケノデオキシコール酸などの胆汁酸を一次胆汁酸といい，これらはグリシンまたはタウリンとの抱合体を形成して胆のうに貯蔵される．十二指腸に分泌された一次胆汁酸は，腸内細菌の作用を受けてグリシンやタウリンと解離し，還元作用を受けてデオキシコール酸などの二次胆汁酸となる．消化管に分泌された胆汁酸のほとんどは，回腸から再吸収されて肝臓に戻り，胆汁酸として再利用される．この腸管と肝臓の循環を腸肝循環という．

3.8　エイコサノイドの代謝

n-3系のα-リノレン酸(18：3)からは，n-3系脂肪酸のエイコサペンタエン酸(20：5)が合成される．また，n-6系脂肪酸のリノール酸(C18：2)からは，n-6系脂肪酸のアラキドン酸(20：4)が合成される．これらは細胞膜リン脂質の構成成分であり，細胞がサイトカインやホルモンなどの刺激を受けると，ホスホリパーゼA2が活性化し，細胞膜のリン脂質にエステル結合していた炭素数20の不飽和脂肪酸であるアラキドン酸やエイコサペンタエン酸が遊離する．これらの炭素数20の脂肪酸が，シクロオキシゲナーゼ(COX)やリポキシゲナーゼ(LOX)などの酵素で代謝されてエイコサノイドといわれる各種生理活性物質が産生される．エイコサノイドには，プロスタグランジン(PG)，トロンボキサン(TX)，ロイコトリエン(LT)，リポキシン(LX)などがある．これらのエイコサノイドの代謝経路と，アラキドン酸から生成されるエイコサノイドの生理作用を図3.8に示す．

3.9　ほかの栄養素との関係

（1）ビタミンB_1の節約作用

ビタミンB_1は，補酵素として，解糖系およびクエン酸回路における代謝に関与している．このように，ビタミンB_1はエネルギー代謝に関与するビタミンであることから，日本人の食事摂取基準(2020年版)ではエネルギー摂取量から換算して不足を回避するための必要量(推定平均必要量，推奨量)が設定されている．しかし，ビタミンB_1の本来の必要量は，エネルギー産生栄養素バランス(旧PFC比)によって異なる．

糖質を原料としてATPがつくられる際には，グルコースはピルビン酸を経てアセチルCoAになったあと，クエン酸回路で代謝される．このピルビン酸

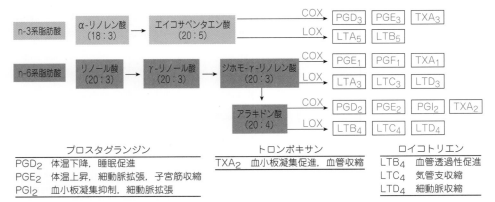

図3.8 エイコサノイドの代謝経路と生理作用

からアセチル CoA への反応にはビタミン B₁ が必要である. 一方, 脂質を原料
として ATP がつくられる際には, 脂肪酸は β 酸化によって直接アセチル CoA
を生じ, ビタミン B₁ を必要とするピルビン酸 → アセチル CoA の反応を経由
しない. つまり, 同じエネルギー摂取量であっても, 脂質エネルギー比が高く
なるとビタミン B₁ の消費量が少ない. これを, 脂質のビタミン B₁ 節約作用と
いう.

（2）エネルギー源としての糖質との関係

脂質は, エネルギー産生栄養素であるため, 炭水化物やたんぱく質の摂取量
を考慮して必要量を設定する必要がある. 脂質の摂取量が極端に制限された場
合, エネルギー源としての糖質の必要量が増大する. また, 逆に, 脂質の摂取
が十分量である場合, 糖質の節約作用が生じるといえる.

3.10 各脂質の栄養と適正摂取量
（1）総脂質

日本人の食事摂取基準(2020 年版)における脂質の目標量は, 日本人の代表
的な脂質摂取量と脂肪酸摂取比率を考慮し, 飽和脂肪酸の目標量の上限を超え
ないように, そして必須脂肪酸が欠乏しないように算定されている. 1 歳以上
の目標量は, 男女ともに 20 ～ 30 ％E(総エネルギー摂取量に占める割合)が設
定されている.

脂質エネルギー比率は, 肥満が多い先進国では高く, 肥満が少ない発展途上
国では低い. しかし, 総脂質の摂取量が, 肥満の主要な要因であるかどうかに
ついては, いまだ十分に明らかではない. また, 総脂質の摂取量との関連が認
められている生活習慣病は少ない. ただし, 総脂質の摂取量が多くなると, 飽
和脂肪酸の摂取量の増加につながりやすいことに留意すべきである. 日本人の
脂質エネルギー比率は, 年齢が低くなるほど高く, 成人の同年齢区分で男女を
比較すると, 男性よりも女性が高い(図3.9；平成 28 年国民健康・栄養調査).

（2） 飽和脂肪酸

飽和脂肪酸は，体内でアセチル CoA を原料として合成されるため，必須栄養素ではない．一方，成人においては，飽和脂肪酸の摂取量と血中総コレステロール濃度との間に正の関連があることがキースの式として古くから知られている．この式は，血清総コレステロール濃度は，食品からの飽和脂肪酸とコレステロールの摂取により増加し，食品からの多価不飽和脂肪酸の摂取により低下することを示している．成人と小児ともに，飽和脂肪酸の摂取量は，血中総コレステロールだけでなく，血中 LDL コレステロールとの間にも正の関連がある．しかし，飽和脂肪酸の摂取量と循環器疾患の発症および死亡率との関連は十分に示されていない．よって，生活習慣病を予防するためには，飽和脂肪酸の摂取量をどの程度に留めるのが望ましいのかを判断する科学的な根拠は十分ではない．そこで，日本人の食事摂取基準（2020 年版）では，日本人が摂取している飽和脂肪酸の中央値から目標量（上限）が 7 ％E（総エネルギー摂取量に占める割合）に設定された．

（3） n-6 系脂肪酸

n-6 系脂肪酸の代表的なものに，リノール酸とアラキドン酸がある．脂質をほとんど含まない静脈栄養剤のみの場合，n-6 系脂肪酸の欠乏症が生じるため，必須脂肪酸を補給するために脂肪乳剤が静脈投与されている．一方，健康な日本人において，n-6 系脂肪酸の欠乏症である皮膚炎などは報告されていない．よって，日本人の食事摂取基準（2020 年版）では，現在の日本人の n-6 系脂肪酸摂取量の中央値を用いて目安量が設定されている．

n-6 系脂肪酸の摂取が，冠動脈疾患の予防および重症化予防に有効である可能性を示す研究報告がされているが，目標量を設定するための科学的根拠はいまだ十分ではないため，日本人の食事摂取基準（2020 年版）では目標量が設定されていない．n-6 系脂肪酸の目安量は，あくまでも欠乏症のリスクを回避するために十分な量であり，冠動脈疾患をはじめとする生活習慣病の予防を期待

キースの式

ΔT-CHOL ＝ 2.7 ×（ΔSFA － ΔPUFA ÷ 2） ＋ 1.5 × $\Delta\sqrt{CHOL}$

T-CHOL ＝ 血清総コレステロール濃度（mg/dL）

SFA ＝ 飽和脂肪酸のエネルギーが総エネルギー摂取量に占める割合（%）

PUFA ＝ 多価不飽和脂肪酸のエネルギーが総エネルギー摂取量に占める割合（%）

CHOL ＝ 総エネルギーを 1000 kcal 摂取したときのコレステロールの摂取量（mg/1000kcal）

脂肪乳剤

消化管からの栄養補給が長期間できない場合，心臓に近い太い血管の中心静脈内に高カロリー輸液が投与される（中心静脈栄養法）．この高カロリー輸液に，エネルギー投与と必須脂肪酸の供給を目的として添加されるカイロミクロン様の脂質を脂肪乳剤という．

目安量

栄養素の摂取不足を回避するための数値を設定する際に十分な科学的根拠がない場合に，日本人の食事摂取基準で設定される指標．目安量以上を摂取している場合は，不足（欠乏症）のリスクはほとんどない．

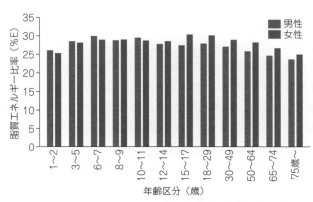

図 3.9　脂質エネルギー比率〔平成 28 年国民健康・栄養調査〕

できる量ではない.

（4）n-3系脂肪酸

n-3系脂肪酸の代表的なものに，α-リノレン酸，エイコサペンタエン酸，ドコサヘキサエン酸がある．健康な日本人において，n-3系脂肪酸の欠乏症である皮膚炎や成長障害などの報告はされていない．よって，日本人の食事摂取基準(2020年版)では，現在の日本人のn-3系脂肪酸摂取量の中央値を用いて目安量が設定されている．n-3系脂肪酸の代謝や生理作用には，n-6系脂肪酸のそれらと競合するものもある．よって，日本人の食事摂取基準の前身である栄養所要量(第6次改訂)では，「一価不飽和脂肪酸と多価不飽和脂肪酸の比は，健康人で4：1程度とする」という摂取目安が示されていたが，日本人の食事摂取基準(2020年版)では摂取不足を回避するための1日当たりの摂取量としていずれも目安量が設定されている．

n-3系脂肪酸の摂取が，循環器系疾患の予防および重症化予防に有効である可能性を示す研究報告がされている．n-3系脂肪酸のうち，とくにエイコサペンタエン酸，ドコサヘキサエン酸の摂取による認知機能低下や認知症の予防に有効である可能性を示す研究報告がされている．しかし，目標量を設定するための科学的根拠はいまだ十分ではないため，日本人の食事摂取基準(2020年版)では，目標量が設定されていない．n-3系脂肪酸の目安量は，あくまでも欠乏症のリスクを回避するために十分な量であり，冠動脈疾患をはじめとする生活習慣病の予防を期待できる量ではない.

（5）コレステロール

コレステロールは，生命活動の維持に必要不可欠な生体成分であるが，必要量を生合成できるため，食事からの摂取は必ずしも必要ではない．よって，日本人の食事摂取基準(2020年版)において不足を回避するための指標は設定されていない.

コレステロール摂取量が増加すると，血中コレステロール値が上昇することは前述のキースの式で示した．そのため，脂質異常症および循環器系疾患の予防の観点からは過剰摂取とならないようにすることが重要であるが，目標量を設定するための科学的根拠はいまだ十分ではないため，日本人の食事摂取基準(2020年版)では目標量が設定されていない．日本動脈硬化学会による「動脈硬化性疾患予防ガイドライン2017年版」では，高LDLコレステロール血漿患者では，食事性コレステロールの摂取量を200mg/日未満に留めることが望ましいことが示されている．食事摂取基準(2020年版)では，飽和脂肪酸の食事摂取基準の脚注に，「コレステロールの目標量は設定しないが，これは許容される摂取量に上限が存在しないことを保証するものではない」，「脂質異常症の重症化予防のためには，食事性コレステロールの摂取量を200mg/日未満に留めることが望ましい」ことが示されている.

脂肪酸成分表におけるトランス脂肪酸

　文部科学省が公表している脂肪酸成分表は，食品中の脂肪酸の含量が収載されており，脂肪酸の供給と摂取に関する現状と今後のあり方を検討するための基礎資料を提供するものであり，さまざまな研究においても活用が期待されている．近年，脂肪酸成分表の収載食品数は著しく増加しているが，その一部は原材料の配合割合からの計算値および海外の成分表における類似食品の成分値から借用して決定した値が用いられている．

　五訂増補脂肪酸成分表には，水素添加油脂（マーガリンやショートニングなど）について，備考欄にトランス脂肪酸量が掲載されていた．しかし，製造者の対策によって，これらの食品のトランス脂肪酸含量が低減されてきており，製品によるばらつきが大きい可能性があることから，現在の脂肪酸成分表にはトランス脂肪酸の含量については記載がされていない．

（6）トランス脂肪酸

　トランス脂肪酸は，飽和脂肪酸とともに冠動脈疾患のリスクファクターである．世界保健機関（WHO）では，心血管疾患のリスクを低減し，健康を増進するための目標として，トランス脂肪酸の摂取を 1 ％E 未満に留めることを推奨している．FDA は，トランス脂肪酸が多く含まれる水素添加油脂（マーガリンやショートニングなど）は，GRAS ではないとして，2018 年から食品に使用するためには FDA の承認が新たに必要であると決定した．この背景には，日本とアメリカでは脂質やトランス脂肪酸の摂取量が異なることに留意が必要である．

　日本の食品安全委員会は，「食品に含まれるトランス脂肪酸」（報告書）で，国民健康・栄養調査〔2003（平成 15）〜 2007（平成 19）年〕のデータから，トランス脂肪酸の摂取量はアメリカが 2.2 ％E，日本が 0.3 ％E 未満であると報告している．つまり，ほとんどの日本人は，トランス脂肪酸に関する WHO の目標量を達成しているといえる．食事摂取基準（2020 年版）では，飽和脂肪酸の食事摂取基準の脚注に，「トランス脂肪酸の摂取量は 1 ％E に留めることが望ましく，1 ％E 未満でもできるだけ低く留めることが望ましい」ことが示されている．

FDA（Food and Drug Administration）
アメリカ食品医薬品局の略称．食品や医薬品といった，消費者が通常の生活を行う際に接する機会があるさまざまな製品の安全性などを確保するための政府機関．

GRAS（Generally Recognised As Safe）
「一般的に安全とみなされている」の略称．FDA によって認められている食品素材の安全性評価方法であり，長年の食経験などに基づいて判断される．

練 習 問 題

　次の文を読み，正しければ○をつけ，誤っていれば例題にならって下線部を訂正しなさい．複数の下線がある場合，すべてを訂正するとはかぎらない．

（1）<u>カイロミクロン</u>は，小腸で吸収されたトリアシルグリセロールやコレステロールなどの脂質を運搬するリポたんぱく質である．

■出題傾向と対策■
脂質の臓器間輸送は頻出問題である．リポたんぱく質の種類と違い，遊離脂肪酸の輸送はよく理解しておくこと．

🔊 重要

（2）コレステロールは，身体活動のためのエネルギー源として利用される.

重要 ☞ （3）脂肪酸のβ酸化では，脂肪酸は水と二酸化炭素まで代謝される.

（4）脂肪酸は，炭素数が多い脂肪酸を高級脂肪酸という.

（5）コレステロールは，日本人の食事摂取基準(2020年版)において不足を回避するための基準が設定されていない.

（6）必須脂肪酸は，すべて多価不飽和脂肪酸である.

重要 ☞ （7）飢餓状態，糖尿病，糖質制限食など糖利用低下時には，脂肪酸のβ酸化が低下する.

重要 ☞ （8）食後には，血中の遊離脂肪酸量が増加する.

（9）HDLは，トリアシルグリセロール含量が最も高いリポたんぱく質である.

■出題傾向と対策■
食後・食間期の脂質代謝は頻出問題である. 脂質代謝の臓器差を含めてよく理解しておくこと.

（10）食品からの多価不飽和脂肪酸の摂取量が増加すると，血清の総コレステロール濃度は低下する.

（11）日本人の食事摂取基準(2020年版)における成人の脂質の目安量は，脂肪エネルギー比率20〜30％である.

（12）ステロイドホルモンは，標的細胞の細胞膜に存在する受容体に結合することで，応答遺伝子(mRNA)の転写が促進される.

（13）パルミチン酸からエイコサノイドが生成する経路をパルミチン酸カスケードという.

（14）肝臓のコレステロールは，HDLに取り込まれて血液中に分泌される.

（15）コレステロール合成は，アセチルCoAによるHMG CoA還元酵素へのフィードバック制御を受ける.

■出題傾向と対策■
摂取する脂質の量と質の評価は，飽和脂肪酸，一価不飽和脂肪酸，多価不飽和脂肪酸(n-3系，n-6系)の違いを含めてよく理解しておくこと.

（16）カイロミクロンレムナントのトリアシルグルセロール含量は，カイロミクロンよりも低い.

（17）コレステロールから胆汁酸への代謝は，胆のうで行われる.

（18）胆汁酸は，腸内細菌によって二次胆汁酸へと代謝される.

（19）細胞膜を構成するリン脂質は，ホスホリパーゼのはたらきにより加水分解される.

重要 ☞ （20）血中に脂肪組織から放出された長鎖脂肪酸は，グロブリンと結合して輸送される.

（21）リポたんぱく質リパーゼは，血中のコレステロールを分解して細胞内への取込みを促進する.

重要 ☞ （22）インスリンは，ホルモン感受性リパーゼを活性化する.

（23）炭素数20の多価不飽和脂肪酸から生成される生理活性物質を総称してエイコサノイドという.

（24）リノール酸とアラキドン酸は，n-3系の脂肪酸である.

（25）リポたんぱく質は，粒子の内側に疎水性成分が存在する.

重要 ☞ （26）脳のエネルギー源は，おもに通常時はグルコース，絶食時はケトン体が用いられる.

4

たんぱく質の栄養

　ジューシーなステーキ，新鮮な刺し身や豆腐など，これらの食品はたんぱく質を多く含んでいる．私たちの体も，水と脂肪を除けば，残りのほとんどがたんぱく質からできている（図1.4参照）．

　たんぱく質は20種のアミノ酸が多数結合してできた高分子化合物で，私たち人間にとって必須の栄養素の一つである．たんぱく質を構成する元素はC，H，O，Nであり（Sを含むことも多い），糖質や脂質とは違い必ず窒素を含んでいる．これは，たんぱく質を構成するアミノ酸が，その名前の由来のように，共通してアミノ基（$-NH_2$）を含んでいるからである．

　私たちの体の筋肉，消化器，臓器などの組織は，おもにたんぱく質から構成されている．また，体内での物質代謝反応の触媒となる酵素，免疫反応ではたらく抗体のすべてや，生体調節因子となっているホルモンの一部などもたんぱく質からなる．このように，ヒトでは十万種にも及ぶといわれるたんぱく質は，私たちが生きていくうえで根幹となる物質といえる．ただ，その構成アミノ酸の一部を私たちは合成できないか，または合成できても必要量に満たないために，必須の栄養素として食物から摂取する必要がある．したがって，食品に含まれるたんぱく質の栄養上の役割は，このようなアミノ酸（不可欠アミノ酸，必須アミノ酸）と，すべてのアミノ酸に含まれている窒素を供給することにあるといえる．

4.1　たんぱく質の性質

（1）アミノ酸の化学

　たんぱく質を構成するアミノ酸の構造上の特徴は，アミノ基とカルボキシ基を同時に分子内にもつことである（図4.1）．表4.1に，たんぱく質に含まれる20種のアミノ酸の構造を示した．もちろん，これらのアミノ酸は体内でたんぱく質中にも見いだされるし，そのままの（遊離の）形でも存在している．

（2）ペプチド結合

　たんぱく質は，約100～1000分子のアミノ酸が鎖状に結合しており，その分子量は約1万～10万の範囲にあるものが多い．たんぱく質中では，アミノ

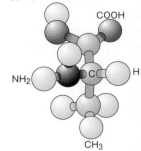

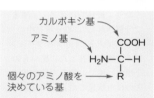

図4.1　アミノ酸の一般構造

Plus One Point

これもアミノ酸の仲間です

$$H_2N-\underset{\underset{\underset{H}{|}}{|}}{\overset{\overset{COOH}{|}}{C}}-H \quad \underset{\underset{OH}{|}}{\overset{\overset{H}{|}}{C}}-\underset{\underset{H}{|}}{\overset{\overset{H}{|}}{S}}-\underset{\underset{H}{|}}{\overset{\overset{H}{|}}{C}}-\underset{\underset{H}{|}}{\overset{\overset{H}{|}}{C}}=C$$

アリイン：にんにくなどに遊離
型で含まれる. 分解されて,
特有の香気を発する.

$$H_2N-\underset{\underset{\underset{H}{|}}{|}}{\overset{\overset{COOH}{|}}{C}}-H$$

テアニン：緑茶の独特のうま味
成分.

Plus One Point

たんぱく質, ペプチドのよび方
ペプチド：2個以上のアミノ酸
が互いにペプチド結合で結合し
た化合物の総称.
オリゴペプチド：構成アミノ酸
の数が概ね10個（明確な定義は
ない）以下のペプチドの総称. 2
個のときはジペプチド, 3個の
ときはトリペプチド, …ともよ
ぶ.
ポリペプチド：構成アミノ酸数
が概ね10個以上のペプチドの
総称.
たんぱく質：ポリペプチドとの
明らかな区別はない. 構成アミ
ノ酸数が数十個程度以上になる
と, たんぱく質（protein）とよ
ばれることが多い.
プロテオース, ペプトン：たん
ぱく質を酸やプロテアーゼ（た
んぱく質分解酵素）によって分
解すると, 徐々に分子量が小さ
くなり, 最終的にはアミノ酸ま
で分解される. この分解途中の,
ポリペプチド, オリゴペプチド,
アミノ酸が混在した状態のもの
を指す. すでに熱凝固性などは
失われた状態である. プロテオ
ースのほうが分解程度が低い
（分子量が大きい）.

表 4.1 たんぱく質に含まれるアミノ酸の構造

名称（略号）	構造（図4.1のR部分）	名称（略号）	構造（図4.1のR部分）
〈脂肪族アミノ酸〉		アスパラギン(Asn, Asp-NH$_2$)	$H_2N-\overset{\overset{O}{\|\|}}{C}-CH_2-$
グリシン(Gly)	H−	グルタミン酸(Glu)	$HOOC-CH_2-CH_2-$
アラニン(Ala)	H$_3$C−	グルタミン(Gln, Glu-NH$_2$)	$H_2N-\overset{\overset{O}{\|\|}}{C}-CH_2-CH_2-$
〈分枝アミノ酸〉		〈含硫アミノ酸〉	
バリン(Val)	$H_3C\underset{H_3C}{>}CH-$	メチオニン(Met)	$H_3C-S-CH_2-CH_2-$
ロイシン(Leu)	$H_3C\underset{H_3C}{>}CH-CH_2-$	システイン(Cys)	$HS-CH_2-$
イソロイシン(Ile)	$H_3C-CH_2\underset{H_3C}{>}CH-$	シスチン(Cys-Cys)*	$S-CH_2-\underset{\underset{NH_2}{\|}}{CH}-COOH$ $S-CH_2-\underset{\underset{NH_2}{\|}}{CH}-COOH$
〈ヒドロキシアミノ酸〉		〈芳香族アミノ酸〉	
セリン(Ser)	$HO-CH_2-$	フェニルアラニン(Phe)	
トレオニン(Thr)	$HO\underset{H_3C}{>}CH-$	チロシン(Tyr)	
〈塩基性アミノ酸〉		トリプトファン(Trp)	
リシン(Lys)	$H_2N-(CH_2)_3-CH_2-$		
アルギニン(Arg)	$\underset{H_2N}{\overset{HN}{>}}C-N-(CH_2)_3-$	〈イミノ酸〉	
ヒスチジン(His)		プロリン(Pro)*	
〈酸性アミノ酸およびその酸アミド〉		ヒドロキシプロリン(Hyp)*	
アスパラギン酸(Asp)			

1) ＊印のアミノ酸は図4.1の一般構造では表せない. したがって, 全構造を示した.
2) 色の文字は不可欠（必須）アミノ酸を示す.
3) シスチンはたんぱく質中で二つのシステインがSH基どうしで結合している（S−S結合）.
4) ヒドロキシプロリンはたんぱく質中のプロリンがヒドロキシ基化されて生成する.

酸は**図4.2**に示されるように, カルボキシ基とアミノ基間のペプチド結合によって次つぎと結合している. ペプチド結合でできた物質をペプチドという. したがって, たんぱく質はポリペプチドとよぶこともできる. これらアミノ酸の種類, 数, 配列が異なれば, 別のたんぱく質ということになる.

（3）たんぱく質の種類と機能

私たちの体を構成しているたんぱく質だけでも, 十万種類にも及ぶとされる. ヒトの食料となるほかの生命体に含まれるものも加えると, 私たちの身近には膨大な種類のたんぱく質が存在することになる. たんぱく質は, その構造や性質, 起源, 機能などによって次のように分類されている.

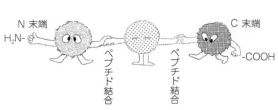

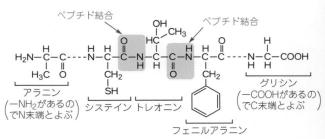

ペプチドには必ずN末端とC末端がある

図4.2 たんぱく質中のペプチド結合の例

立体的な形の違いによって，たんぱく質は球状たんぱく質と繊維状たんぱく質に分類される．多くのたんぱく質，たとえば酵素などは球状たんぱく質であり，あとに述べる硬たんぱく質は繊維状たんぱく質である．

たんぱく質の溶解性による分類を**表4.2**に示した．この分類は古典的ではあるが，アルブミンやグロブリンと分類されたたんぱく質名は現在もよく用いられている．

アミノ酸のみを構成成分とするたんぱく質を単純たんぱく質，アミノ酸以外を含むたんぱく質を複合たんぱく質とよぶ．複合たんぱく質はさらにその構成成分が何であるかによって，金属たんぱく質，糖たんぱく質，リンたんぱく質，リポたんぱく質，核たんぱく質，色素たんぱく質などに分類される．

たんぱく質をその起源によって分類した，日常的にも用いられるよび方もあ

ペプチドの構成アミノ酸数によるたんぱく質，ペプチドのよび方

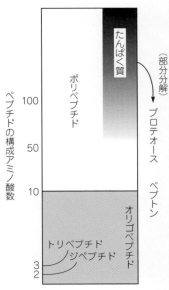

表4.2 たんぱく質の溶解性による分類

分類名	各溶媒への溶解性（ ▨ 可溶）					たんぱく質例
	水	希塩類溶液	希酸 (pH4〜5)	希アルカリ (pH8〜9)	アルコール (70〜80%)	
アルブミン	▨	▨	▨	▨		卵白アルブミン 血清アルブミン
グロブリン		▨	▨	▨		血清グロブミン ミオシン
グルテリン			▨	▨		小麦グルテニン
プロラミン			▨	▨	▨	とうもろこし ゼイン
硬たんぱく質						コラーゲン ケラチン (髪, 爪)
ヒストン	▨	▨	▨	▨		ヒストン (細胞核)
プロタミン	▨	▨	▨	▨		プロタミン (魚精子)

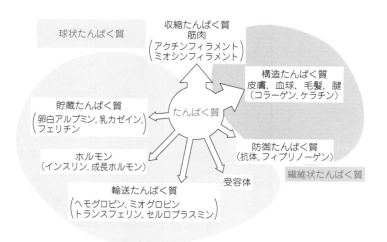

図4.3　たんぱく質のおもな種類と機能

る．動物性たんぱく質，植物性たんぱく質といった名称や，牛乳たんぱく質，大豆たんぱく質のように個々の食品の起源を表した名称などは日常の会話のなかでも使われている．

　たんぱく質は生体内で多様な役割を担っており，それらの機能別にたんぱく質を分類することができる．個々の機能の詳細な解説は生化学の教科書などに譲ることとして，ここでは形状と機能別に分類したおもな種類を図4.3に示した．

4.2　たんぱく質・アミノ酸の代謝
（1）アミノ酸中の窒素の代謝

　食事に由来するアミノ酸は，体内で体たんぱく質の分解に由来するアミノ酸と合流し（アミノ酸プール：図4.7参照），体たんぱく質合成の素材として使われる．さらに，その一部は絶えず分解され，エネルギー源として，またほかのアミノ酸，糖，脂肪酸，生理活性物質などの合成素材としても利用される．

　アミノ酸は構成元素として，糖質や脂質とは異なり，必ず窒素（アミノ基）をもっている．そこで，アミノ酸の分解はまずアミノ基の転移からはじまる．アミノ酸のアミノ基はグルタミン酸の形で集められる．この反応はビタミン B_6 の補酵素型ピリドキサールリン酸（PLP）を補酵素とするアミノ基転移酵素（トランスアミナーゼ）によって触媒される．アミノ酸のアミノ基は2-オキソグルタル酸（α-ケトグルタル酸）に転移し，アミノ酸はアミノ基を失って2-オキソ酸（α-ケト酸）となる．2-オキソグルタル酸はアミノ基を受け取り，グルタミン酸となる．その代表例であるアラニンアミノトランスフェラーゼ（ALT），アスパラギン酸アミノトランスフェラーゼ（AST）反応を図4.4に示した．

　肝臓や腎臓では，グルタミン酸はグルタミン酸脱水素酵素によって酸化的に

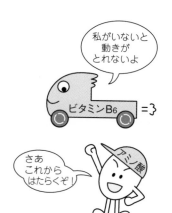

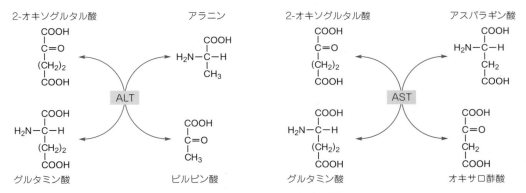

図4.4 代表的なアミノ基転移反応

脱アミノ化され，2-オキソグルタル酸とアンモニアが生成する（グルタミン酸 + NAD^+ + H_2O ⟶ 2-オキソグルタル酸 + NADH + H^+ + NH_3）．生じたアンモニアは，腎臓では一部アンモニウムイオンとして尿中に排泄され，また肝臓では CO_2 と結合してカルバミル（カルバモイル）リン酸となり，肝臓にある尿素回路に流入し尿素となる．以上のアミノ酸の窒素代謝の流れをまとめて図4.5に示した．アミノ酸のアミノ基はおもに TCA サイクル（TCA 回路，クエン酸回路ともいう）の要員でもある 2-オキソグルタル酸に転移され，その結果生成するグルタミン酸がアミノ基代謝のターミナル的な役割を果たすことになる．つまり，グルタミン酸はほかの多くのアミノ酸のアミノ基の受け取り手であり，また受け取ったアミノ基をアンモニア，アスパラギン酸を経由して，最終的に尿素回路で処理する．一方，この反応を逆に見ると，グルタミン酸はそのアミノ基をほかの 2-オキソ酸に転移して，可欠（非必須）アミノ酸を合成する材料ともなる．なお，尿素回路をもたない各器官は，おもにグルタミン酸をグルタミン（グルタミン酸＋アミノ酸の酸化的脱アミノ化で生じたアンモニア）に変換したあと，あるいはグルタミン酸やアラニンの形で肝臓へ輸送する．

（2） 2-オキソ酸（α-ケト酸）の代謝

アミノ酸が脱アミノ化されて生じた 2-オキソ酸は解糖系や TCA サイクルに流入し，糖，脂肪酸の合成素材やエネルギー源として用いられる．その概要を図4.6（p.65）に示した．アラニン（Ala）やセリン（Ser）はピルビン酸を経由して解糖系に流入し（図中①），グルタミン酸（Glu），アスパラギン酸（Asp）はそれぞれ 2-オキソグルタル酸，オキサロ酢酸（オキザロ酢酸）を経由して TCA サイクルに流入する（図中②，③）．これらのアミノ酸はオキサロ酢酸（図中★）を経由して糖新生できるので，糖原性アミノ酸とよばれる．とくに，アラニンはグルコースに最も近いアミノ酸といってよい．

食間など，食事由来のグルコースなどの供給が途絶えると，筋肉からアラニンが血中に放出され，肝臓でグルコースが新生される．エネルギー供給が復活すると，逆に，筋肉中でグルコースからアラニンなどのアミノ酸が再生される．

ALT，AST

ALT（アラニンアミノトランスフェラーゼ），AST（アスパラギン酸アミノトランスフェラーゼ）はそれぞれ，グルタミン酸ピルビン酸トランスアミナーゼ（GPT），グルタミン酸オキサロ酢酸トランスアミナーゼ（GOT）とよばれていた．健康診断の血漿検査でもおなじみの酵素である．どちらも肝臓などの組織細胞中に存在する酵素で，血液中での存在量は本来少ない．したがって，血漿中の値が高くなったことは，これらの組織が破壊され，血漿中に逸脱したことを示している．肝炎などの診断指標として用いられる．

Plus One Point

グルタミン酸の味はたんぱく質のシグナル

グルタミン酸塩がうま味をもつことはよく知られており，またアミノ酸の味はたんぱく質の存在を示すシグナルといえる．グルタミン酸はたんぱく質のなかに最も多く含まれているアミノ酸といえる．したがって，グルタミン酸がもつうま味は，たんぱく質の存在を示す代表的なシグナルである．母乳には 22 mg/100 mL 濃度のグルタミン酸塩が含まれる．新生児にうま味物質グルタミン酸ナトリウムを入れて与えると，ショ糖と同じように好んで飲むようになる．

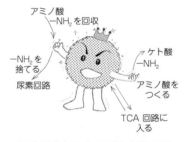

マルチタレントのグルタミン酸

Plus One Point

たんぱく質の生理的燃焼値

人間はアミノ酸中の窒素を
ATPエネルギーを消費して，し
かも完全な酸化型ではない尿素
や，一部はアンモニアやクレア
チニンなどの形で尿中に排泄し
ている〔健康な人では1日の尿
中総窒素(N)量は10〜15gで，
この内訳は尿素N：83％，ア
ンモニアN：5％，クレアチニ
ンN：2％，尿酸N：1.6％，馬
尿酸N：0.5％〕．たんぱく質
の物理的燃焼値(空気中で完全
燃焼させたときにでる熱量：
5.6 kcal/g)と，アトウォーター
(W. O. Atwater)によって提唱
された(1895年)生理的燃焼値
(体内で酸化されたときの熱量：
4 kcal/g)の差は，おもにこの
ことによる．

糖新生：gluconeogenesis
gluco：グルコース，neo：新，
genesis：創生
糖以外の物質からグルコースを
生成すること．

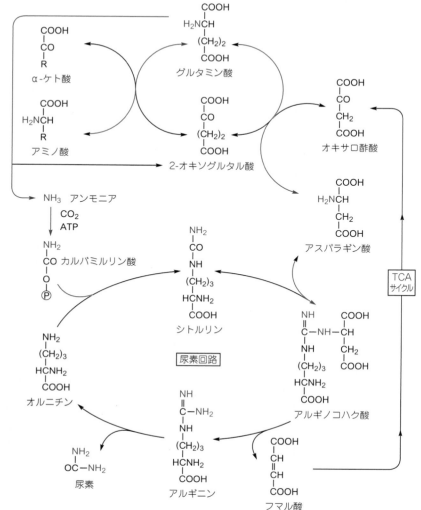

図4.5 アミノ酸のアミノ基の代謝と尿素回路

このような肝臓と筋肉間のアラニンとグルコースの相互転換経路を，グルコース－アラニン回路とよんでいる．

一方，アセチルCoAに流入したアミノ酸〔ロイシン(Leu)，リシン(Lys)，トリプトファン(Trp)，チロシン(Tyr)，フェニルアラニン(Phe)，イソロイシン(Ile)，トレオニン(Thr)は糖新生されず，脂肪酸生成やケトン体生成に向かうので，ケトン生産性(ケト原性)アミノ酸とよばれる．ロイシンとリシン以外のアミノ酸が糖原性の経路をもつのに対し，ロイシンとリシンはアセチルCoAへの流入経路しかもっていない．

（3）アミノ酸から生成する生理活性物質

アミノ酸は体内でおもにたんぱく質合成の材料となるが，ペプチドホルモン

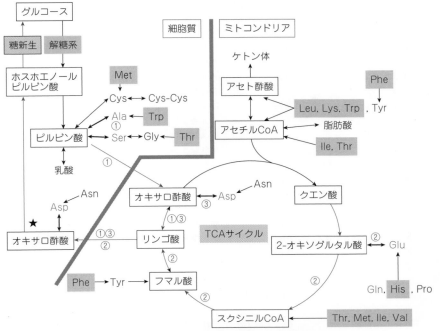

図4.6 アミノ酸の炭素鎖の代謝と糖新生経路
赤色の線は糖新生に向かう経路を示す．太い矢印は活性が強いことを示す．網がけにしたアミノ酸は不可欠アミノ酸．赤字のアミノ酸は糖新生の材料となりやすいアミノ酸を示す．アセチルCoAからはグルコース生成（糖新生）が不可能なことに注意しよう．見たところ，アセチルCoAからTCAサイクルを経由して，糖新生に向かえるように思える．しかし，TCAサイクルを経由する間にアセチル（酢酸）部分は消失する（CとOはCO_2として，HはNADとFADに奪われる）．したがって，アセチル（酢酸）はグルコースにはたどりつけない．

Plus One Point

ケトン体とは

ケトン体は，アセチルCoA 3分子から生成するヒドロキシメチルグルタリルCoA（HMG-CoA）を経由し（ここまではコレステロールの合成系と同じ），合成される（3.5節参照）．

$$3×アセチルCoA$$

コレステロール ← ← HMG-CoA

アセトン ← ── アセト酢酸

ケトン体 D-3-ヒドロキシ酪酸

サプリメントとしてのアミノ酸

特定のアミノ酸の積極的な摂取によって，薬理的にあるいはサプリメントとして有用な効果が期待できることが徐々にわかってきた．その一部を紹介すると，

分枝アミノ酸：筋肉たんぱく質の35％を占める．スポーツ飲料などに配合されているが，本文に示したように，骨格筋のたんぱく質合成を促進し，分解を抑制する．

アルギニン：NO産生を介して，成長ホルモンの分泌亢進，免疫機能の向上，循環器系調節作用（血管拡張）など．

グルタミン：消化管とくに腸管のエネルギー源，胃潰瘍などの予防．

オルニチン：肝臓でのアンモニアの解毒．

やほかの多くの重要な生体成分の合成材料としても利用される．表4.3に主要な例を示した．

（4）たんぱく質の合成・分解とアミノ酸プール

成人に達してそれ以上成長しない状況，つまり体内のたんぱく質総量が一定の状態でも，たんぱく質の摂取は必要である．これは，体内のたんぱく質の一部が絶えず合成，分解され，さらに分解されて生じたアミノ酸の一部がほかの物質の合成材料となったり，尿素として排泄されたりしているからである．これらの過程を通して体内のたんぱく質は動的な平衡状態を維持している．

種類によって速さの違いはあるが，私たちの体に含まれるたんぱく質は絶えず新しいたんぱく質に更新されている．更新が速いのは血液，肝臓，消化器官のたんぱく質で，平均の半減期（半分の量が置き換わるのに要する時間）は10日程度とされている．血液や肝臓ではたんぱく質そのものの代謝回転が非常に速く，消化管では消化液の分泌や上皮細胞の脱離が起こっているからである．一方，筋肉や骨中のたんぱく質は比較的遅く，たとえば筋肉たんぱく質の平均半減期は180日程度である．体全体のたんぱく質を平均すると，半減期は約

表4.4　年代別の体たんぱく質合成量

年　代	体たんぱく質 合成量 （g／体重 kg／日）
乳　児 （1〜46日）	17.4
幼　児 （10〜20月）	6.9
成　人 （20〜23歳）	3.0
高齢者 （61〜91歳）	1.9

Young, V. R. ら, *Nature*(1973).

アミノ酸プール

遊離アミノ酸は筋肉などの細胞内に約50g，細胞間に約5g，血漿中に約1g程度含まれている．これら全体をアミノ酸プールとよび，たんぱく質やエネルギー源，ほかの生体成分の合成材料などに利用される．

体たんぱく質合成の促進因子
インスリン：筋肉細胞によるアミノ酸，とくに分枝アミノ酸の取込みを促進するとともに，筋肉などのたんぱく質合成を促進．
分枝アミノ酸：筋肉たんぱく質の分解を抑制するとともに，合成を（とくにロイシンはインスリン分泌を通しても）促進．

体たんぱく質分解の促進因子
グルココルチコイド（コルチゾール）またはその分泌を促す状況（たとえばストレス），運動時，飢餓：エネルギー源確保のための糖新生の促進．

たんぱく質摂取の増加により
・アミノ酸異化量が増加 →
　尿素合成量（排泄量）増加．
・ビタミン B₆ の必要量増加．

たんぱく質摂取の不足により
・たんぱく質の代謝回転：合成量＜分解量の傾向→窒素出納は負に傾く．
・RTP 値は低下．

表4.3　アミノ酸からつくられる生体成分

生体成分名	素材アミノ酸	注
セロトニン	Trp	神経伝達物質，腸では蠕動運動，脳では睡眠，体温調節，精神安定などに関与
メラトニン	Trp	ホルモン，催眠・生体リズムの調節作用，抗酸化作用など
ノルアドレナリン	Tyr	抗ストレス（交感神経情報伝達物質，副腎髄質ホルモン）
アドレナリン	Tyr, Met	抗ストレス（神経伝達物質，副腎髄質ホルモン）
チロキシン	Tyr	甲状腺ホルモンの一つ，物質代謝の亢進
ペプチドホルモン類		インスリン，グルガゴン，成長ホルモンなど
γ-アミノ酪酸	Glu	抑制性の神経伝達物質
ヒスタミン	His	アレルギー反応，炎症の発現
メラニン	Tyr	皮膚などの黒色色素
タウリン	Cys	ホメオスタシス作用，肝機能，血圧調整
S-アデノシルメチオニン	Met	メチル基転位反応におけるメチル基供与体
NAD	Trp	ナイアシンの補酵素型
ポルフィリン	Gly	ヘム，ビタミン B₁₂ などの成分．金属イオンと錯体を生成
クレアチン	Gly, Arg, Met	リン酸化され，エネルギー貯蔵．クレアチニンとして排泄
グルタオチン	Cys, Glu, Gly	活性酸素の除去，異物の解毒などに関与するトリペプチド
プリンヌクレオチド	Gln, Gly, Asp	
ピリミジンヌクレオチド	Asp	

80日とされている．つまり，80日ごとに私たちの体のたんぱく質の半分は新しいたんぱく質に置き換わっていることになる．

　逆に，たんぱく質の合成も絶えず行われている．20歳代を例にとると，1日に体重1kg 当たり約3gのたんぱく質が合成されており（表4.4），体重60kgのヒトでは1日約180g ものたんぱく質が合成されていることになる．これらの合成および分解のバランスを模式的に示すと，図4.7のようになる．摂取したたんぱく質（推奨量の65gを摂取したとして）由来のアミノ酸と体たんぱく

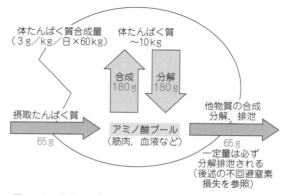

図4.7　成人モデル（体重60kg）でのたんぱく質収支

質の分解で生じたアミノ酸は合流し（体内の遊離アミノ酸全体をアミノ酸プールとよぶ），それらを材料として毎日180 gの体たんぱく質が合成される．このモデル（成人）では体内のたんぱく質総量は変化しないので，逆に，毎日同量（180 g）のたんぱく質が分解されている．また，摂取した65 gのたんぱく質に見合う量のアミノ酸が分解・代謝され，窒素はおもに尿素の形で排泄される．

（5）血清アルブミンと急速代謝回転たんぱく質

現在知られている最も短い半減期は，オルニチン脱炭酸酵素（栄養学では登場しない）の10分である．いくつかの血漿たんぱく質は，半減期が明らかで測定も簡便なので，たんぱく質栄養の評価に用いられている（表4.5）．すなわち，たんぱく質代謝に異常が起こったとき（たんぱく質栄養状態が悪化，あるいは該当たんぱく質合成器官の異常），異常の起こった期間と対応した半減期をもつ血漿たんぱく質にいち早く影響が現れる．

表4.5　たんぱく質の半減期

たんぱく質の種類		半減期
	筋肉	180日
	骨中たんぱく質	120日
	血液，肝臓，消化管	10〜20日
	血清アルブミン	〜20日
RTP	トランスフェリン	〜8日
RTP	トランスサイレチン（プレアルブミン）	2〜3日
RTP	レチノール結合たんぱく質（RBP）	〜12時間

（トランスフェリン以下は肝臓で合成）

血清アルブミンは分子量約65,000で，肝臓でのみ合成される．たんぱく質の貯蔵，脂肪酸などの血中輸送（3.2節参照），血液の恒常性維持（浸透圧，pH緩衝作用），各組織へのアミノ酸供給などを担っている．半減期は20日程度と比較的長く，その期間のたんぱく質の栄養状態や肝疾患を反映する．

さらに半減期の短いたんぱく質も存在する．レチノール（ビタミンA）の血中輸送には，レチノール結合たんぱく質（retinol binding protein, RBP）とトランスサイレチン（プレアルブミン）が関与するが〔5.3節（1）参照〕，その半減期はそれぞれ12時間程度，2〜3日である．短期間のたんぱく質栄養状態を反映する鋭敏な指標といえる．また，トランスフェリン〔鉄の血中輸送に関与；6.2節（4）参照〕の半減期は8日程度である．これらの代謝回転の速いたんぱく質は急速代謝回転たんぱく質（rapid turnover protein, RTP）とよばれ，短期でのたんぱく質栄養状態を反映する．

（6）体内の窒素輸送と臓器特性

体内の各臓器は，たんぱく質合成などに必要なアミノ酸を血液から取り込む．これらのアミノ酸は，臓器たんぱく質分解の結果生じたアミノ酸とともにアミ

Plus One Point

血漿たんぱく質

血漿中には100種類ほどのたんぱく質が存在している．その約70 %を占めているのが血清アルブミンである．血漿中には，アルブミンとして血清アルブミン，プレアルブミン（トランスサイレチン），グロブリンとして，リポたんぱく質，セルロプラスミン，レチノール結合たんぱく質，トランスフェリン，免疫グロブリン，フィブリノゲンなど数多くのたんぱく質が存在している．アルブミンという名称は，卵白（albumen）を語源とした溶解性に基づく（表4.2参照）たんぱく質の分類名であるが，血清アルブミンは特定のたんぱく質を示す用語となっている．

Plus One Point

血清アルブミン

門脈から食事由来のアミノ酸が流入すると，アルブミンの合成が活発になる．したがって，血清アルブミンはたんぱく質栄養をよく反映すると考えられ，RTPとともにたんぱく質栄養の評価に用いられる．

67

インスリンのたんぱく質代謝への作用：インスリンは蓄えのサイン

インスリン分泌は，エネルギー源として利用しやすいグルコースが体内に入ってきたシグナルである．インスリンの作用はしたがって，グルコースをエネルギー源として利用させる一方で，エネルギー源の貯蔵を行うことにある．血糖値を下げる唯一のホルモンとして有名であるが，これはインスリンの作用によって全身の細胞がグルコースを取り込み，利用および貯蔵する結果である．インスリンの作用は糖質，脂質代謝のみならず，たんぱく質の代謝にも及ぶ．肝臓では糖新生が抑制され，アミノ酸の糖新生材料としての需要が減少する．一方，筋肉はアミノ酸を取り込み，たんぱく質合成が亢進する．

表4.6　食間での血漿中アミノ酸濃度

	濃度（μmol/L）	
Gly	182〜306	(245)
Ala	259〜522	(388)
Val	200〜310	(230)
Leu	104〜183	(137)
Ile	53〜102	(73)
Trp	37〜71	(54)
Phe	45〜81	(59)
Tyr	52〜114	(77)
Ser	90〜170	(124)
Thr	110〜200	(157)
Met	26〜49	(37)
Cys-Cys	50〜82	(60)
Glu	15〜86	(29)
Gln	500〜830	(630)
Asp	10〜21	(13)
Asn	48〜90	(62)
Arg	71〜130	(95)
Lys	115〜270	(172)
His	58〜111	(86)
Pro	80〜254	(170)

（ ）内は平均値.
日本生化学会（1979）より.

ノ酸代謝系によって代謝され，新たなたんぱく質合成やほかの生理活性物質の合成に使われる．また，窒素（N）の輸送形態である前述のグルタミンやアラニンをはじめとして，臓器はアミノ酸を血液に放出する．臓器によって，血液からのアミノ酸の取込みや放出に特徴がある．すなわち臓器は，単なるアミノ酸の消費器官ではなく，血液を介してほかの臓器とアミノ酸を補完し合い，全身のたんぱく質代謝のバランスをとっている．

グルタミンは生体内で最も豊富な遊離アミノ酸（約60％）で，血漿中にとりわけ多く存在する（**表4.6**）．Nの肝臓や腎臓への輸送形態となるとともに，小腸やその他の代謝回転の速い細胞（免疫系など）のエネルギー源となる．

アラニンもまた，とくに筋肉から肝臓へのNとC（炭素鎖：エネルギー源と考えてよい）の輸送形態となる．アミノ酸のなかでは最も糖新生の材料となる．

分枝アミノ酸（branched chain amino acids, BCAA）の挙動は特徴的である．脳ではグルコースに次ぐ重要なエネルギー源となり，また，とくに運動時の筋肉のエネルギー源ともなる．肝臓は分枝アミノ酸を分解できず（代謝の初発酵素がほとんどない），その主要な代謝は筋肉で行われる．

小腸：食事由来のアミノ酸を，門脈を介して肝臓に輸送する．門脈血中の各アミノ酸濃度は食事由来のアミノ酸量に加え，小腸内のアミノ酸代謝系の影響を受ける．摂取したアミノ酸量と比較すると，門脈血中のグルタミン酸，グルタミン，アスパラギン酸量は，小腸でこれらのアミノ酸が消費，あるいはアラニンに変換されるため減少し（したがって全身のこれらのアミノ酸は，ほとんど体内で合成されている），アラニンは増加する．また，20％程度の分枝アミノ酸を含む．小腸のグルタミン消費は特徴的で，食事由来に加え，血中からも盛んにグルタミンを取り込み，アラニンに変換し，エネルギー源として利用，または血液中に放出する．

肝臓：門脈から食事由来のアミノ酸が流入すると，血清アルブミン合成が活発となり，その血中濃度が高まる（100 mL当たり4〜5 g）．その量は多くないが，一種のたんぱく質貯蔵形態と考えられる．肝静脈中では，分枝アミノ酸の割合が高くなる（約60％）．これは前述のように，肝臓の分枝アミノ酸分解系が不活発なためである．一方，定常的に血液から大量のアラニンやグルタミンを取り込み，エネルギー源として，あるいは糖新生材料として利用する（Nは尿素またはアンモニアに）．また，芳香族アミノ酸はおもに肝臓で代謝される．そのため，肝臓に障害があると，血中の芳香族アミノ酸量が増加する．

筋肉：筋肉はその量が多いため，全身のアミノ酸プールの大半を占める．筋肉中のプールの60％はグルタミンである．したがって，アミノ酸の取込み，放出もまた最も盛んな器官の一つである．セリン，システイン，グルタミン酸の定常的な取込みをはじめ，さまざまなアミノ酸を取り込み，筋たんぱく質の合成に利用する．また，これらのアミノ酸から体全体の半量にも相当するアミノ酸を合成し，血液中に放出している．筋肉たんぱく質中のグルタミン含量は

5％にすぎないが，放出アミノ酸の30％はグルタミンであり，アラニンとあわせると50％以上を占める．肝臓，小腸をはじめ他臓器へのNとCの主要な輸送形態となる．また，筋肉は分枝アミノ酸代謝が活発である．食事由来の分枝アミノ酸を盛んに取り込み，それによって筋たんぱく質の合成は亢進される．とくにロイシンはインスリン分泌を促すことによっても，筋たんぱく質の合成を亢進する．逆に，運動時には，筋たんぱく質や分枝アミノ酸の分解が促進されるが，分枝アミノ酸の供給によって分解が抑制される．また，肝臓の分枝アミノ酸は食間（絶食）時の脳のエネルギー源ともなっている．

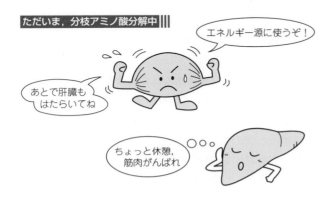

腎臓：グルタミン，プロリン，グリシンの取込みと，セリンとアラニンの放出が特徴的である．グルタミンは，尿細管に存在するグルタミナーゼによりアンモニアを生じ，血中の水素イオンと結合したアンモニウムイオンとして一部は尿中に排泄される．体液の酸塩基平衡に重要である．

脳：バリンを中心として，分枝アミノ酸を取り込み，エネルギー源とする．

このように，各臓器は特徴的なアミノ酸の取込みと放出を行い，さらに食事由来のアミノ酸供給の有無によってこれらは変化する．食後には，門脈経由で食事からのアミノ酸が流入する肝臓を中心に，アミノ酸が放出される．おもに筋肉が，分枝アミノ酸を中心としてこれらを取り込む．分枝アミノ酸は食後には肝臓より放出され筋肉に取り込まれ，食間，絶食状態では筋肉から脳にエネルギー源として供給される．食間には，筋肉はアラニンやグルタミンを血液中に放出し，アラニンはおもに肝臓に取り込まれ，糖新生材料となる．グルタミンは肝臓，小腸，腎臓に取り込まれ，アラニンに変換されるか，尿素合成材料となる（図4.8）．

4.3　たんぱく質の栄養価
（1）窒素出納

たんぱく質は必ず窒素（N）を含んでいる．しかも，その含量はほぼ一定である．したがって，たんぱく質中のN量がわかれば，それに一定の係数を乗じ

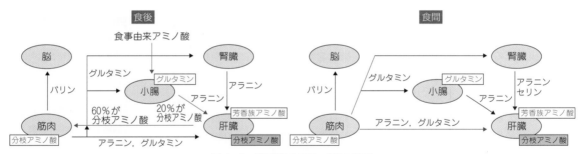

図4.8　臓器間のアミノ酸の移動
枠で囲ったアミノ酸は，その臓器での代謝が特徴的(本文を参照のこと).

た値がたんぱく質量となる．この係数を窒素たんぱく質換算係数，または簡単に窒素換算係数とよぶ．多くの食品では，アミノ酸分析結果などからたんぱく質量を求め，N量との比率から窒素たんぱく質換算係数を算出している．実測値が求められていない場合には，この係数として6.25が用いられる．また，体内の窒素のほとんどは，たんぱく質，アミノ酸あるいはその代謝産物である尿素などに由来すると考えてよい．さらに，窒素量はケルダール法によって簡便に測定できる．したがって，たんぱく質やアミノ酸の代謝を追跡するときは，窒素を追えばよい．摂取した窒素量と排泄される窒素量をもとに，たんぱく質の栄養価を考える方法を窒素出納法とよんでいる．

　実験動物やヒトに無たんぱく質の食餌を与え続けると，やがてN損失(N排泄)は一定のレベルとなる．これを不可避窒素損失量とよぶ．N損失は0とはならない．たとえ摂取するたんぱく質量が0であっても，前項で述べた体たんぱく質の分解や消耗によってNを排泄しているからである．次に，たんぱく質含量の異なる食餌を与え続けると，含量の増加に伴って窒素出納値(摂取N－損失N)が大きくなり，ついには0に達する(図4.9)．いわゆる窒素平衡の状態である．成長期，妊娠期，スポーツなどによる筋肉増加期を除けば，それ以上たんぱく質含量を増やしても窒素出納値は＋にはならない．過剰な分は分解・排泄され，損失Nも増加するからである．窒素平衡の状態に達したとき，たんぱく質の必要量は満たされているといってよい．摂取する食品たんぱく質の種類が異なると，窒素平衡への到達に必要なたんぱく質摂取量(平衡維持量)も異なる．図中で，勾配の大きいたんぱく質は，たんぱく質としての栄養価がより高く，勾配の小さいたんぱく質は低いことになる．ただし，栄養価が劣るたんぱく質でも量を多く摂ればよい．窒素平衡の概念は，食事摂取基準におけるたんぱく質の必要量の算出根拠になっている．また，窒素出納の手法は生物価や正味たんぱく質利用率といった，後述するたんぱく質の栄養価判定法に使われている．

（2）不可欠アミノ酸

　私たちヒトは，たんぱく質を構成するアミノ酸のうちのいくつかを体内で合

Plus One Point

不可欠アミノ酸の栄養学史
1906年，ホプキンス(Hopkins)らによる不可欠アミノ酸の生理効果の確認以来，ローズ(Rose)によるトレオニンの発見に及んで，不可欠アミノ酸の概念が確立した．

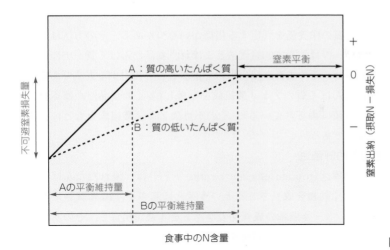

図4.9　成人の窒素出納モデル

成できない．これらは不可欠（必須）アミノ酸とよばれる．たんぱく質が必須の栄養素となっているのは，たんぱく質を窒素の主要な供給源としていることに加え，これらの不可欠アミノ酸の摂取のためである．ローズによってはじめてトレオニン（スレオニン）が発見されて〔1936（昭和11）年〕以来，これまでイソロイシン，ロイシン，リシン（リジン），メチオニン，フェニルアラニン，トレオニン（スレオニン），トリプトファン，バリンの8種のアミノ酸が不可欠アミノ酸とされてきた．ヒスチジンは体内でATPから合成されるが，たんぱく質合成の盛んな幼児では不足がちとなるため，従来，幼児には必須と考えられていた．最近，成人の腎臓病患者の人工栄養にヒスチジンが含まれないと窒素出納が負になることが見いだされたため，1985（昭和60）年のFAO/WHO/UNU（国連食糧農業機関/世界保健機関/国連大学）の合同委員会は，ヒスチジンが成人にも必須であるとの報告を行った．したがって，現在では上記8種にヒスチジンを加えた9種のアミノ酸がヒトにとっての不可欠アミノ酸とされている．

それ以外のアミノ酸は，窒素の供給があれば体内で合成できる（p.63参照）．これらは可欠（非必須）アミノ酸とよばれる．ただし，不可欠，可欠はあくまで栄養学上の分け方であって，個々のアミノ酸の体内における生理機能の重要性を意味したものではない．

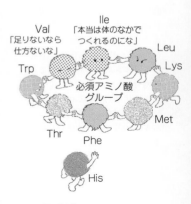

ヒスチジン
：「ぼくも仲間に入れて」

（3）たんぱく質の栄養価

食品に含まれるたんぱく質が栄養学的に優れているためには，次の2点が満たされなければならない．その食品たんぱく質の消化吸収率が高いことと，さらにアミノ酸組成が優れていることである．消化吸収率は，たんぱく質自身やそれが含まれる食品の形態によって変動する．いくらアミノ酸組成が優れていても，消化・吸収されなければ全体として優れたたんぱく質とはいえない．また，不可欠アミノ酸の含量やバランスがヒトの体たんぱく質合成での要求性に近いたんぱく質ほど，吸収後有効に利用されることになり，優れたたんぱく質

といえる.

　食品たんぱく質の栄養価を判定する指標がいくつかある. その方法は2通りに大別される. 一つは生物学的評価法とよばれ, 食品たんぱく質を実際に動物(ヒト)に摂取させ, その成長や窒素出納を指標として判定する方法である. もう一つは食品たんぱく質のアミノ酸組成を分析し(多くの食品たんぱく質についてすでに分析値は得られている), その不可欠アミノ酸組成をもとに評価する化学的評価法である.

（a）生物学的評価法

　たんぱく質効率比(protein efficiency ratio, PER)は, 優れたたんぱく質ほど少量で効率よく動物を成長させるという考えに基づく. 10％試験たんぱく質を含む飼料で, 3〜4週齢の成長期のラットを4週間飼育し, そのあいだの摂取たんぱく質量当たりの体重増加を計算して求める.

$$\text{PER} \;=\; 体重増加量(g)/摂取たんぱく質量(g)$$

　おおまかには, 得られた値が3.5以上のたんぱく質はきわめて良質, 3.0〜3.5で良質, 2.0〜3.0でふつう, 2.0未満では劣質と考えてよい.

　生物価(biological value, BV)は, アミノ酸組成の優れたたんぱく質は体内に吸収されたあと, 体たんぱく質の合成に有効に利用され, 体内に保留される割合が高くなるという原理に基づく栄養価の判定法である. 動物(ヒト)に試験たんぱく質を含む食餌を摂取させ, 窒素出納法の手法を用いて, 吸収されたたんぱく質の体内での保留率を算出し, 栄養価の指標としている.

$$\text{BV} \;=\; （保留 N/吸収 N）\times 100$$
$$吸収 N \;=\; 摂取 N-（糞中 N-無たんぱく食時の糞中 N）$$
$$保留 N \;=\; 吸収 N-（尿中 N-無たんぱく食時の尿中 N）$$

　原理的には, 吸収Nは摂取Nから糞中Nを差し引けばよいし, 保留Nは吸収Nから尿中Nを差し引けば求められる. しかし, 図4.10に示されるように,

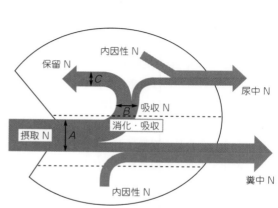

図4.10　BV, NPU算出のための概念図
色の矢印は食餌由来のNの流れを示す. BV = C/B, NPU = C/A

吸収 N や保留 N を求めるのに必要な尿中 N, 糞中 N は内因性 N を含んでいる. そこで, 無たんぱく食摂取時にも同量が排泄されるとみなして, 無たんぱく食摂取時の実験から内因性 N を求め, 糞中 N, 尿中 N からその分を差し引いて, 摂取 N に由来する吸収 N や保留 N を求める.

正味たんぱく質利用率(net protein utilization, NPU)は, BV を求めた実験から計算できる. BV が吸収されたたんぱく質の体内での利用割合を表すのに対し, NPU は摂取したたんぱく質の体内での利用割合を表している. BV に消化吸収率を加味した判定法といえる.

NPU ＝（保留 N/摂取 N）× 100

BV ×消化吸収率 ＝ BV×（吸収 N/摂取 N）

     ＝（保留 N/吸収 N）×100×（吸収 N/摂取 N）＝ NPU

     ＝（保留 N/摂取 N）×100 ＝ NPU

（吸収 N/摂取 N）で表される消化吸収率は 1 以下なので, NPU は常に BV より低くなる. 二つの値に大きな差があるたんぱく質では, アミノ酸組成は優れているが消化吸収率が低いことになる. また, BV や NPU は食事中のたんぱく質やエネルギー含量の影響を受けることに留意しよう. すなわち, たんぱく質含量が高ければ, 過剰のアミノ酸が分解, 排泄されるために, 低い値となる. 逆に, エネルギー含量が高いと, 吸収されたアミノ酸はエネルギー産生に用いられる必要性が減るために, 高い値を示す.

（b）化学的評価法

ヒトのたんぱく質栄養を満たす理想的な不可欠アミノ酸組成を想定し, 食品たんぱく質の不可欠アミノ酸組成をそれと比較して栄養価を判定する方法を化学的評価法とよぶ. 化学的評価法で重要なのは, 理想的な不可欠アミノ酸組成をどのように設定するかということである. たとえば, 人体たんぱく質の平均アミノ酸組成を求めることができたとしても, たんぱく質の種類によって代謝回転は異なるので〔4.2 節(5)参照〕, 要求する不可欠アミノ酸バランスとは一致しない. 現在のところ, いくつかの食品たんぱく質(全卵たんぱく質：卵価, egg score や母乳たんぱく質：人乳価, human milk score)と, これまでに得られた科学的知見をもとに想定された不可欠アミノ酸パターンが用いられる.

アミノ酸スコア(アミノ酸価)(amino acid score, AAS)は現在, 化学的評価法で最もよく用いられていて, 理想的な不可欠アミノ酸組成を 1973 年, 1985 年, および 2007 年に国連関連機関が作成したアミノ酸評点パターンとする評価法である. いずれのパターンも年齢層別に作成されているが, 1973 年の評点パターンのみに一般用も含まれている. 一般用あるいは成人向けのアミノ酸パターンに加えて, 各アミノ酸の必要量が多いという理由で食品たんぱく質の評価によく用いられる成長期のパターン(1985 年版では 2 ～ 5 歳, 2007 年版では 1 ～ 2 歳)を, いくつかの食品たんぱく質の不可欠アミノ酸組成例とと

表4.7　アミノ酸評点パターンと食品たんぱく質のアミノ酸組成例

アミノ酸 (mg/g たんぱく質)	FAO/WHO/UNU (2007)		FAO/WHO/UNU (1985)		FAO/WHO (1973)	食品タンパク質(mg/g たんぱく質)							
	成人	1〜2歳	2〜5歳	成人	一般用	牛乳	牛肉	あじ	あさり	大豆	精白米	小麦粉	とうもろこし
ヒスチジン	15	18	19	16	–	32	47	49	25	32	32	26	34
イソロイシン	30	31	28	13	40	62	55	55	48	52	47	41	43
ロイシン	59	63	66	19	70	110	99	95	83	89	97	80	170
リシン	45	52	58	16	55	95	110	110	86	74	42	25	20
メチオニン＋シスチン	22	26	25	17	35	41	48	49	47	35	55	50	55
フェニルアラニン＋シロチン	38	46	63	19	60	98	88	91	86	100	110	92	100
トレオニン	23	27	34	9	40	47	56	55	55	47	42	32	35
トリプトファン	6	7.4	11	5	10	15	13	13	13	16	16	14	5.8
バリン	39	42	35	13	50	75	58	61	54	56	68	49	52

小麦粉：薄力粉1等，牛肉：サーロイン（脂身なし，和牛）.

1973，1985年版では，アミノ酸量は窒素1g当たりで表すことも多いが，2007年版評点パターンの表記にしたがって，たんぱく質1g当たりで示した.

FAO：Food and Agriculture Organization of the United Nations（国際連合食糧農業機関），WHO：World Health Organization（世界保健機関），UNU：United Nations University.

もに，表4.7に示した．すべての不可欠アミノ酸含量が評点パターンに示した値以上であれば，そのたんぱく質の栄養価は理想的と考えられる．いずれかの不可欠アミノ酸含量が評点パターンのそのアミノ酸の値より低ければ，その食品たんぱく質の栄養価は不足した不可欠アミノ酸に制限されて低くなる．このようなアミノ酸を制限アミノ酸とよぶ．〔食品たんぱく質中の各不可欠アミノ酸含量〕／〔評点パターンのそのアミノ酸量〕の値が最も小さい制限アミノ酸を第1制限アミノ酸，以下第2，第3制限アミノ酸ということもある．第1制限アミノ酸での値をその食品たんぱく質のAASとよぶ.

AAS＝第1制限アミノ酸の含量／アミノ酸評点パターンでのそのアミノ酸含量×100

後述のアミノ酸インバランスの問題はあるが，一般的に制限アミノ酸の補足で栄養価は改善される．なお，シスチン，チロシンは不可欠アミノ酸ではないが，図4.6に示したように，それぞれメチオニン，フェニルアラニンから体内で合成されるので，その必要量を補うと考え，合計して含硫アミノ酸（メチオニン＋システィン），芳香族アミノ酸（フェニルアラニン＋チロシン）として栄養価判定に用いられている.

制限アミノ酸がない場合，AASは100とする．表4.7に示されるように，1985年と2007年の評点パターンは1973年のものと比べて相対的に必要な不

可欠アミノ酸量が少ない．とくに成人のパターンを用いた場合は，動物性食品や豆類などの食品たんぱく質のほとんどで AAS は 100 近くと計算される．

図 4.11 に，各年代のたんぱく質摂取量を示した．各年代とも，摂取量的にも動物性の摂取比率も問題がない．たとえば，高齢者などに見受けられる食事量自体が少ない，したがってたんぱく質摂取量が少ない場合を除いては，私たちのふだんの食事で不可欠アミノ酸の不足を心配する必要はなさそうである．

日常の栄養管理や栄養指導では，生物学的評価法は用いられず，AAS が広く使われている．生物学的評価法は，動物（ヒト）に試験たんぱく質を摂取させた結果から導かれるので，消化吸収性など実際に利用されるにあたっての要素（生物学的利用性）を加味できる優れた方法ではある．しかし，複数の食品たんぱく質の組合せが考えられる日常の食事での栄養評価は不可能なためである．

一方，AAS は，生物学的利用性は考慮されないものの，複数の食品たんぱく質から摂取するそれぞれの不可欠アミノ酸総量を求め，摂取したたんぱく質総量（あるいは N 総量）で除して評点パターンと比較すれば，食事全体での計算が可能である．

たとえば．表 4.7 のいくつかの食品を使って，AAS の計算をしてみよう．いま，精白米 90 g，大豆 20 g，牛肉 50 g を食べたことにする（現実的な例ではないが）．それぞれの食品たんぱく質の AAS を表 4.8 に示した．精白米のた

コラム 制限アミノ酸をプラモデルにたとえると？

アミノ酸をプラモデルをつくるときの部品にたとえて，制限アミノ酸の概念を説明してみよう．

あるプラモデル（ヒトのたんぱく質）をつくるのに，どうしても自分ではつくれない部品（必須アミノ酸）が，仮に A，B，C と 3 種類あるとしよう．プラモデルを一つ完成させるために A が 2 個，B が 3 個，C が 4 個必要とする．

部品箱（食品たんぱく質）がいくつかあって，プラモデルを 10 個以上つくることができる部品箱を優秀な部品箱（良質たんぱく質）としよう．

必要な部品数は A20，B30，C40 個である（アミノ酸評点パターン）．部品箱のなかに，A，B，C の部品がそれぞれ，20，30，40 個以上入っていれば，10 個以上のプラモデルをつくることができる（制限アミノ酸なし）．しかし，いずれかの部品がその数より少ない，たとえば 3 種の部品数がそれぞれ 20，24，28 個の部品箱（食品たんぱく質の必須アミノ酸組成）では，つく

ることができるプラモデルの数は比率の少ない部品 C（制限アミノ酸）の数に制限されてしまい，7 個しかつくることができない．A や B は余ってしまうことになる．

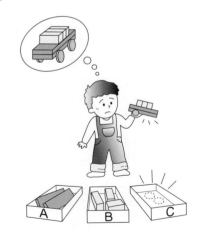

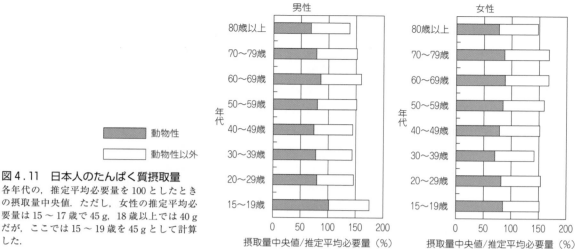

図4.11　日本人のたんぱく質摂取量

各年代の，推定平均必要量を100としたときの摂取量中央値．ただし，女性の推定平均必要量は15〜17歳で45 g，18歳以上では40 gだが，ここでは15〜19歳を45 gとして計算した．

Plus One Point

強力な筋肉増強作用： アナボリックステロイド

たんぱく質同化作用をもつステロイド．たんぱく質同化ホルモンは窒素蓄積を増加させ，アンドロゲン（男性ホルモン），インスリン，成長ホルモン，甲状腺ホルモンなど，たんぱく質合成を促進させるホルモンの総称である．そのうち，アンドロゲンは，強靱な筋肉が要求されるスポーツの競技者によく知られている筋肉増強作用を示す薬物である．テストステロンは経口的に投与した場合にはあまり効果がなく，皮下注射が必要である．代わりに，経口投与でも効果をもつさまざまなステロイドが開発された．1988年のオリンピックで金メダルを剥奪された，100 m走者のベン・ジョンソンの尿から検出されたスタノゾロール（stanozolol）はその例である．アナボリックステロイドの服用は，さまざまな副作用を伴う．男性では生殖能の低下，胸の女性化，心臓・腎障害，肝臓がんなど，女性では体形をはじめとした男性化，頭髪の消失，生理不順などである．精神的障害が起こることもしばしば報告されている．

表4.8　3種の食品のAAS

評点パターン	AAS		
	米	大豆	牛肉
（1973）一般用	76	100	100
（1985）2〜5歳	72	100	100
（2007）1〜2歳	81	100	100

1985年版では，アミノ酸要求量が多いという理由で，食品たんぱく質の評価には2〜5歳用が推奨されている．同様の理由で，2007年版では1〜2歳用が使われることが多い．

んぱく質はリシンが制限アミノ酸となり，AASは100未満となる．食品成分表からそれぞれの食品100 g中のたんぱく質含量（精白米：6.1，大豆：35.3，牛肉：12.9 g）と**表4.7**に記載された不可欠アミノ酸含量（たんぱく質1 g当たり）を入手する．次に，**表4.9**に示す計算を行う．

　表4.9の最下段の値を**表4.7**の三つの評点パターン〔FAO/WHO（1973）一般用，FAO/WHO/UNU（1985）2〜5歳用，FAO/WHO/UNU（2007）1〜2歳用〕と比較してみよう．いずれのアミノ酸も三評点パターンの値を上回っており，制限アミノ酸は存在しない．したがって，どの評点パターンを用いた場合にも，この食事全体のたんぱく質のAASは100となる．精白米のたんぱく質ではリシンが制限アミノ酸であったが，大豆や牛肉のたんぱく質に補われて，全体としては良質なたんぱく質に変身している．また，制限アミノ酸とはなっていないが，大豆では比較的含硫アミノ酸含量が低いが，これも精白米や牛肉に補われる．

表4.9　摂取した食品中のたんぱく質量と各アミノ酸量

	たんぱく質量(g)：食品100 g 中の含量×摂取量/100	アミノ酸量(mg)：たんぱく質1 g 中の含量×たんぱく質量								
		His	Ile	Leu	Lys	Met + Cys	Phe + Tyr	Thr	Trp	Val
精白米	6.1 × 90/100 = 5.49	32 × 5.49 = 176	47 × 5.49 = 258	97 × 5.49 = 533	42 × 5.49 = 231	55 × 5.49 = 302	110 × 5.49 = 604	42 × 5.49 = 231	16 × 5.49 = 88	68 × 5.49 = 373
大豆	35.3 × 20/100 = 7.06	32 × 7.06 = 226	52 × 7.06 = 367	89 × 7.06 = 628	74 × 7.06 = 522	35 × 7.06 = 247	100 × 7.06 = 706	47 × 7.06 = 332	17 × 7.06 = 113	56 × 7.06 = 395
牛肉	12.9 × 50/100 = 6.45	47 × 6.45 = 303	55 × 6.45 = 355	99 × 6.45 = 639	110 × 6.45 = 710	48 × 6.45 = 310	88 × 6.45 = 568	56 × 6.45 = 361	13 × 6.45 = 84	58 × 6.45 = 374
合計	19.00	705	980	1800	1463	859	1878	924	285	1142
たんぱく質1 g 当たりのアミノ酸量		37.1	51.5	94.6	76.9	45.2	98.7	48.6	15.0	60.0

（4）たんぱく質・アミノ酸の補足効果

前項のような計算をしてみると，食事のなかに特定の不可欠アミノ酸が少ないたんぱく質が含まれていても，ほかのたんぱく質からその制限アミノ酸が供給されて，全体としてはアミノ酸スコアが高い結果となることがしばしばある．これをたんぱく質の補足効果とよぶ．日常，私たちの食生活ではさまざまな食品を組み合わせて食べているので，補足効果によって無意識のうちに栄養価の改善を行っていることになる．したがって，実際にはおもにたんぱく質の摂取量に注意すればよい．

同様に，工業的に生産されたアミノ酸を飼料に添加することで，飼料たんぱく質の栄養価を改善することもある．実際に制限アミノ酸となるのは，穀類ではリシン，トレオニン，豆類ではメチオニン(含硫アミノ酸)，トリプトファンなどに限定されており，飼料に添加することで動物の成長が改善される．これをアミノ酸の補足効果とよぶ．

（5）たんぱく質・アミノ酸の過剰摂取

アミノ酸の補足効果はたんぱく質の栄養価を改善する有効な方法であるが，ヒトの食事への適用には注意を要する．それは，特定のアミノ酸を摂取することによって障害が起こる可能性が報告されているためである．通常の食生活では起こりえないが，一般に単一のアミノ酸を過剰に摂取すると過剰毒性が見られる．さらに，複数の制限アミノ酸をもつ食品たんぱく質で動物を飼育した場合，一つの制限アミノ酸のみを補足するとむしろ成長が低下し，ほかの制限アミノ酸を同時に補足すると成長が回復する現象がある．制限アミノ酸の一部を添加することが，かえってほかの制限アミノ酸の要求量を増加させた結果と考えられている．このような現象をアミノ酸インバランスとよんでいる．

たんぱく質の過剰摂取による障害は必ずしも明確ではない．耐用上限量の根拠となるような科学的知見には乏しいものの(耐用上限量は設定されていない)，2 g/kg 体重/日，あるいはたんぱく質エネルギー比率20 %を超える多量

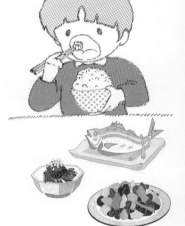

たんぱく質の補足効果
複数の食品を組み合わせて摂ろう！

エネルギー産生栄養素バランス
総エネルギー摂取量に占める三大栄養素から摂取するエネルギーの構成比率は%エネルギーで表示する．

摂取は，インスリンの感受性低下，尿中カルシウム排泄増加，骨吸収増加や高窒素血症など，不都合な代謝変化を招くとの報告がある．そこで，エネルギー産生栄養素バランスでのたんぱく質の比率を 20 ％エネルギー（目標量の上限）にまでとどめることが望ましいとされた（結果，たんぱく量の摂取量は体重 kg あたり 2 g 未満となる）．

練 習 問 題

次の文を読み，正しければ○をつけ，誤っていれば例題にならって下線部を訂正しなさい．複数の下線がある場合，すべてを訂正するとはかぎらない．

（1）アミノ酸はアミノ基転移反応でアミノ基を失い，<u>αケト酸(2-オキソ酸)</u>となる．この反応にはビタミンの<u>ビタミン B₂</u> が必要である．

（2）アミノ酸の窒素は，肝臓で<u>尿素</u>となり，腎臓では<u>カルバミルリン酸</u>となり，いずれも尿中に排泄される．

重要 ☞ （3）たんぱく質の摂取量が多いと，ビタミンの<u>ビタミン B₁</u> の必要量が増加し，尿中への尿素排泄量は増加する．

重要 ☞ （4）アミノ酸の<u>ロイシン</u>と<u>リシン</u>は糖新生の材料とならない．

重要 ☞ （5）空腹時には<u>脂肪組織</u>からアラニンが放出され，肝臓でグルコースに変換される．これを<u>コリ回路</u>とよぶ．

（6）体重当たりの 1 日たんぱく質合成量は，<u>幼児</u>が最も高い．

重要 ☞ （7）たんぱく質の摂取量が不足すると，アミノ酸の異化は<u>減少</u>し，たんぱく質合成量は<u>増加</u>する．また，RTP は<u>低下</u>し，窒素出納は<u>正</u>に傾く．

重要 ☞ （8）たんぱく質摂取量の増加によって，体たんぱく質の合成は<u>減少</u>し，尿素合成は<u>増加</u>する．

重要 ☞ （9）体内の<u>分枝アミノ酸</u>全体をアミノ酸プールとよぶ．アミノ酸プールは食事由来のアミノ酸と体たんぱく質の分解で生じたアミノ酸からなる．<u>食事由来のアミノ酸のみが体たんぱく質の合成に利用される</u>．

重要 ☞ （10）インスリンは体たんぱく質の<u>分解</u>を促進する．逆に，コルチゾールは<u>合成</u>を促進し窒素出納は負に傾く．

（11）ストレス環境下ではたんぱく質の分解が<u>亢進</u>される．

重要 ☞ （12）おおまかにいうと，血液，<u>肝臓</u>，<u>筋肉</u>のたんぱく質の半減期は短く，それらと比べて，<u>消化器官</u>や骨中のたんぱく質の半減期は長い．

重要 ☞ （13）半減期の短いたんぱく質を急速代謝回転たんぱく質とよび，短い順に並べると，<u>RBP</u>，<u>トランスフェリン</u>，<u>トランスサイレチン</u>である．

重要 ☞ （14）肝臓は分枝アミノ酸を<u>代謝できない</u>．

重要 ☞ （15）分枝アミノ酸，とくに<u>バリン</u>はインスリンの分泌を通して，筋肉たんぱく質の合成を促し，分解を抑制する．

(16) アミノ酸の筋肉への取込みは，インスリンにより<u>抑制</u>される．

(17) アミノ酸とおもに代謝される臓器の組合せは，グルタミン―<u>肝臓</u>，分枝アミノ　🔊重要
酸―<u>筋肉</u>，芳香族アミノ酸―<u>小腸</u>である．

(18) ヒトの不可欠（必須）アミノ酸は<u>8</u>種類で，そのうち<u>4</u>種類は分枝アミノ酸である．　🔊重要

(19) <u>イソロイシン，ロイシン，バリン</u>の分枝アミノ酸は不可欠アミノ酸である．

(20) 窒素出納とは，<u>体内に入ってきた窒素量</u>から，<u>体外に排出された窒素量</u>を引い
た値のことで，無たんぱく質食摂取時には，<u>マイナス</u>となる．

(21) 正味たんぱく質利用率は<u>保留 N/吸収 N</u> で計算される．　🔊重要

(22) 生物価は高いが正味たんぱく質利用率が低いたんぱく質は，<u>不可欠アミノ酸含
量</u>が低い．

(23) BV や NPU は，食餌中のエネルギー含量が高いと，吸収されたアミノ酸のエネ　🔊重要
ルギー産生に用いられる必要性が<u>増加</u>するために，<u>高い</u>値を示す．

(24) たんぱく質の栄養価は<u>可欠アミノ酸</u>の総量で決まる．　🔊重要

(25) アミノ酸評点パターンと比較して含量比が<u>低い</u>不可欠アミノ酸を，<u>制限アミノ
酸</u>とよぶ．

(26) 複数の食品たんぱく質を摂取することで，互いの<u>制限アミノ酸</u>を補完し AAS　🔊重要
が向上することを，<u>アミノ酸の補足効果</u>とよぶ．

(27) 特定のアミノ酸の摂取<u>過剰</u>によって，アミノ酸どうしのバランスが崩れた栄養　🔊重要
状態を，<u>アミノ酸アンバランス</u>とよぶ．

(28) 耐容上限量は定められていないが，成人では 1 日のたんぱく質摂取量は<u>10 g/
体重 kg</u> 以内にとどめるのが望ましい．これはたんぱく質エネルギー比率を
<u>20 ％以内</u>に保つことで維持できる．

5

ビタミンの栄養

5.1 ビタミンとは

ビタミンは，生体が合成することができないか，合成できたとしても生体の必要量に十分ではない，代謝において少量必要な有機物質である．個々のビタミンはそれぞれ化学的には関連がなく，生理作用も異なる．

14 ～ 15 世紀以降，西欧からアフリカ南端を経由し，東洋へ向けて航海中の船のなかで，壊血病（歯肉や皮下粘膜の出血から，骨の形成不全も起こる）で死ぬ船員が多くでた．1747 年，イギリス海軍軍医 リンド（Lind）は，軍艦サリスバリ号の乗組員に，オレンジ，レモン，ライムなどを食べさせることにより壊血病を予防できることを発見した．のちに，柑橘類にはビタミン C が含まれており，これが重要な栄養素であることがわかった．

一方，東洋の米食地域にあるわが国においても，平安時代（9 ～ 12 世紀）に脚気（手足のしびれ感，腱反射の減退，心臓障害，浮腫などの症状を呈する）が流行した．また，元禄年間の江戸では白米食の普及により脚気が多発し，江戸煩とよばれた．脚気の原因については伝染説，中毒説が有力であったが，明治時代になると海軍軍医の高木兼寛（のちに慈恵医科大学を創立）は，外国の軍隊では脚気が起こりにくいことに着目し，軍艦内での食生活に洋食と麦飯を取り入れることで脚気の発生が防止できることを実証し〔1884（明治 17）年〕，栄養障害説を証明した．その後，1897 年にはオランダの衛生学者 エイクマン（Eijkman）が，オランダ領インドネシア（ジャマイカ）でニワトリを白米食で飼育したところ，脚気症状が現れ，米ぬかを与えると治癒することを発見した．一方，1910（明治 43）年，東京大学の鈴木梅太郎は，米ぬかから抗脚気成分を結晶分離し，米の学名（*Oryza sativa*）にちなんでオリザニン（oryzanin）と名づけた．同じ頃，ポーランドのフンク（Funk）らも同様の成分を分離し，ビタミン（vitamine：“vita”はラテン語で「生命」，“amine”は「アミン」）とよんだ．これらが，のちに抗脚気物質ビタミン B1 とよばれる重要な栄養素であった．

以後，さまざまな欠乏症状に対して改善効果をもつ物質が発見され，ビタミンの数は増えた．今日では脂溶性ビタミンは，A，D，E，K の 4 種類，水溶性ビタミンは，B1，B2，B6，B12，葉酸，ナイアシン，パントテン酸，ビオチン，

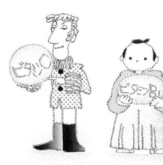

ビタミンCの9種類の計13種類があげられている.

5.2 ビタミンの分類と機能

ビタミンのよび名には、ビタミン名と物質名(化合物名)がある. たとえば、ビタミン B_2 はビタミン名で、物質名はリボフラビンである. ただし、複数の物質が効力をもつビタミンもあり(たとえば、ビタミンDではエルゴカルシフェロール、コレカルシフェロール)、また実際上、物質名のみでよばれるビタミン(たとえばパントテン酸)もある.

ビタミンはその溶解性によって水溶性ビタミンと脂溶性ビタミンに大別される. さらに、以下のようにおもな栄養生理学的機能に、ビタミンのグループを整理することはビタミンの生理作用を理解するうえで有用である.

(1) 補酵素作用
ビタミンB群とビタミンC, Kは酵素反応の補酵素となる(表5.1).

(2) 抗酸化ビタミン
ビタミンC, Eは自らが酸化型に変化することで、活性酸素、フリーラジカルを消去し、酸化ストレスから体を防御している. プロビタミンAのカロテノイド、とくに β-カロテンも同様の作用をもつ.

(3) 造血ビタミン
葉酸、ビタミン B_{12} はDNA, RNAの合成過程に必須の因子となる. その欠

表5.1 水溶性ビタミンの補酵素としての機能

ビタミン	補酵素(補因子)型	補酵素(補因子)としての機能
ビタミン B_1	TDP	α-ケト酸の脱炭酸反応の補酵素
		トランスケトラーゼ反応の補酵素
		糖質や分枝アミノ酸の代謝に関与
ビタミン B_2	FMN, FDP(FAD)	エネルギー代謝や酸化還元反応系に関与
ビタミン B_6	PLP, PNP, PMP	トランスアミナーゼ、デカルボキシラーゼなどの補酵素
		アミノ基の代謝に関与
ビタミン B_{12}	メチルコバラミン、アデノシルコバラミン	メチルコバラミン:メチオニン合成酵素の補酵素
		アデノシルコバラミン:メチルマロニエルCoAムターゼの異性化反応の補酵素
ナイアシン	$NAD^+(H)$, $NADP^+(H)$	エネルギー代謝や酸化還元反応に関与
パントテン酸	CoA	CoAの構成成分、脂肪酸合成酵素系
		脂質代謝、アミノ酸代謝、糖質代謝に関与
葉酸	5-メチルテトラヒドロ葉酸など	C_1 単位の転移酵素の補酵素
		核酸塩基、アミノ酸、たんぱく質などの生合成に関与
ビオチン	$1'$-N-カルボキシビオチン	カルボキシラーゼ(炭酸固定反応、炭酸転移反応)の補酵素
		糖新生、脂肪酸合成、アミノ酸代謝に関与
ビタミンC	アスコルビン酸	コラーゲン合成の際のプロリン、リシンのヒドロキシ化、カルニチン、カテコールアミン合成などに関与(補酵素として扱われないこともある)

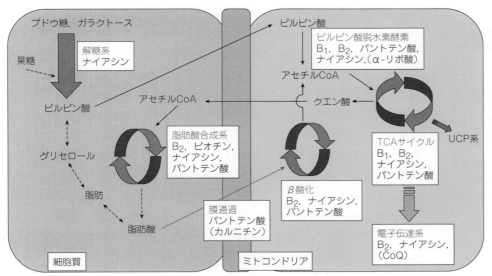

図5.1 糖質, 脂質の代謝と水溶性ビタミン
カッコ内の物質はビタミン様作用物質.

乏は細胞増殖が盛んな造血機能の障害による巨赤芽球性貧血を招く. また, メチオニンから合成されるメチル基供与体 (S-アデノシルメチオニン) の代謝の結果生じる, アミノ酸の一種ホモシステインは葉酸, ビタミン B12 の存在下, メチオニンに再生される. これらのビタミンの不足下では高ホモシステイン血症となり, 動脈硬化や心筋梗塞のリスクが高まるとされている.

（4）骨形成ビタミン

ビタミン D はカルシウム, リンの吸収・代謝を通して, ビタミン K は骨形成にかかわるたんぱく質の生成を通して, また, ビタミン C は骨たんぱく質のコラーゲン生成を通して, 骨形成にかかわる.

（5）エネルギー代謝

解糖系, TCA サイクル (クエン酸回路, TCA 回路), 電子伝達系, β 酸化, 脂肪酸合成系など, エネルギー代謝に関連した糖質や脂質の代謝には, 水溶性ビタミン (B1, B2, ナイアシン, パントテン酸) がかかわっている (図5.1). 実際, 前三者の必要量はエネルギー摂取量を基準としている. ビオチンは糖新生にかかわるピルビン酸カルボキシラーゼ (ピルビン酸 ⇒ オキサロ酢酸) の補酵素にもなる. またビタミン B6 もアミノ酸からの糖新生に関与する.

（6）ホルモン様作用

ビタミン A のうち, レチノイン酸, さらにビタミン D の活性型 1,25-ジヒドロキシビタミン D は, 標的細胞の核内に移行し, 特定の遺伝子の発現を転写レベルで制御し, その生理作用を現す. これらはステロイドホルモンなどの作用発揮のしくみと同様であり, ホルモン様作用と称される.

ビタミンの過剰症

大まかにいうと, 脂溶性ビタミンは肝臓などに貯蔵できる (動物の肝臓は脂溶性ビタミンの供給源である). したがって, 多少蓄えることができるが, 過剰に蓄積されるおそれがある. 脂溶性ビタミンの多くに摂取過剰症が認められている (K は現在のところ見られていない). 一方, ほとんどの水溶性ビタミンは過剰に摂取すると, 尿中に排泄される (C は副腎に一部貯蔵される. また, ビタミン B12 は排泄されにくい). 日常的に摂取を心がける必要がある一方, 過剰症は現れにくいと考えられる [ビタミン B6 の大量摂取時 (数 g/日を数カ月程度) には, 感覚神経障害, 末梢感覚神経障害, 骨の疼痛, 筋肉の脆弱, 精巣萎縮, 精子数の減少などを起こすことが知られており, 食事摂取基準でも耐容上限量が設けられている]. なお, 食事摂取基準ではサプリメントなどからの大量の葉酸, ナイアシンの摂取には過剰症の危険があるとしている.

5.3　脂溶性ビタミン

　脂溶性ビタミンやプロビタミン A のカロテン類などは水に不溶なので，脂肪などほかの脂質類と同様，胆汁酸塩で乳化され吸収される．そのため，脂質の摂取は脂溶性ビタミンの吸収を高める．また，ほかの脂質と同様，血中での輸送には特別な輸送形態が必要である（**表5.2**）．小腸に吸収された脂溶性ビタミンはほかの脂質類とともにカイロミクロン（キロミクロン）に取り込まれ，カイロミクロン（キロミクロン）レムナントを経て，肝臓に輸送される．皮膚で合成されたビタミン D は，ビタミン D 結合たんぱく質と結合して肝臓に輸送される．肝臓から各組織への脂溶性ビタミンの輸送は2通りある．ビタミン E，K はほかの脂質と同様，VLDL に取り込まれて輸送される．ホルモン様作用をもつビタミン A と D は特異的な結合たんぱく質と結合して輸送される．A を輸送するのはレチノール結合たんぱく質（RBP）とトランスサイレチン（プレアルブミン），D はビタミン D 結合たんぱく質である．

（1）ビタミン A

　1917 年，マッカラム（McCollum）は，バターや肝油中に含まれる未知の栄養素を脂溶性 A と名づけ，これが欠乏した飼料ではラットの成長が衰え，眼球乾燥症などの症状が現れることを認めた．ドラモント（Drummond）は，この脂溶性 A をビタミン A と命名した．

　動物界全般に広く分布するビタミン A をビタミン A₁（レチノール）とよぶ．淡水魚中にはビタミン A₂（デヒドロレチノール）が存在する（図5.2）．分布の広さから，一般にはビタミン A₁ をビタミン A とよぶ．他方，植物に広く分布するカロテノイド色素のうち α，β，γ-カロテンとクリプトキサンチンは，吸収されたあと，体内でビタミン A に変わる．したがって，これらのカロテン類をプロビタミン A（ビタミン A の前駆物質）とよぶ．

（a）ビタミン A の吸収と代謝（11.5節参照）

　脂肪酸エステル（レチニルエステル）として肝臓で貯蔵されたレチノールは，RBP と結合し，さらに血中でトランスサイレチンと結合して標的組織に輸送

側注

ビタミン A の物質名
レチノール（網膜を意味する retina に由来）は図5.2に示すように，—CH₂OH をもつアルコールである．したがって，物質名の末尾は「〜オール」などのようにアルコールを意味する名称となる．レチナールはその酸化型（—CHO）でアルデヒドであり，末尾はアルデヒドを意味する「〜アール」，レチノイン酸はさらに酸化されたカルボン酸（—COOH）である．

プロビタミン A の RAE
RAE は，retinol activity equivalent の略．小腸上皮細胞内で β-カロテンは2分子のビタミン A，その他のプロビタミン A（α-カロテン，β-クリプトキサンチンなど）は1分子のビタミン A を生じ，その転換率は 50 % 程度とされる．プロビタミン A の吸収率（1/6）を加味して，食品由来の β-カロテンのレチノールと比較した生体利用率は 1/12，その他のプロビタミン A では 1/24 となる．したがって，レチノール活性当量（μgRAE）＝レチノール量（μg）＋ β-カロテン量（μg）× 1/12 ＋その他のプロビタミン総量（μg）× 1/24．

プロ：pro
位置，時間，順序が前であることを意味する接頭語．

CRBP：細胞質レチノール結合たんぱく質（cellular retinol binding protein）
CRABP：細胞質レチノイン酸結合たんぱく質（cellular retinoic acid binding protein）

表5.2　脂溶性ビタミンの体内輸送

		肝臓への血中輸送		肝臓からの血中輸送
ビタミンD	皮膚	ビタミンD結合たんぱく質（DBP）	肝臓	ビタミンD結合たんぱく質（DBP）
ビタミンA	小腸	カイロミクロン（キロミクロン）		レチノール結合たんぱく質（RBP）＋トランスサイレチン（TTR）
ビタミンE				VLDL，LDL
ビタミンK				

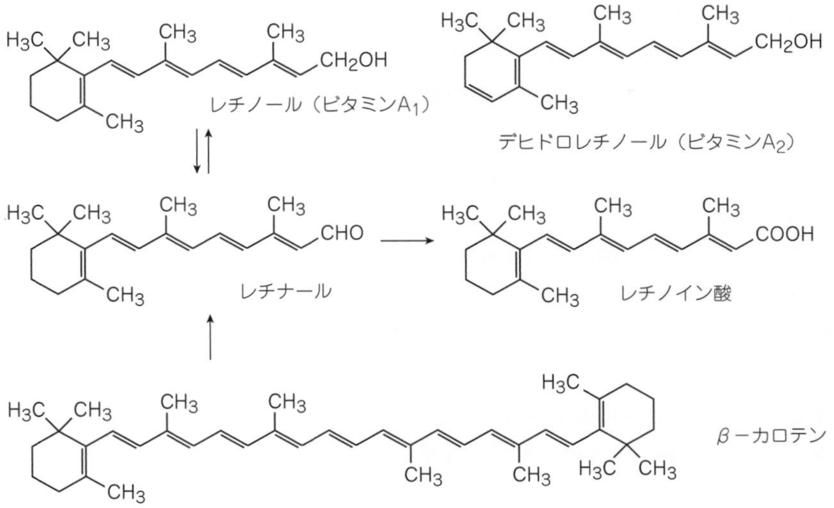

レチノール（ビタミンA₁）

デヒドロレチノール（ビタミンA₂）

レチナール

レチノイン酸

β-カロテン

図 5.2　ビタミン A とカロテン
図中の矢印は体内での代謝反応の向きを示す. レチノール, レチナール間は可逆であるが, レチナールからレチノイン酸へは不可逆であることに注意.

される（**表 5.2 参照**）. 細胞内で CRBP と結合し, アルデヒド型であるレチナール, カルボン酸であるレチノイン酸に酸化および代謝される（**図 5.2**）. レチノイン酸は CRABP と結合することで核内に移動する.

（b）ビタミン A の生理作用と欠乏症, 過剰症
　ビタミン A の生理作用は, 視覚などの部分作用と全身作用に分けることが

レチノイン酸
ビタミン A 作用のうち視覚作用や生殖作用はほとんどもたないが, 胚発生における分化の制御など, 成長にかかわる生理作用の発現や感染予防効果をもつ. 最近は, 美容目的で皮膚への外用薬としても用いられている.

エネルギー代謝に関係する, いま話題のビタミン様（作用）物質

　ビタミン様作用物質（ビタミン様物質）とは, かつてビタミンとして扱われたり, あるいはビタミンと似た重要なはたらきをするが, ビタミンの定義には当てはまらない物質群の俗称である. 健康維持や疾病予防に役立つ有益な作用が期待されたり, 実際に医薬品に活用されていたりするものもあるが, サプリメントとしての摂取には安全性に十分な注意が必要である. 代表的な例をあげると, 多価不飽和脂肪酸（ビタミン F）, ユビキノン（コエンザイム Q）, α-リポ酸, オロット酸（ビタミン B₁₃）, パンガミン酸（ビタミン B₁₅）, カルニチン（ビタミン BT）, コリン, イノシトール, p-アミノ安息香酸（PABP, ビタミン Bₓ）, バイオフラボノイド（ヘスペリジン, ルチン）である.
　昨今のダイエットブームのなかで, とくにカルニチ

ン, α-リポ酸, コエンザイム Q が話題となっている（**図 5.1 参照**）. いずれも体内で合成されるのでビタミンではないが, エネルギー代謝, 脂肪代謝を亢進することでダイエット効果が期待できるとのことらしい. L-カルニチンは昆虫の成長因子として発見されたアミノ酸で, 脂肪酸はカルニチンと結合してミトコンドリア内膜を通過する. すなわち脂肪酸のミトコンドリア内への輸送に必要な因子である. α-リポ酸はミトコンドリア内でのピルビン酸からアセチル CoA への変換（ピルビン酸脱水素酵素複合体）に必要な因子である. コエンザイム Q10（CoQ 10）は電子伝達系の一員となっている. いずれもエネルギー代謝に関与するため, ダイエット効果や脂肪燃焼効果が謳われていることが多い.

できる．古くから知られているのは，視覚機能へのレチナールの関与である（欠乏症：暗順応障害，夜盲症）．全身作用として，細胞の成長と分化の制御に関与しており，胚発生，胎児発育中の臓器形成，上皮細胞の機能維持（欠乏症：皮膚乾燥，角質化）や成長促進，糖たんぱく質などの生合成（欠乏症：角膜乾燥症），発がん抑制作用，免疫機能，味覚機能などさまざまな生理作用が見いだされてきた．

最近，レチノイン酸による作用が特定の標的遺伝子の転写調節を介するホルモン作用であることが明らかにされた．また，カロテノイドは，それ自身で活性酸素消去，フリーラジカル消去などの抗酸化作用をもち，がん，動脈硬化，心筋梗塞などの生活習慣病の予防に有効とされる．ビタミンAを過剰に摂取すると，おもに肝臓に蓄積され脳圧亢進症などの過剰症を引き起こす．ビタミンAへの転換が，体内のビタミンA量によって制御されるため，カロテン類による過剰症は認められない．

（c）ビタミンAの効力単位

ビタミンAには本来のAといくつかのプロビタミンAがある．これらは同一重量でも有効性に差があるため，重量ではなく生理効果として表示する必要がある．ビタミンA効力を示す単位として，国際単位（international unit, IU）とレチノール活性当量（retinol activity equivalents, RAE）があり，食事摂取基準ではRAEが用いられる．なお，1 IUはレチノールとして0.3 μg，1 μg RAEは1 μgレチノールと定義される．

（2）ビタミンD

昔から，イギリスなど北欧地域では小児にくる病が，成人には骨軟化症が多発した．1919年，メランビー（Mellanby）は，仔イヌにくる病を発症させることに成功した．脂溶性成分がこのくる病に対する治癒因子であることがわかり，1925年，マッカラム（McCollum）はビタミンDと名づけた．物質名のカルシフェロールはカルシウム（calcium）に由来する．ビタミンDには同族体が多く，きのこなどに由来するビタミンD_2（エルゴカルシフェロール）と動物性食品由来のビタミンD_3（コレカルシフェロール）が代表的である（図5.3）．D_2とD_3の生理活性に差はない．真菌類（酵母やきのこなど）中のエルゴステロールやヒトの皮膚に存在する7-デヒドロコレステロールは紫外線（日光）照射によりそれぞれ，ビタミンD_2，D_3に変換されるため，これらをプロビタミンDとよぶ．すなわち，ビタミンDは皮膚を陽に当てることで体内でも合成される．

（a）ビタミンDの吸収と代謝（11.5節参照）

食事から摂取されたビタミンDはキロミクロンに取り込まれ，肝臓へ輸送される．皮下組織で7-デヒドロコレステロールから生じたビタミンD_3は，ビタミンD結合たんぱく質と結合して肝臓へ輸送される（表5.2）．

肝臓で25位が水酸化され25-ヒドロキシビタミンD［25(OH)D］となり，ビタミンD結合たんぱく質と結合して血中を輸送され，腎臓でさらに1位が水

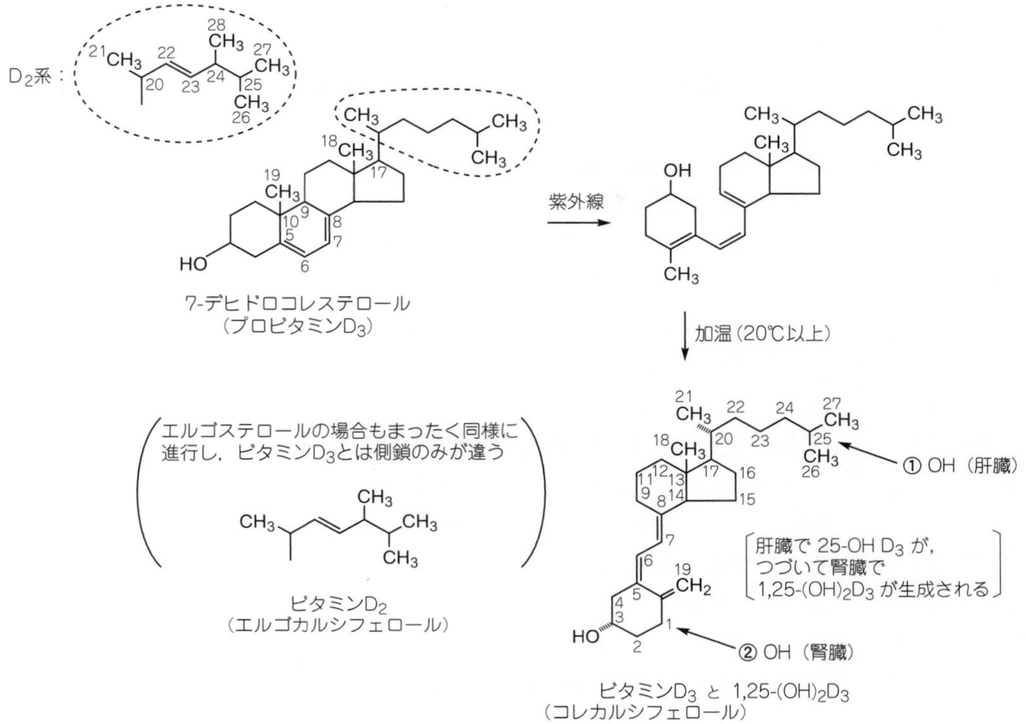

D₂系：

28
CH₃
21 CH₃ 22   27
20   24 CH₃
23   25
CH₃
26

18
CH₃   CH₃   CH₃
19   17
CH₃   8   CH₃
10 9
5   7
6
HO

7-デヒドロコレステロール
（プロビタミン D_3）

紫外線 →

OH   CH₃   CH₃
CH₃
CH₃
CH₃

CH₃

加温（20℃以上）↓

エルゴステロールの場合もまったく同様に
進行し，ビタミン D_3 とは側鎖のみが違う

CH₃   CH₃
CH₃
CH₃

ビタミン D_2
（エルゴカルシフェロール）

21
CH₃   22   24   27
18   20   23   25 CH₃
CH₃
11 12 13   17   16   26
9   8   14   15
7
16
6
19
CH₂
4   3
HO   5   1
2

① OH（肝臓）

肝臓で 25-OH D_3 が，
つづいて腎臓で
1,25-$(OH)_2D_3$ が生成される

② OH（腎臓）

ビタミン D_3 と 1,25-$(OH)_2D_3$
（コレカルシフェロール）

図5.3　プロビタミン D_3 よりビタミン D_3 への変化

酸化された活性型の 1,25-ジヒドロキシビタミン D［1,25$(OH)_2$D］ となる（図
5.3）．この過程は血中カルシウム濃度，副甲状腺ホルモン，そして活性型ビタ
ミン D 自身によって調節されている〔6.2 節（1）参照〕．

（b）ビタミン D の生理作用と欠乏症，過剰症

活性型ビタミン D はビタミン D 結合たんぱく質によって，小腸，腎臓など
の標的組織に運ばれる．核内の受容体に結合し，DNA での転写調節を介して，
小腸吸収上皮細胞でのカルシウム結合たんぱく質など，ビタミン D 依存性た
んぱく質の合成を促し，ホルモン様の生理作用を発揮する．小腸および腎臓で
のカルシウム，リンの吸収・再吸収促進，骨でのカルシウムとリンの沈着のほ
か，骨芽細胞の産生，胎児の成長，神経機能，免疫，細胞の増殖と分化にも関
与する．

血中のカルシウム濃度が厳密に 10 mg/100 mL 程度であることが生理学的に
重要であるが，ビタミン D は副甲状腺ホルモンのパラトルモン，甲状腺ホル
モンのカルシトニンとともに血中最適濃度の維持に寄与する〔6.2 節（1）参照〕．

ビタミン D が不足すると，血中カルシウム濃度が低下し，副甲状腺ホルモ
ン濃度が上昇する．骨へのカルシウムとリンの適当な配合沈着の阻害により，
骨塩量が減少し，小児では成長障害からくる病となり，成人，とくに妊婦や授

カルシトニンの機能
血中カルシウムの骨への沈着
（石灰化）を促進する．

くる病
漢字では佝僂病と書く．佝僂と
は脊椎骨格異常（脊柱後湾：ね
こぜのきつい状態）という意味．
18 世紀の産業革命以降，イギ
リスを中心に北欧でくる病が多
発した．もともと日照が少なか
ったことに加え，イギリスでは
スモッグが多発した．日照不足
によるビタミン D 合成不良が
原因の一つとされる．別名イギ
リス病とよばれたこともある．

ビタミン D_2 とビタミン D_3
どちらも脂溶性の白色結晶で，熱や酸化に対して比較的安定である．一般に，ヒトでは D_2 と D_3 の効力にほとんど差はないが（D_3 が高いとの報告もある），ニワトリでは D_3 は D_2 の 100 倍もの生物効力があるといわれている．人間の皮膚の表皮にはアセチル CoA から生合成される 7-デヒドロコレステロールが高濃度に存在しており，これがビタミン D_3 に変化する．

日光浴とビタミン D，皮膚障害
皮膚への近紫外線曝露（UVB：300 nm 近辺）によって，7-デヒドロコレステロールからビタミン D が合成される．一方，同時に老人性色素斑や，深いしわなどの光老化，ひいては皮膚がんの原因ともなる．最近，日光浴の負の影響を避けるあまり，とくに低年齢児のビタミン D 欠乏が増加している．たとえば屋外で顔と手に太陽光を浴びた場合，7 月の晴天日の 12 時では，札幌，那覇ではそれぞれ，4.6 分，2.9 分で，12 月では，それぞれ 76 分，8 分と，皮膚障害のリスクを気にしないで十分量（5.5 μg）のビタミン D が合成されたとの報告（国立環境研究所）がある．

カルシウム濃度の維持とパラトルモン（副甲状腺ホルモン）
パラトルモンは，骨からのカルシウムの遊離（骨吸収）を促し，腎臓における 25(OH)D_3 からの 1,25(OH)$_2D_3$ の合成を促進させる．この活性型 D_3 は小腸粘膜細胞においてカルシウム結合たんぱく質の合成を促し，カルシウムの腸管からの吸収を増加させる．

乳婦では骨軟化症となる．欠乏症がビタミン D の摂取不足ではなく，肝臓や腎臓でのビタミン D の活性化障害による場合は，活性型ビタミン D の投与が必要となる．

長期間ビタミン D を過剰摂取すると，高カルシウム血症となり，動脈や腎臓で石灰化障害（動脈硬化や腎不全）が起こる．

（3）ビタミン E

1922 年，エヴァンス（Evans）は小麦胚芽中にラットの妊娠，出産に関する因子が存在することを見いだした．この因子はシュワ（Sure）により，ビタミン E と名づけられた．またトコス（*Tokos*：産児），フェレイン（力を与える），オール（アルコール）からトコフェロールと名づけられた．**図 5.4** に示すように，α，β，γ，δ のトコフェロールとトコトリエノールの八つの同族体がある．

（a）ビタミン E の吸収と代謝（11.5 節参照）

キロミクロンレムナントの形で肝臓に輸送されたビタミン E は，VLDL に取り込まれ各組織に輸送されるとともに，おもに肝臓で貯蔵される．輸送に際して肝細胞内移動に必要な α-トコフェロール輸送たんぱく質のビタミン E 同族体との親和性は，α-トコフェロールが圧倒的に高い．このため，体内ビタミン E の 90 % は α-トコフェロールであり，また生理活性も最も高い．

（b）ビタミン E の生理作用と欠乏症

ビタミン E の大部分は生体膜で抗酸化作用を発揮する．膜成分には，リン

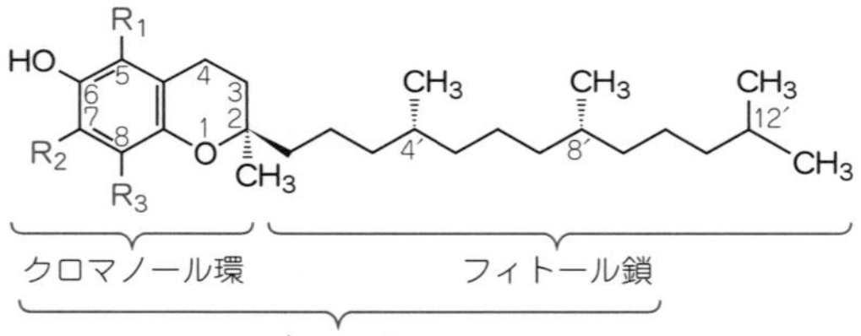

トコール
2*R*, 4′*R*, 8′*R*, (*d*−)

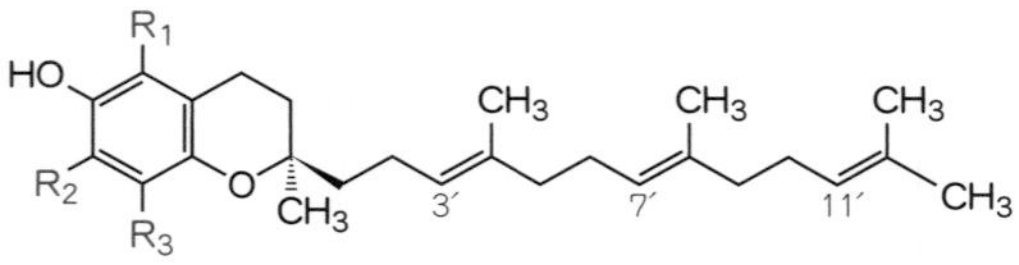

トコトリエノール
2*R*, 3′, 7′, 11′ −トランス（2*R*, 全トランス−）

R_1	R_2	R_3	トコール	トコトリエノール
CH_3	CH_3	CH_3	α-トコフェロール	α-トコトリエノール
CH_3	H	CH_3	β-トコフェロール	β-トコトリエノール
H	CH_3	CH_3	γ-トコフェロール	γ-トコトリエノール
H	H	CH_3	δ-トコフェロール	δ-トコトリエノール

図 5.4　ビタミン E 同族体および関連化合物の構造

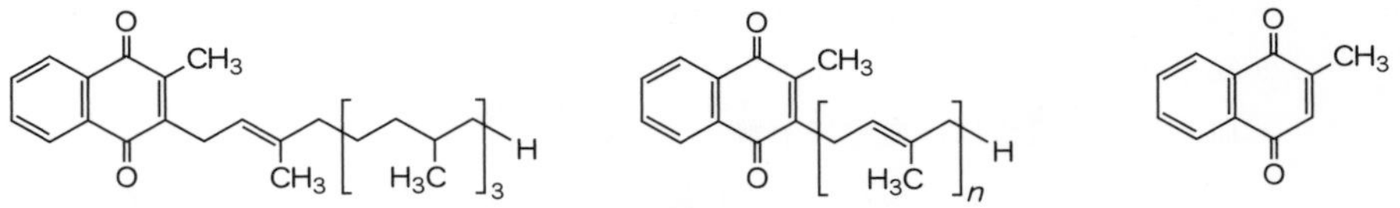

フィロキノン（ビタミンK_1）　メナキノン-n（ビタミンK_2）　メナジオン（ビタミンK_3）

図5.5　ビタミンKの同族体

脂質の構成成分として多価不飽和脂肪酸が存在する．これらは，酸化ストレスにより生じたフリーラジカルによって酸化され，脂質ペルオキシラジカルを介して過酸化脂質になりやすい．すると，細胞膜の機能が障害を受ける．LDLもまた，酸化ストレスの影響を受けやすい．ビタミンEはその抗酸化作用で脂質ペルオキシラジカルを除去し，過酸化障害を防ぐ．

ビタミンEの摂取不足で血液中のビタミンE濃度が低下すると，その影響はまず赤血球に現れる．それが細胞膜の破壊による赤血球の溶血である．この溶血反応はビタミンE欠乏の指標とされる．成人では明確な欠乏症はないが，未熟児や乳幼児では溶血性貧血や乳児皮膚硬化症が知られている．過剰症はほとんど知られていない．

（4）ビタミンK

1929年デンマークのダム（Dam）はニワトリを無脂肪の飼料で飼育すると，消化管や皮下筋肉内に出血が起こることを認めた．しかし，卵黄やトマトなどの脂溶性物質によって防止できた．血液凝固に必要なこの成分は，ドイツ語（あるいはイタリア語）の凝固を意味するKoagulationからビタミンKと名づけられた．物質名はキノン構造をもつことに由来する．ビタミンKには多くの同族体がある（**図5.5**）．自然界で産生されるのは植物由来のビタミンK_1（フィロキノン），動物と微生物由来のビタミンK_2（メナキノン）のみである．ビタミンK_3（メナジオン）は合成品であり，生理活性が最も強いものの，毒性も強いためヒトでは使用禁止とされている．なお，ビタミンK_2は，その側鎖を構成するイソプレン単位の数（n）よってメナキノン-n（MK-n）とよぶ．経口投与ではビタミンK_1に比べてMK-4，-6，-7の活性が高い．

（a）ビタミンKの吸収と代謝（11.5節参照）

キロミクロンレムナントの形で肝臓に輸送されたビタミンKは，VLDLに取り込まれ各組織に輸送される．

（b）ビタミンKの生理作用と欠乏症

ビタミンKは，たんぱく質中のグルタミン酸残基にカルボキシ基を付加し，γ-カルボキシグルタミン酸（Gla）に変換する（Gla化という）酵素反応の補酵素となる．また，これらのたんぱく質をビタミンK依存性たんぱく質とよぶ．ビタミンK依存性たんぱく質として，プロトロンビンなどの血液凝固因子，骨の非コラーゲンたんぱく質であるオステオカルシン，骨や血管に存在する石

ビタミンE
淡黄色の粘性油状物質で水には溶けず，油脂，エタノール，有機溶媒に溶けやすい．また，容易に酸化されトコフェリルキノンになる．

先天性ビタミンE欠乏症
ビタミンE投与により改善しない，運動失調症など重度の神経障害をきたす先天性のビタミンE欠乏症．最近，Eの肝細胞内輸送を担うα-トコフェロール輸送たんぱく質の遺伝子変異が原因であることがわかった．

ビタミンE，Kの過剰症
ヒト，とくに成人を対象とした過剰障害は見つかっていない．食事摂取基準ではビタミンEの耐容上限量が定められているが，その値は目安量に比べて非常に大きい．また，ビタミンKでは設定されていない．ビタミンEは強い抗酸化性をもつため，サプリメント（ビタミンAの酸化防止）や化粧品などに多く含まれる．どちらのビタミンともいくら摂ってもよいとは考えず，ふつうの食事から摂取していれば問題ない．

ビタミンKと抗血液凝固剤
ワルファリンはビタミンKによる血液凝固作用の競争阻害剤として，血液凝固を抑制する．逆に，Kはワルファリンの作用を抑制する．抗凝血薬としてワルファリン投与を受けている人では，ビタミンKを多く含む食品（たとえば納豆）は禁忌とされている．

メナキノン（MK）の供給源
メナキノンの供給源は食事由来以外に，腸内細菌による長鎖MK（MK-8 ～ 13）の合成，摂取フィロキノンの体内でのMKへの変換がある．腸内細菌が存在しない新生児や，フローラが正常でない長期の抗生物質被与与者に欠乏症が起きやすい一因とされる．しかし，長鎖MKの利用性は低く，また体内でのMK産生もヒトの必要量を満たすほどのものではない．

MK-4 相当量
MK-7 は MK-4 と比べて分子量が大きいので，その量に 444.7/649（分子量の比）を乗じて，MK-4 相当量に換算する．

新生児メレナ
出生後数日で起こる消化管出血．

**特発性乳児ビタミンK
欠乏症**
出生後 1 カ月程度で起こる頭蓋内出血．

オステオカルシン
骨形成には Ca を中心とした骨塩と，コラーゲン，さらに非コラーゲンたんぱく質が必須である．オステオカルシンは骨中の非コラーゲンたんぱく質の 10 ～ 20 ％を占めている．その生成のための Gla 化反応の補酵素としてビタミンKを必要とする．

灰化抑制因子であるマトリックス Gla たんぱく質（matrix Gla protein, MGP）が知られている．

　血液の凝固機構は，血中に溶解しているフィブリノーゲンが不溶性のフィブリンに変化することによる．この反応にはプロトロンビンから生成されるトロンビンが必要であるが，このプロトロンビンの生成にはビタミンKが必要である．さらに骨芽細胞には，骨形成時にカルシウムの沈着に関与する特異なたんぱく質オステオカルシンが存在するが，この生成にもビタミンKが必須である．すなわちビタミンKは，ビタミンDとともに骨の石灰化を促し，骨形成に重要な役割を果たしている．そのほか，MGP は動脈の石灰化抑制作用をもつ．

　ビタミンKが不足すると，血液凝固の遅延が起こる．ビタミンKは胎盤を通りにくいこと，母乳中のビタミンK含量が低いこと，腸内細菌によるビタミンK生産が低いことなどから，新生児では欠乏症（新生児メレナ，特発性乳児ビタミンK欠乏症）が起こりやすい．骨粗鬆症治療薬として大量（45 mg／日）のビタミンKが投与されるが，過剰障害は報告されていない．

5.4　水溶性ビタミン

　ビタミンCを除いて，水溶性ビタミンは食品中では補酵素型やたんぱく質と結合した形で存在している．これらは，小腸における吸収時には遊離型となる．そのため，食品からの水溶性ビタミンの利用率は，ビタミンCを除いて，サプリメントからのものより低い．吸収後はほかの水溶性栄養素と同様，門脈から肝臓を介して全身に輸送される．

（1）ビタミン B_1

　鈴木梅太郎，フンク（Funk）により抗脚気因子として発見され，その後，ウィリアムス（Williams）が化学構造を決定した．イオウを含むチアゾール核とピリミジン核から構成される物質であることからチアミンと名づけられた．自然界にはビタミン B_1 とリン酸の結合した3種のエステルが存在する（図5.6）．ビタミン B_1 は，体内では大部分がチアミン二リン酸（TDP）として存在している．

（a）ビタミン B_1 の吸収と代謝（11.5 節参照）

（b）ビタミン B_1 の生理作用と欠乏症

　ビタミン B_1 は補酵素型である TDP となり，ピルビン酸脱水素酵素（ピルビン酸→アセチル CoA），2-オキソグルタル酸脱水素酵素（TCA サイクル：2-オキソグルタル酸→スクシニル CoA）反応での脱炭酸，およびトランスケトラーゼ反応（ペントースリン酸回路）でのケトン基転移，分枝アミノ酸代謝（分枝鎖 α-ケト酸脱水素酵素）など，おもに解糖系，TCA サイクルなどのエネルギー代謝（糖質代謝）系の補酵素として重要な役割を果たしている．脂肪酸燃焼時には解糖系を通らないため，B_1 必要量は節約される（ビタミン B_1 の節約作用）．

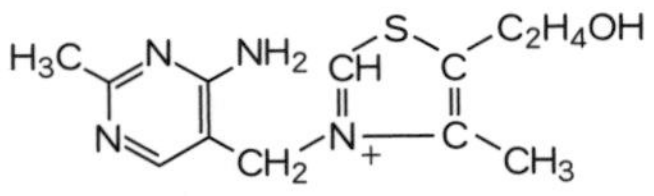

ビタミンB₁

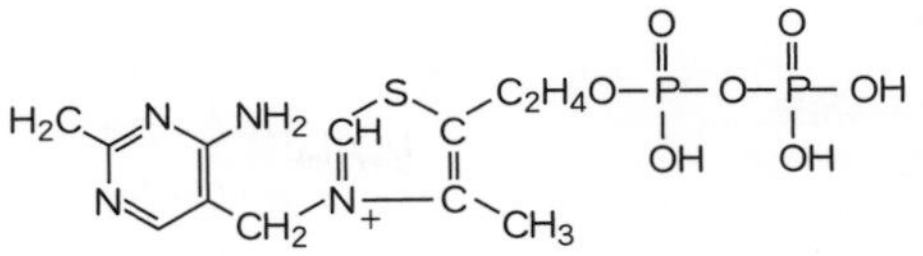

ビタミンB₁二リン酸エステル（TPPまたはTDP）
（チアミンピロリン酸）

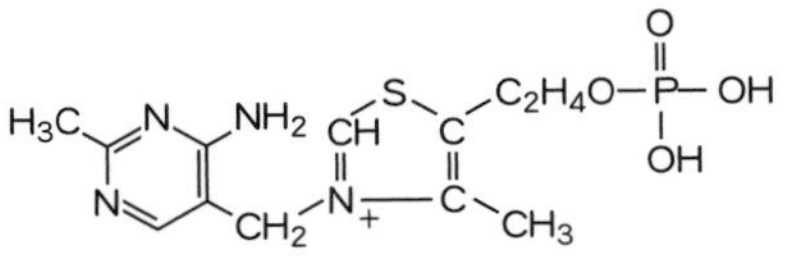

ビタミンB₁一リン酸エステル（TMP）

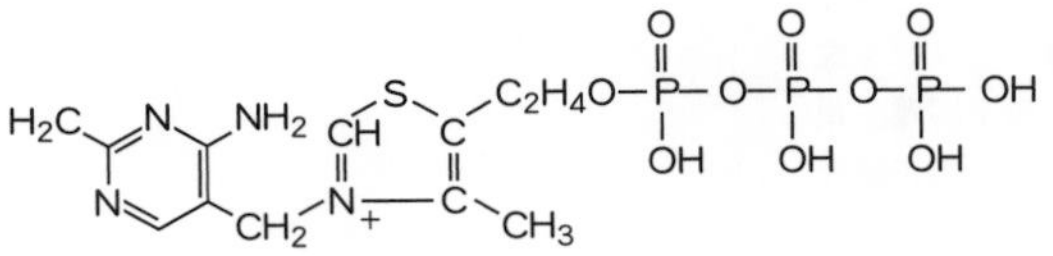

ビタミンB₁三リン酸エステル（TTP）

図5.6 ビタミンB₁と3種のリン酸エステル

補酵素以外の作用として神経膜機能に関与する．ビタミンB₁が不足するとピルビン酸や乳酸，2-オキソグルタル酸などの血中濃度が高くなり，筋硬直，筋肉痛の原因となり，運動・知覚麻痺をきたす．

欠乏症として，脚気やウェルニッケ脳症（中枢神経障害から精神障害，運動失調，眼球運動麻痺など：アルコール多飲者に多い）があり，慢性化するとコルサコフ症（記憶障害を主症状とする神経障害）に移行する（ウェルニッケ脳症と合わせてウェルニッケ・コルサコフ症候群とよばれる）．通常の食生活で過剰障害はない．

（2）ビタミンB₂

ドラモント（Drummond）は，動物の水溶性必須因子として見いだされたビタミンBに，脚気の予防治療因子と，成長促進因子の二つの作用をみいだした．のちに，前者の作用物質はビタミンB₁，後者はビタミンB₂と命名された．自然界においてビタミンB₂（リボフラビン）は，図5.7に示すようにフラビン・モノヌクレオチド（FMN）やフラビンアデニン・ジヌクレオチド（FAD）の補酵素型として存在する．なお物質名はフラビン骨格にリボースの還元されたリビトールが結合していることに由来する．

（a）ビタミンB₂の吸収と代謝（11.5節参照）

（b）ビタミンB₂の生理作用と欠乏症

FMNやFADは，細胞内の酸化還元反応を行ういわゆるフラビン酵素の補酵素として，TCAサイクル，β酸化系，電子伝達系など，糖質，脂質代謝において水素運搬の役割を果たしている．ビタミンB₂が欠乏すると，口角炎，口内炎，舌炎，脂漏性皮膚炎など，また成長期では発育不良が起こる．これらの多くはビタミンB₂のみの不足というよりは，ナイアシンなどのほかの栄養素との同時欠乏の場合に多く見られる．過剰症は報告されていない．

（3）ナイアシン

18世紀，イタリア，スペインなどの南ヨーロッパで，日光に当たった部分

水溶性ビタミンの食品中での存在状態

ビタミンCは遊離型で存在する．ナイアシンはNADやNADPとして，穀類中では多くが糖と結合して存在する．パントテン酸はアセチルCoAやアシルCoAとして，一部はホスホパンテテインの形でたんぱく質と結合．その他の水溶性ビタミンは大半がたんぱく質との結合型である．

チアミン

thiamine（サイアミン）．無色，水溶性．加熱により可溶性が増すが，アルコールには不溶．アルカリ条件下で容易に酸化分解し，チオクロームという蛍光物質となる．B₁の定量法に用いられる．

脚気は昔の話？

脚気は質素な白米食で多発し，以前は日本の国民病とまでいわれた．米には相当量のビタミンB₁が含まれているが，胚芽を含むぬか層に局在している．B₁含量の少ない白米と質素な副食の食習慣が原因．初期には食欲不振，全身，とくに下半身に倦怠感が生まれる（脚気の名称の由来）．やがて，しびれや感覚麻痺などの末梢神経障害症状を呈し，心不全に至ることもある．1970年代に，西日本の高校生を中心に脚気が再発した．原因は活動量の大きさと食生活の乱れとされている．

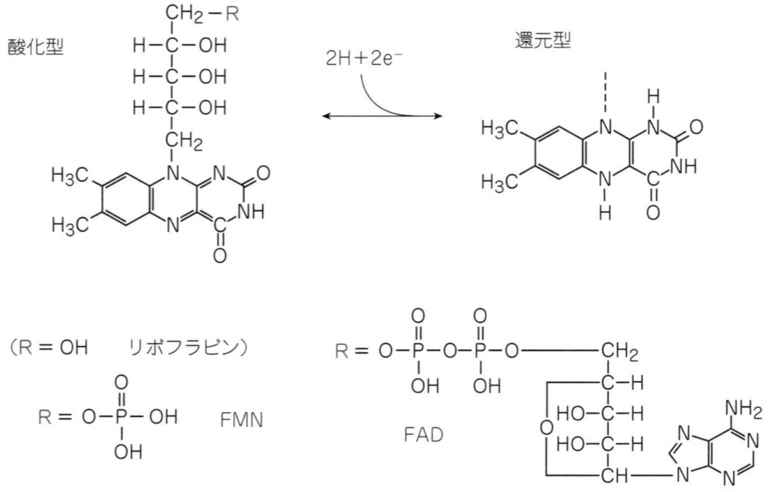

Plus One Point

ビタミン B₁ の代謝異常症
メープルシロップ尿症：分枝鎖 α-ケト酸脱水素酵素の先天的欠損．中枢神経障害とケトン体によるアシドーシス．生後 1 週間以内に嘔吐，けいれん，昏睡．
亜急性壊死性脳症：ピルビン酸脱水素酵素欠損．嚥下(えんげ)困難，視力障害，けいれん，末梢神経障害．
これらに対してビタミン B₁ の大量投与が有効な場合がある．

ビタミン B₂
ビタミン B₂ は橙黄色の針状結晶で，水に微溶（12 mg/100 g）で，水溶液は黄色を呈し，紫外線を当てると黄緑色の蛍光を発する．またアルカリ性で，光に不安定であり分解されやすい．

Plus One Point

ビタミン B₂ 欠乏症
1950 年に青森県，津軽地方で発症したシビ・ガッチャキ病（肛門，陰部の皮膚炎）の主因が，ビタミン B₂ 欠乏であることが報告された．

ナイアシン
白色の結晶で，熱，酸，酸化に対しては安定であるが，アルカリ性にはやや不安定である．

Plus One Point

NAD の新しい役割
近年，NAD の補酵素作用以外の新しい役割が報告されてきている．NAD 分子内の ADP-リボース部分が細胞核のたんぱく質に転移し，ADP-リボシル化が起こり，ポリ-ADP-リボシルヒストンが形成されるというものである．これにより DNA 合成や，たんぱく質合成，細胞の分化，成熟などの核の機能に関与する可能性が示された．NAD あるいはその合成過程の中間物資との関係が脚光を浴びつつある．

図 5.7 FMN, FAD の構造と電子（水素）の授受

の皮膚が冒される症状が多発した．ペラグラ〔イタリア語の *pella*（皮膚），*agra*（荒れる）より〕と称された．ゴールドベルガー（Goldbergr）夫妻は，ペラグラは栄養不良が原因であり，その予防因子が存在することを 1925 年に報告した．エルベーム（Elvehjem）は，肝臓から抽出された成分がペラグラの治療に有効であることを示し，これがニコチンアミドであることを 1937 年に実証した．ニコチン酸およびニコチンアミドを総称してナイアシンという．ニコチン酸の名称はニコチンに由来する．体内では図 5.8 に示すように，ニコチンアミド・アデニン・ジヌクレオチド（NAD）およびニコチンアミド・アデニン・ジヌクレオチドリン酸（NADP）として存在し，それらが電子を受け取った還元型はそれぞれ NADH，NADPH と略称される．

（a）ナイアシンの吸収と代謝 (11.5 節参照)

植物性食品においてはニコチン酸，動物性食品においてはニコチンアミドとして小腸から吸収され，ニコチン酸は肝臓でニコチンアミドに変わる．5-ホスホリボシルピロリン酸および ATP と縮合し，補酵素型の NAD や NADP となる．さらに，肝臓で，NAD や NADP は必須アミノ酸であるトリプトファンから生合成される．ただし，必要量には満たないので，ビタミンとされる．

（b）ナイアシンの生理作用と欠乏症，過剰症

NAD は，おもに糖質や脂肪酸からのエネルギー獲得系の酸化還元反応で電子（水素）の授受に関与し，生じた NADH は電子伝達系で ATP 生産へとつながる．NADPH はペントースリン酸回路で生成し，おもに脂肪酸やステロイドの合成系などで酸化還元酵素反応の水素供与体としてはたらく．したがって，エネルギー代謝が活発なときには，ナイアシンの必要量は増加する．

ナイアシンが欠乏すると，皮膚炎，胃腸障害，頭痛，めまい，幻覚などの精

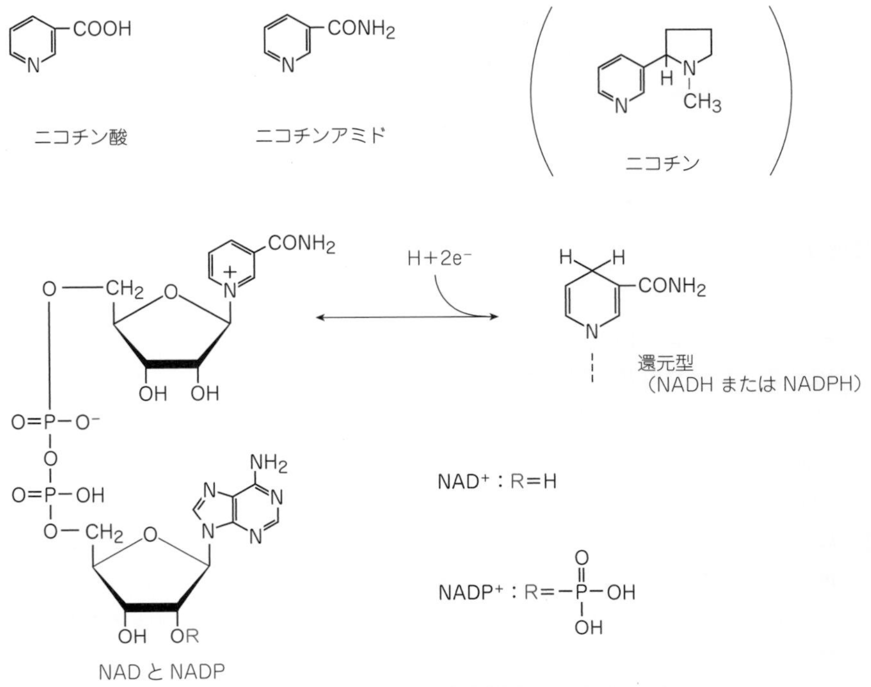

図5.8 ナイアシンと補酵素型ならびに電子の授受

神・神経症状を呈する．典型的な欠乏症としてペラグラがある．治療薬としてのナイアシンの大量投与により，消化管や肝臓障害が報告されており，食事摂取基準では耐容上限量が定められている．

（c）ナイアシンの効力単位

ナイアシン1mgを1ナイアシン当量（mg NE）という．体内での合成材料となるトリプトファンは変換効率を考慮して，その60mgが1mgNEである．

（4）ビタミン B_6

1935年，ジェルジ（P. György）は，ラットの皮膚炎がビタミン B_2 では治癒されず，酵母エキスに含まれる成分が治癒効果をもつことを発見し，これをビタミン B_6 とよんだ．自然界にはビタミン B_6 作用のある物質として，ピリドキシン（PN），ピリドキサール（PL），ピリドキサミン（PM）の三つの型がある（図5.9）．物質名はピリジン骨格をもつことに由来する．生体内ではリン酸エステルとして存在しており，ピリドキサールリン酸が活性型である．

（a）ビタミン B_6 の吸収と代謝（11.5節参照）

（b）ビタミン B_6 の生理作用と欠乏症，過剰症

前述の B_1，B_2，ナイアシンが糖質，脂質，エネルギー代謝に深くかかわっているビタミンであるのに対し，B_6 はアミノ酸代謝にかかわる重要なビタミンであり，たんぱく質の摂取量増加や代謝が活発なときには必要性が高まる．ピリドキサールリン酸（PLP）を補酵素とする酵素を B_6 酵素とよぶ．B_6 酵素は

NAD の補酵素作用
NAD はアルコール脱水素酵素，ピルビン酸脱水素酵素（ピルビン酸→アセチルCoA），リンゴ酸脱水素酵素，2-オキソグルタル酸脱水素酵素（以上TCA回路），乳酸脱水素酵素反応（乳酸→ピルビン酸）などの補酵素．

ペラグラ
荒れた皮膚を意味するイタリア語が由来．かつてアメリカ大陸のとうもろこし常食地方の風土病とされていた．とうもろこしの世界への普及とともに，18世紀には南ヨーロッパで，20世紀初頭にはアメリカ南部でも爆発的に流行した．とうもろこしは利用性の低い結合型のナイアシンが多く，とうもろこしたんぱく質にはトリプトファンが少なく，しかもこの地方ではほかの食品からの摂取も少なかったので，発症したものである．良質のたんぱく質では約1％のトリプトファンを含み，60gのたんぱく質を摂ると，このうちトリプトファンは600mg，すなわち10mgNEを摂取したことになる．

ナイアシンフラッシュ
ナイアシンの過剰摂取によって，顔が紅潮するなどの症状が起こる．これはナイアシンフラッシュともよばれているが，最近，そのしくみがわかってきた．免疫細胞にはナイアシンと結合する受容体が分布していて，その結合によって最終的に血管拡張作用をもつプロスタグランジンが生産される．

ビタミン B_6
白色の結晶で水やアルコールによく溶け，熱，酸，アルカリには安定であるが，光には不安定である．

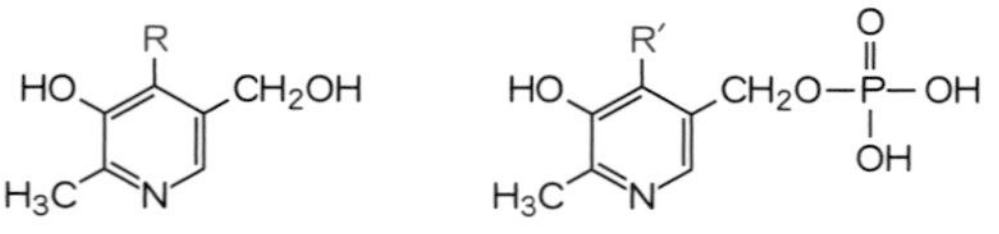

遊離型ビタミンB$_6$　　　　補酵素型ビタミンB$_6$

ピリドキシン：R＝－CH$_2$OH　　ピリドキサールリン酸：R'＝－CHO

ピリドキサール：R＝－CHO　　ピリドキサミンリン酸：R'＝－CH$_2$NH$_2$

ピリドキサミン：R＝－CH$_2$NH$_2$

図5.9　ビタミンB$_6$とそのリン酸エステル

ビタミンB$_6$欠乏症
抗生物質の長期投与により，また新生児や妊婦でもB$_6$欠乏が起こることがある．乳児では易刺激性，けいれん発作，妊婦のつわりがB$_6$の投与で改善される場合がある．

シッフ塩基
アルデヒドまたはケトンと第一アミンから，すなわちカルボニル基とアミノ基の縮合の結果，生じるR^{1}R^{2}C＝NR^{3}で表される化合物．分子内の窒素が孤立電子対をもつため，特徴ある反応性を示す．

ALT
アラニンアミノトランスフェラーゼ（グルタミン酸ピルビン酸トランスアミナーゼ）

AST
アスパラギン酸アミノトランスフェラーゼ（グルタミン酸オキサロ酢酸トランスアミナーゼ）

そのリシン残基とPLP間でシッフ塩基を形成しているが，基質のアミノ酸とPLP間にシッフ塩基を形成させることで，アミノ基転移反応，アミノ酸の脱アミノ基反応，脱炭酸反応などさまざまな反応を触媒し，アミノ酸の代謝に広くかかわっている．アミノ基転移反応の代表例として，肝障害や心臓疾患などの診断に広く利用されるALT（GPT）やAST（GOT）反応がある．これらの反応では，アミノ酸のアミノ基がPLPに転移され，PLPはピリドキサミンリン酸（PMP）となり，アミノ酸はアミノ基を失いケト酸になる．次に，PMPのアミノ基が2-オキソグルタル酸に転移され，2-オキソグルタル酸はグルタミン酸となり，PMPはPLPに戻る（図4.5参照）．このように，アミノ基転移反応は，ケト酸を介して，アミノ酸と糖質・脂質代謝を結ぶ接点となる．

ビタミンB$_6$が欠乏すると，脂漏性皮膚炎や低色素性の貧血を発症し，中枢神経の異常などが起こることもある．ヒトでは，腸内細菌がビタミンB$_6$を合成するため一般に欠乏症は起こりにくい．長期にわたって大量に摂取すると，感覚神経障害のおそれがある．

（5）パントテン酸

ウィリアムス（Williams）らは1933年，米ぬかやさまざまな動物組織から抽出した成分中に酵母の増殖に有効な成分が含まれることを発見し，パントテン酸（ギリシャ語の「どこにでもある酸」という意味）と名づけた．その後，ジュークス（Jukes）は，このパントテン酸がビタミンB$_2$，B$_6$では予防治療できないニワトリの皮膚炎に有効であることを証明した．パントテン酸は補酵素A（コエンザイムA，CoA）や，脂肪酸合成における脂肪酸担体であるアシルキャリアーたんぱく質（ACP）の構成成分となっている（図5.10）．ACP中ではパンテテインがACPたんぱく質のセリン残基のヒドロキシ基と結合している．

（a）パントテン酸の吸収と代謝（11.5節参照）

（b）パントテン酸の生理作用と欠乏症

コエンザイムA（CoA）はパントテン酸を構成成分とし，末端の－SH基にアシル基（RCO－）が結合し（アシルCoA），脂肪酸の合成や分解（β酸化），ピルビン酸のアセチル基転移（生じたアセチルCoAがオキサロ酢酸と結合し，TCAサイクルに入る），2-オキソグルタル酸の脱炭酸（生じたスクシニルCoAよりポルフィリンが生合成），アセチルコリンの合成，副腎皮質ホルモンの生

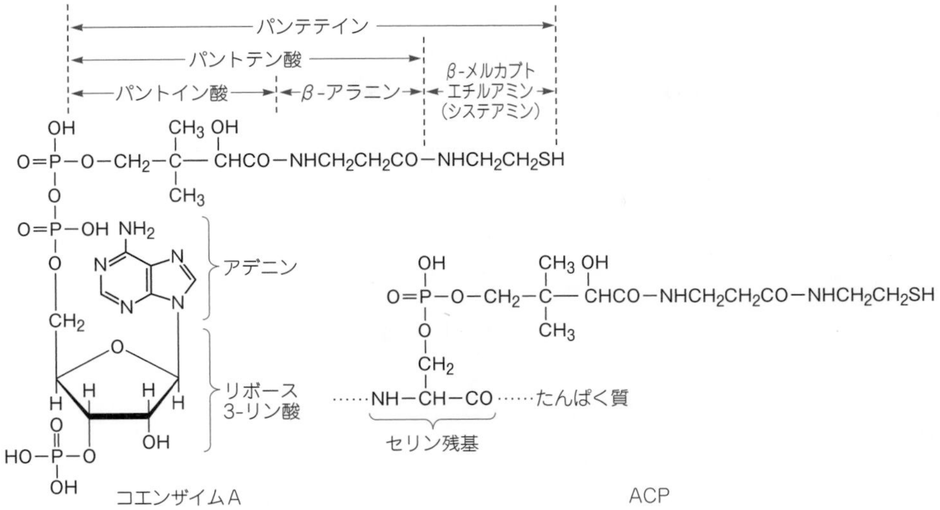

図5.10 コエンザイムAとアシルキャリアーたんぱく質 (ACP)

成など，広範な代謝にかかわっている．また，ACP は脂肪酸の合成における脂肪酸合成酵素の一部となっている．

　動物がパントテン酸欠乏になると，成長障害，皮膚炎，副腎皮質機能不全などが起こることがある．食品中に広く分布することや，ヒトでは腸内細菌が合成することから，欠乏症はまれである．手足の麻痺や疼痛が見られる重症の栄養失調症で，パントテン酸投与が有効なことがある．通常の食生活で過剰障害の報告はない．

（6）葉酸

　古代ギリシャより貧血の治療に鉄剤が用いられてきた．しかし，鉄剤の投与によっても治癒しにくい貧血もあることがわかっていた，1941 年，スネル (Snell) は，ほうれん草から抽出した成分が乳酸菌の増殖に有効であることを見いだし，これをラテン語の葉（*folum*）にちなんで葉酸（folic acid）と名づけた．この物質はヒトの貧血，とくに大球性貧血の治療に有効であることがわかった．黄色の細い針状結晶で，図5.11 に示すようにプテリジン，パラアミノ安息香酸，グルタミン酸が結合したプテロイルグルタミン酸である．天然中には，このグルタミン酸が 1 分子結合したプテロイルモノグルタミン酸以外に，2〜8 個結合したものがあり，たとえば 8 分子結合したものはプテロイルオクタグルタミン酸とよばれる．生体内ではプテリジン部分が還元された，ポリグルタミン酸型の 5,6,7,8-テトラヒドロ葉酸（THF）が補酵素型である．

（a）葉酸の吸収と代謝（11.5 節参照）

　食品中の葉酸はほとんどは 5-メチルテトラヒドロ葉酸（5-メチル THF）のポリグルタミン酸型であるが，吸収される際にはほとんどがモノグルタミン酸型の形となり，メチオニン合成酵素によって THF となったのち（図5.12：ビタ

大球性貧血
赤血球の MCV（erythrocyte mean corpuscular volume, 平均赤血球容積）が大きい貧血．巨赤芽球性貧血も含まれる．

Plus One Point

プテリジンの語源

プテリジンはチョウの羽のりん粉中に見られ，ギリシャ語のプテロン（pteron，羽）から名づけられた．微生物や高等植物ではビタミンB_2と同様に，GTPから生合成される．

Plus One Point

葉酸同族体

葉酸同族体であるアミノプテリンやメトトレキセートは抗がん剤，制がん剤として用いられている．

神経管閉鎖障害

妊娠4〜5週で形成される脳や脊椎のもとになる神経管が，うまく形成されないことに起因して胎児に起こる障害である．二分脊椎では，腰部の中央に腫瘤があるケースが最も多く，重篤な場合には下肢の麻痺を伴う．また，脳に腫瘤のある脳瘤や，脳の発育がない無脳症などもある．遺伝要因などを含め多くの要因が複合して発症するが，適切な葉酸摂取はそのリスクを低下させる．過剰障害に注意しながら，妊娠や妊娠前の女性は葉酸摂取に留意すべきである．

Plus One Point

巨赤芽球性貧血と悪性貧血

葉酸やビタミンB_{12}が欠乏するとDNA合成不全となる．その影響が増殖の活発な赤血球に現れ，細胞の分裂・増殖がうまく進まず途中で死滅する．骨髄中には成熟赤血球の前段階の酸素運搬能力に乏しい巨赤芽球が多くなる．この貧血を巨赤芽球性貧血とよぶ．葉酸欠乏，B_{12}欠乏による巨赤芽球性貧血は識別できない．そのうち，ビタミンB_{12}の吸収に必要な内因子が，胃粘膜の萎縮による分泌欠如で起こる場合を悪性貧血とよぶ．

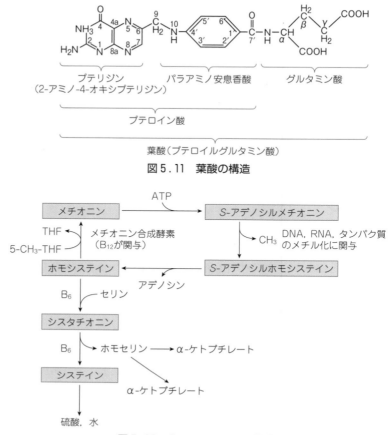

図5.11 葉酸の構造

図5.12 ホモシステインの代謝

ミンB_{12}が必要）．補酵素型のポリグルタミン酸型となる．

（b）葉酸の生理作用と欠乏症，過剰症

生体内では，ポリグルタミン酸型のTHFが補酵素として機能し，メチル基などの1炭素単位の輸送担体となる．グリシンからのセリンの合成，核酸塩基（プリン核，ピリミジン核）の合成，コリンの合成，ヘモグロビンのポルフィリン核の生成などに関与している．

腸内細菌による合成のため欠乏は現れにくいが，葉酸が欠乏するとDNA合成不全の影響が赤血球に現れ，急性の巨赤芽球性貧血となり，さらに口内炎，舌炎，下痢などの症状を呈する．母体に葉酸欠乏があると，胎児に無脳症などの神経管閉鎖障害発症の原因となる．葉酸，ビタミンB_{12}，ビタミンB_6の不足は，循環器疾患や痴呆，アテローム性動脈硬化症のリスクを増大させる，血漿ホモシステインの濃度上昇を招く．葉酸とB_{12}がホモシステインからメチオニンの転換に，またB_6がホモシステインの代謝分解に必要なためである（図5.12）．

通常の食生活において過剰症はないが，サプリメントなどからのプテロイルモノグルタミン酸の過剰摂取による神経障害などの危険性が報告されている.

（7）ビタミンB12

鉄や葉酸の投与が有効でない貧血，とくに中枢神経の変性に対しては，葉酸以外の因子が必要であると考えられた. 1948年，フォルカース（Folkers）らは，肝臓から乳酸菌増殖因子として結晶化した物質がこの種の悪性貧血に有効であることを示し，ビタミンB12と名づけた. 図5.13に示すように，その構造はきわめて複雑であり，コバルトを含むことからコバラミンという物質名がつけられた. 天然のビタミンB12は，コバルトにメチル基が結合したメチルコバラミンや，デオキシアデノシンが結合したデオキシアデノシルコバラミン（単にアデノシルコバラミンともいう）などの補酵素型で存在する.

（a）ビタミンB12の吸収と代謝（11.5節参照）

ビタミンB12は最も必要量の少ない，つまりヒト体内や食品中の含量も少ないビタミンである. したがって，特別な機構で吸収される. B12は食品中でたんぱく質と結合しているが，胃内で遊離型となり，唾液腺由来のハプトコリン（R-たんぱく質）と結合する. 十二指腸で遊離し，胃の壁細胞からの糖たんぱく質である内因子（intrinsic factor, IF）と結合し，回腸下部の受容体と結合してエンドサイトーシスで吸収される. 体内ではデオキシアデノシル型でおもに肝臓に貯蔵され，また胆汁中に排泄されたB12の半量は腸肝循環で再利用される.

（b）ビタミンB12の生理作用と欠乏症

血中ではビタミンB12は結合たんぱく質（トランスコバラミンⅡ）と結合して輸送される. ビタミンB12依存性酵素は，アデノシルB12依存性メチルマロニ

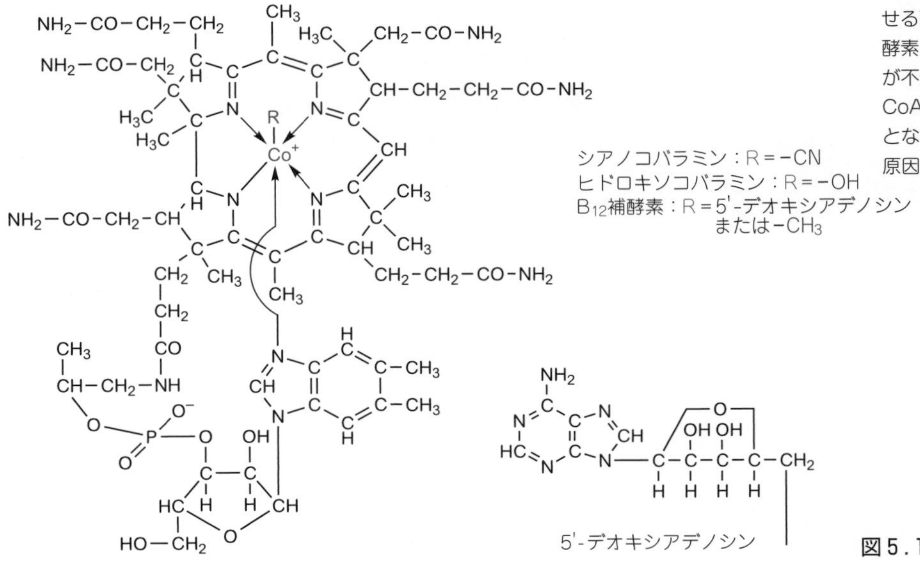

ビタミンB12
深紅色の結晶で水やアルコールによく溶ける. 近年，精神性疾患や網膜症，慢性リウマチに対し，さらに非24時間睡眠覚醒症候群（一定の時刻に入眠し起床することが著しく困難であり，睡眠の時間帯が毎日30〜60分ずつ遅れていく症状）や時差ぼけにもB12の大量投与が有効であることが報告されている.

R-たんぱく質
R protein：R-type cobalamin-binding protein

エンドサイトーシス
細胞が形質膜で外部の物質を取り込んで陥入し，小胞を形成して細胞内へ取り込む作用（『栄養・生化学辞典』，朝倉書店より）.

メチルマロニルCoAムターゼ
奇数鎖脂肪酸（おもにプロピオン酸）や，分枝アミノ酸などの代謝で生じるプロピオニルCoAはメチルマロニルCoAに代謝されるが，メチルマロニルCoAムターゼはそのメチルマロニルCoAをTCAサイクル（スクシニルCoA）に流入させる酵素. アデノシルB12を補酵素とする. このムターゼ反応が不全になるとメチルマロニルCoAはメチルマロン酸（MMA）となり，メチルマロン酸血症の原因となる.

シアノコバラミン：R＝−CN
ヒドロキソコバラミン：R＝−OH
B12補酵素：R＝5'-デオキシアデノシン
　　　　　または−CH3

5'-デオキシアデノシン

図5.13　ビタミンB12の構造

菜食主義とビタミン B12
動物性由来の食品をまったく摂らない厳密な菜食主義者では，B12摂取が困難になる．ただし，健常な状態では B12の体内量は数 mg ある．1日当たり体内の B12を 1～2 µg 消費するので，欠乏症がでるのは数年先という計算になる．

ピルビン酸カルボキシラーゼ
ピルビン酸経由の糖新生の初発反応であるとともに，TCA サイクルでアセチル CoA を受け取るオキサロ酢酸を増加させ，TCA サイクルを活性化する．ビオチンの欠乏によって，乳酸性アシドーシスなどの障害が起こる．

ビオチン欠乏
生卵白中にはビオチンと結合するアビジンという糖たんぱく質が含まれており，このたんぱく質がビオチンと結合して吸収を阻害する．そのため，長期にわたる生卵の摂取でビオチン欠乏となる可能性があるとされるが，少なくとも1日数個程度の生卵摂取では欠乏症の心配はない．また，卵白を加熱すると，アビジンの変性により，ビオチンとの結合力はなくなり，吸収阻害作用は消失する．

ビタミン C
水に溶けやすい白色の結晶で，水溶液中では容易に酸化される．本品 1 g は 3 mL の水に溶解し，260 nm で最大吸収を示す．とくに銅などの金属イオンが存在すると酸化は顕著になる．

ル CoA ムターゼと，メチル B12依存性メチオニン合成酵素の2種である．ビタミン B12が欠乏すると，前者ではメチルマロン酸の蓄積が，後者ではテトラヒドロ葉酸(THF)への変換が阻止されるため(図5.12)，DNA 合成が抑制され貧血が起こると考えられている．B12は腸肝循環されること，腸内細菌が合成すること，通常の必要量と比較して体内存在量が多いことなどから欠乏症は起こりにくいが，典型的な症状は巨赤芽球性貧血である．B12の食品での分布は微生物や動物性食品に偏っていることに留意しよう．内因子が介在する吸収機構が飽和すれば，それ以上の吸収がないことなどから，過剰障害は知られていない．

（8）ビオチン

1931 年，ジェルジ(P. György)は，ラットに大量の生卵白を与えると起こる皮膚炎に対し，有効な成分をビタミン H〔ドイツ語の皮膚(Haut)の頭文字〕とよんだ．一方，ケーゲル(Kögl)らは1936年，卵黄から酵母の発育因子を単離し，これを酵母の増殖因子 Bios にちなんでビオチンと名づけた．ジェルジはケーゲルからビオチンの分与を受け，これがビタミン H と同一のものであることを 1940 年確認した．ビオチンは図5.14に示すようにイオウを含み，酵素たんぱく質のリシン残基と強く結合して存在する．

（a）ビオチンの吸収と代謝(11.5節参照)

（b）ビオチンの生理作用と欠乏症

ビオチンは炭酸固定反応や炭酸転移反応を触媒するカルボキシラーゼの補酵素となる．ピルビン酸カルボキシラーゼ(ピルビン酸→オキサロ酢酸：ピルビン酸からの糖新生経路)や，アセチル CoA カルボキシラーゼ(アセチル CoA →マロニル CoA：脂肪酸合成の初発反応)などの補酵素として糖質代謝や脂質代謝において重要な役割を果たす．腸内細菌による合成や，食品に広く含まれることから欠乏症は起こりにくいが，抗生物質などにより腸内細菌叢に大きな乱れが生じたり，生卵白を大量に与えたとき，ビオチン欠乏を起こしたりすることがある．ビオチンが欠乏すると脱毛を伴う皮膚炎や舌炎などを起こし，体重も減少する．通常の食生活で過剰障害の報告はない．

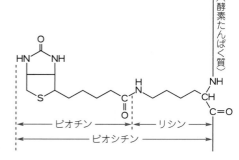

図5.14
ビオチンと酵素たんぱく質との結合

（9）ビタミンC

壊血病の予防に柑橘類が有効であることは，18世紀から知られていた．1920年，ドラモンド（Drummond）は柑橘中に含まれる還元性の強い物質をビタミンCとよんだ．一方，1928年，セント・ジョルジ（Szent-Györgi）は副腎のなかに還元性をもつ糖を認め，これをヘキスロン酸と名づけた．これが偶然にも抗壊血病作用をもつことが見いだされ，抗（anti-）壊血病（scurvy）因子ということでアスコルビン酸と名づけられた．図5.15に示すように，還元型ビタミンC（アスコルビン酸）と酸化型ビタミンC（デヒドロアスコルビン酸）があり，両物質ともビタミンC活性をもつ．デヒドロアスコルビン酸はさらに酸化されると，ビタミンC活性のない2,3-ジケトグロン酸に変化する．

（a）ビタミンCの吸収と代謝（11.5節参照）

（b）ビタミンCの生理作用と欠乏症

血漿中のビタミンC濃度は0.5～1.5 mg/100 mLであり，食事摂取基準では基準値0.7 mg/100 mLを維持する100 mg/日の摂取量が推奨量とされている．副腎や肝臓などの臓器中には，さらに高濃度含まれている．ビタミンCはその還元力で生体内のさまざまな酸化還元作用に関与し，多くの生理作用をもつことが近年報告されてきた．

① ヒトのたんぱく質の30 %以上を占めるコラーゲンの生成に関与し（プロリンやリシンの水酸化反応の補酵素），結合組織の生成を促し，壊血病や骨折の予防，創傷治癒をもたらす．

② その抗酸化作用（還元作用）によって活性酸素やフリーラジカルを消去し，過酸化脂質の生成を抑制し，動脈硬化，脳卒中，心筋梗塞を予防する．また，酸化型ビタミンEを還元型ビタミンEに再生する．

ビタミンCの体内分布
血漿中のビタミンC濃度と比べて，白血球，網膜，副腎，脳下垂体，肝臓などでの濃度はとくに高い．その組織量から副腎や肝臓では，ある程度ビタミンCが貯蔵されるとも考えられる．

メーラー・バーロー症
発見者の名前にちなんだ名称．生後6カ月以内の人工栄養児に見られるビタミンC欠乏症で，壊血病の症状，とくに骨組織の発育が悪くなり，骨折しやすくなる．最近は，人工栄養の改善によりほとんど見られない．

ビタミンCの植物中での役割
ビタミンCは植物中でも抗酸化物質として機能している．ビタミンCは緑茶に多く含まれるが，新芽がではじめると遮光する玉露では110 mg/100 gであるのに対して．日光を浴びて育つ煎茶では260 mg/100 gと多い．ビタミンCは，光などによる酸化ストレスによって生じる活性酸素を消去する．私たちはこれらのはたらきを上手に利用しているわけである．

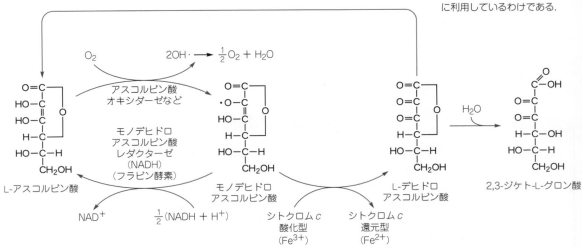

図5.15 アスコルビン酸の酸化と還元

③ 肝臓中の薬物代謝に関与する酵素シトクロム P450 を活性化し，肝臓の解毒作用（生体異物をヒドロキシ化し尿中に排泄する）を促進する．

④ 副腎皮質ホルモンの合成に関与し，ストレスの緩和を行う（喫煙やストレスは血中ビタミン C 濃度を低下させる）．

⑤ 副腎髄質や神経組織において，チロシンからのノルアドレナリンの生成に関与する．

⑥ 脂質代謝に必要なカルニチンのリシンからの合成に関与する．

⑦ 非ヘム鉄を 2 価の還元状態にすることで，小腸内での吸収を促進する．

その他，免疫機能への関与，老化防止など多彩な機能が見いだされている．これらの作用メカニズムについては今後の研究が待たれる．

多くの動物はグルコースからビタミン C を合成できるが，哺乳動物のうち，ヒト，サル，モルモットは生合成できず，ビタミン C を食物から摂取する必要がある．ビタミン C が欠乏すると，間葉系組織（膠原質，類骨），象牙質などの細胞間質の形成に障害を起こし，とくに毛細血管の障害が著明であり，出血傾向が主症状の壊血病（scurvy）となる．生後 6 カ月内の人工栄養の乳児では，メーラー・バーロー（Möller-Barlaw）症がビタミン C 欠乏により発症する．通常の食生活では過剰障害は認められない．サプリメントなどからの 1 日 1 g 以上の摂取にメリットはなく，推奨できない．

（10）欠乏症と腸内細菌

上記のビタミンの各論でも触れたように，私たちは腸内細菌が産生するビタミンを一部利用している．その利用の程度には不明な点も残っているが，これらのビタミンは腸内細菌叢に乱れがなければ欠乏しにくいビタミンといえる．表5.3 に，ビタミンの欠乏症と腸内細菌による産生をまとめた．個々の欠乏症は該当するビタミン各論を参照のこと．

5.5　ほかの栄養素との関係

糖質，脂質，たんぱく質は，これら自体がエネルギー源となり，また，体の

Plus One Point

ビタミン C の利用

ビタミン C およびそのパルミチン酸エステルは食品の変質防止，保存剤として，また，合成が容易な異性体 D-エリトルビン酸（D-イソアスコルビン酸）は酸化防止剤，保存剤として利用されている．近年，安定型のビタミン C 誘導体（アスコルビン酸 2-グルコシドなど）が合成され，化粧品などに利用されている．

膠原質

コラーゲンのこと．

類骨

石灰化していない骨器質のこと．

アデニンは大活躍

プリン塩基の一つであるアデニンは，DNA や RNA の構成要員であるとともに，本章ではビタミン B2 の補酵素型 FAD，ナイアシンの補酵素型 NAD と NADP，パントテン酸を含む補酵素 A の構成要員となっている．その他，重要なエネルギー物質 ATP はアデニンヌクレオチドである．ほかのプリンやピリミジンに比べ，生体内で利用される場面は多い．

アデニンはシアン化水素とアンモニアの混合物を加熱することで比較的容易に生成するため，原始の地球でもありふれた有機物であったことがその理由かもしれない．

表5.3 ビタミンの欠乏症と腸内細菌による産生

ビタミンA	夜盲症，角膜乾燥症	ビタミンB6	脂漏性皮膚炎，低色素性貧血
ビタミンD	くる病，骨軟化症，低カルシウム血症	パントテン酸	欠乏症はまれ
ビタミンE	著名な欠乏症なし，溶血性貧血（乳児）	葉酸	巨赤芽球性貧血，神経管閉鎖障害，ホモシステイン血症
ビタミンK	血液凝固の遅延，新生児メレナ		
ビタミンB1	脚気，ウェルニッケ・コルサコフ症候群	ビタミンB12	巨赤芽球性貧血，悪性貧血
ビタミンB2	口角炎，脂漏性皮膚炎	ビオチン	欠乏症はまれ
ナイアシン	ペラグラ	ビタミンC	壊血病，メーラー・バーロー症

塗りつぶしたビタミンは腸内細菌によって産生される．
脂溶性ビタミンのKに加えて，最近のゲノム分析によると，腸内細菌叢全体では少なくともビオチン，B12，葉酸，ナイアシン，パントテン酸，B6，B2，B1の8つの水溶性ビタミンが生産されているらしい（https://doi.org/10.3389/fgene.2015.00148）．
これらのうち，表中塗りつぶしたビタミンはヒトの栄養に寄与している可能性が大きいとされる．

構成成分や素材となっているのに対し，ビタミンはこれらの代謝過程における調節物質として作用するものである．したがって，その性質上，ほかの栄養素と密接に関係する．その詳細は5.3，5.4節やほかの栄養素の章でも詳細に触れてきたが，いくつか要点をあげると，

糖代謝やエネルギー代謝：ビタミンB1，B2，ナイアシンの補酵素型，TDP（チアミン二リン酸），FMN，FAD，NADH，NADPHが解糖系，TCAサイクル，ペントースリン酸回路，β酸化などの代謝系の酵素の補酵素として，また，エネルギーの授受に関与している．

たんぱく質・アミノ酸代謝：ビタミンB6の補酵素型PLP（ピリドキサールリン酸）が，アミノ基転移反応やアミノ酸の脱アミノ基反応などに広くかかわっている．したがって，ビタミンB6が欠乏するとたんぱく質代謝に大きな変化が現れ，その一つに低色素系の貧血があげられる．

カルシウム代謝：摂取が不足すると骨粗鬆症などの障害が現れる．カルシウムの腸管からの吸収にはビタミンDが必要である．また，骨はたんぱく質を基質とし，その上にカルシウムが沈着したものであるが，このたんぱく質（結合組織）の生成・維持にビタミンCとビタミンKが関与している．したがって，骨粗鬆症の予防・治療にはカルシウムの摂取だけでなく，ビタミンD，K，Cが必要である．

練 習 問 題

次の文を読み, 正しければ○をつけ, 誤っていれば例題にならって下線部を訂正しなさい. 複数の下線がある場合, すべてを訂正するとはかぎらない.

重要 ☞　（1）脂溶性ビタミンは, 筋肉や肝臓に貯蔵されるのに対し, 水溶性ビタミンの多くは体内に蓄積されにくい. それらは体内の飽和量を超えると, 糞中への排泄量が増加する.

重要 ☞　（2）ビタミンのなかで, ビタミンC, ビタミンDは抗酸化作用をもつ.

重要 ☞　（3）エネルギー摂取量や消費が多いと, ビタミンのうち, ビタミンK, ビタミンB₁, B₂, ナイアシンの必要量が増加する.

　　　　　（4）ビタミンのなかで, レチノイン酸や活性型ビタミンDは, 標的細胞の細胞膜上にある特異的な受容体と結合し, 転写調節を行う.

重要 ☞　（5）脂溶性ビタミンの吸収は, 膵臓で合成される胆汁酸の関与で行われ, 食事中の脂質量が少ないと増加する.

　　　　　（6）小腸で吸収されたビタミンAはカイロミクロンに取り込まれ, 肝臓に輸送される.

　　　　　（7）脂溶性ビタミンの肝臓からの血中輸送は, AとEは特異的な結合たんぱく質が, その他の脂溶性ビタミンは脂質類と同様VLDLが担う.

重要 ☞　（8）βカロテンは小腸吸収上皮細胞で中央開裂により2分子のビタミンA(レチナール)を生成する. その6μgが1RAEとされる.

　　　　　（9）ビタミンAは錐体細胞にある光感知たんぱく質レチナールの構成成分となっている.

　　　　　（10）ビタミンDのレチノイン酸はホルモン様の作用を行う. 夜盲症の改善に最も有効である.

重要 ☞　（11）プロビタミンAであるβカロテンの過剰摂取は, ビタミンAの過剰症である頭蓋内圧の低下を起こす.

重要 ☞　（12）ビタミンDは赤外線によって皮膚で合成され, 肝臓, 次いで, 小腸で活性型に変換される. 日照への曝露が多いときはビタミンDの必要量が増える.

　　　　　（13）活性型ビタミンDは, 小腸吸収細胞でFe結合たんぱく質の合成にかかわる転写調節を行う.

重要 ☞　（14）ビタミンDの不足状態では骨塩量が減少し, 過剰状態では低カルシウム血症を起こし, 腎障害を招く.

重要 ☞　（15）飽和脂肪酸は生体膜のリン脂質を構成しているが, ビタミンEはその酸化による過酸化脂質の生成を防止する. したがって, それらの脂肪酸を多量に摂取するとビタミンEの必要量は低下する.

重要 ☞　（16）ビタミンEが欠乏すると巨赤芽球性貧血を起こす.

重要 ☞　（17）ビタミンEは血液凝固因子の活性化にかかわる酵素の補酵素となる. したがって, その欠乏は血液凝固の遅延を招き, 新生児では溶血性貧血や特発性乳児ビ

タミン K 欠乏症を起こす.

(18) カルボキシル化グルタミン酸残基は，血液凝固因子のプロトロンビンや骨たんぱく質コラーゲンに含まれる.

(19) ビタミン K は骨粗鬆症の治療薬として使われることがある.

(20) ビタミン C は食品中ではすべて遊離状態で存在する.　　　　　　　　　🔖重要

(21) ビタミン B_1 が欠乏すると血中乳酸レベルが低下し，欠乏が進行するとウェルニッケ・コルサコフ症候群となる.　　　　　　　　　🔖重要

(22) 脂肪の多い食事はビタミン B_1 の必要量を節約し，アルコールの多飲は増加させる).　　　　　　　　　🔖重要

(23) ウェルニッケ脳症は末梢神経の疾患で，眼球運動の麻痺，運動の失調を伴い，慢性化するとコルサコフ症という精神疾患に移行する．両者は同一疾患と考えられ，ウェルニッケ・コルサコフ症候群とよばれているが，アルコール多飲者に多い.

(24) ナイアシンの補酵素型は NAD と NADP で，おもに前者は脂質代謝，後者は糖代謝での酸化還元反応の補酵素として機能する.

(25) ナイアシンの必要量は，たんぱく質の摂取量が多いと増加する．その理由は，たんぱく質に含まれるメチオニンにある.　　　　　　　　　🔖重要

(26) ナイアシンは不可欠アミノ酸のバリンから体内で一部合成され，その 60 mg がナイアシン 1 mg に相当するとされる.

(27) ビタミンの効力を表す当量という概念は，ビタミンとしての効力が異なる複数の物質があるときに用いられる.

(28) ビタミン B_6 は，メチル基転移反応の補酵素となることを通して，三大栄養素でいうとおもに脂質の代謝に関与する.

(29) ビタミン B_6 の必要量は，たんぱく質の摂取が少ないときや，たんぱく質の異化が亢進されたときに増加する.　　　　　　　　　🔖重要

(30) ビタミンのビオチンは，CoA や，グリコーゲンの合成に関与するアシルキャリアーたんぱく質の構成成分となっている.

(31) メチオニン合成酵素は，システインからのメチオニンの再生，食品由来のメチル THF の補酵素型 THF への変換の二つの重要な役割をもち，ビタミン B_6 を補酵素とする.

(32) 葉酸が欠乏すると核酸合成が不全となり，悪性貧血や胎児の神経管閉鎖障害を招く．また血中ホモシステイン濃度が上昇し，心筋梗塞や脳梗塞の原因となる動脈硬化のリスクが高まる.　　　　　　　　　🔖重要

(33) ホモシステインの代謝には葉酸，ビタミン B_12，ビタミン C が必要である.　🔖重要

(34) ビタミン B_12 は鉄を含むビタミンで，すべてのビタミンのなかで必要量が最も少ない.　　　　　　　　　🔖重要

(35) 食品中遊離型で存在するビタミン B_12 は，空腸から分泌される糖タンパク質の内因子の関与のもと，回腸から吸収される.　　　　　　　　　🔖重要

(36) ビタミン B_12 の過剰によって起こる巨赤芽球性貧血は，ビタミンのビタミン C　🔖重要

代謝が不全となり，核酸合成が<u>抑制</u>された結果である．

(37) ビオチンはピルビン酸を経由した<u>糖新生</u>や，<u>脂肪酸</u>合成に必要である．

(38) <u>卵黄</u>に含まれる<u>アビジン</u>はビオチンと強固に結合し，その吸収を<u>阻害</u>する．

重要 ☞ (39) ビタミンCは<u>コラーゲン</u>や<u>副腎</u>でのホルモン合成などに関与する．また，<u>還元型</u>ビタミンEの<u>酸化型</u>への再生に機能し，<u>ヘム鉄</u>の吸収を促進する．

(40) ビタミンC摂取<u>過剰</u>によって出血傾向となり，骨形成が<u>亢進する</u>．

重要 ☞ (41) ビタミンの欠乏症は，ビタミンA：夜盲症，ビタミンD：くる病，ビタミンE：<u>溶血性貧血</u>，ビタミンK：<u>新生児メレナ</u>，ビタミンB_2：ウェルニッケ・コルサコフ症候群，ナイアシン：<u>悪性貧血</u>，葉酸：<u>ペラグラ</u>，B_{12}：<u>巨赤芽球性貧血</u>，C：<u>メーラー・バーロー症</u>を招く．

重要 ☞ (42) 脂溶性ビタミンの<u>ビタミンA</u>，水溶性ビタミンのビタミンB_6，パントテン酸，<u>ビタミンB_{12}</u>，<u>ビタミンC</u>は，腸内細菌によって一部供給される．

6

ミネラル（無機質）の栄養

6.1　ミネラルの概要

　ミネラルは，生体を構成する元素のうち水素(H)，炭素(C)，酸素(O)，窒素(N)を除く元素の総称である．生体内にはたくさんの元素が存在し，その存在量により，多量，少量，微量，超微量元素に分類される．ヒトで必須性が証明されているミネラルは16種類(Na, Mg, P, S, Cl, K, Ca, Cr, Mn, Fe, Co, Cu, Zn, Se, Mo, I)であり，そのうち日本人の食事摂取基準で必要量が策定されているのは13種類である．日本人の食事摂取基準(2020年版)において，1日の必要量に応じて13種類のミネラルは，多量ミネラルと微量ミネラルに分類されている．多量ミネラルは，ナトリウム(Na)，カリウム(K)，カルシウム(Ca)，マグネシウム(Mg)，リン(P)の5種類である．微量ミネラルは，鉄(Fe)，亜鉛(Zn)，銅(Cu)，マンガン(Mn)，ヨウ素(I)，セレン(Se)，クロム(Cr)，モリブデン(Mo)の8種類である．必須性が証明されているが必要量が策定されていないミネラルは，イオウ(S)や塩素(Cl)，コバルト(Co)である．フッ素は，骨，歯に有益な作用を示し，WHOやFAOでは必須扱いしている．しかし，アメリカや日本などでは，フッ素が生命維持に必須であるとの厳密な実験が存在しないとして，現在のところ必須扱いしていない．

　日本人の食事摂取基準(2020年版)では，推定平均必要量，推奨量，目安量，目標量，耐容上限量が設定されている．年齢区分18〜29歳における値を一部抜粋し，**表6.1**に示す．

　ミネラルの代表的な機能は，

・浸透圧やpH平衡などの体液の恒常性の維持(ナトリウム，カリウム，リンなど)

・酵素などの生理活性成分の補因子(マグネシウム，マンガン，銅など)

・たんぱく質や脂質の構成元素(リン，鉄，イオウなど)

・骨や歯などの硬い組織の構成元素(カルシウム，リン，マグネシウムなど)

・物質輸送，情報伝達などの細胞機能(ナトリウム，カルシウムなど)

である．

表6.1　ミネラルに対する日本人の食事摂取基準値(18〜29歳)

分類	元素	吸収率 (%)	食事摂取基準(18〜29歳)			
				男	女	耐用上限量
多量ミネラル	ナトリウム(Na)	ほぼ全量	目標量	7.5 g	6.5 g	
	カリウム(K)	ほぼ全量	目安量	2500 mg	2000 mg	
	カルシウム(Ca)	25〜30	推奨量	800 mg	650 mg	2500 mg
	マグネシウム(Mg)	30〜60	推奨量	340 mg	270 mg	
	リン(P)	60〜70	目安量	1000 mg	800 mg	3000 mg
微量ミネラル	鉄(Fe)	ヘム鉄 50 非ヘム鉄 15	推奨量	7.5 mg	6.5 mg (10.5 mg)	40 mg
	亜鉛(Zn)	30	推奨量	11 mg	8 mg	35 mg
	銅(Cu)	50	推奨量	0.9 mg	0.9 mg	7 mg
	マンガン(Mn)	1〜5	目安量	4.0 mg	3.5 mg	11 mg
	ヨウ素(I)	ほぼ全量	推奨量	130 μg	130 μg	3000 μg
	セレン(Se)	90	推奨量	30 μg	25 μg	男：450 μg 女：350 μg
	クロム(Cr)	1	目安量	10 μg	10 μg	500 μg
	モリブデン(Mo)	90	推奨量	30 μg	25 μg	男：600 μg 女：500 μg

日本人の食事摂取基準（2020 年版）より抜粋して作成.
鉄の女性の括弧内の値は，月経ありのときの推奨量である.

ヒドロキシアパタイト
歯や骨といった組織の主成分である水酸化リン酸カルシウム〔$Ca_{10}(PO_4)_6(OH)_2$〕のこと. 骨の 60 %，歯のエナメル質の 97 %を構成している.

Plus One Point

PTH，カルシトニンと骨代謝
骨の代謝は，おもに破骨細胞による古い骨基質の吸収反応(骨吸収)と骨芽細胞による新しい骨基質の形成反応(骨形成)からなる. 骨吸収と骨形成は互いに作用し合っており，骨芽細胞は骨形成を行うだけでなく，破骨細胞分化因子の発現などによって破骨細胞分化の支持細胞としてもはたらく. PTH 受容体は破骨細胞に存在しないが，骨芽細胞や軟骨に存在する. PTH は骨芽細胞や軟骨細胞に最初は作用し，間接的に破骨細胞を活性化する. カルシトニン受容体は破骨細胞に存在し，カルシトニン受容体からのシグナルは破骨細胞の骨吸収能を低下させる. その結果，カルシトニン分泌時には相対的に骨形成が優勢となる.

6.2　それぞれのミネラルの栄養学的特徴
（1）カルシウム

カルシウムは，体内存在量が，酸素，炭素，水素，窒素に次ぐ成分元素である. 成人男性で約 1200 g，成人女性で 920〜1000 g のカルシウムが体内に存在する. 体内のカルシウムの 99 %は骨や歯のヒドロキシアパタイトに存在し，残りの 1 %は血液中や細胞内に存在する. 骨はカルシウムの貯蔵臓器であり，血中カルシウム濃度の調節に関与する. カルシウムが関与する生体内反応は多くあり，細胞内カルシウム濃度の変化が細胞機能発現の重要な鍵となっている. したがって，体内のそれぞれの部位でカルシウム濃度を一定に保つことは，生命の維持に不可欠である.

血清カルシウムイオン濃度は 9.5 mg/dL(2.2〜2.5 mM)で厳密に維持されている. カルシウム濃度の維持に不可欠な因子として，副甲状腺ホルモン(parathyroid hormone, PTH)，活性型ビタミン D〔1α，25-ジヒドロキシビタミン D_3，1α,25-$(OH)_2D$〕，カルシトニンがある.

PTH による血清カルシウムイオン濃度の調節には，おもに副腎皮質や腎尿細管に存在するカルシウムイオン感受性受容体(カルシウム感知受容体)が関与することがわかってきた. 血清カルシウムイオン濃度の低下を検知した場合，

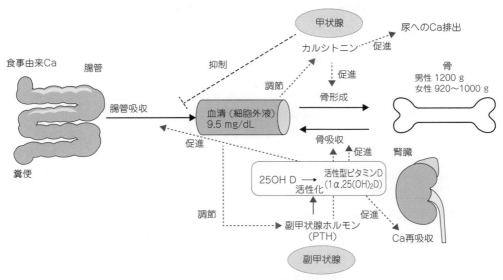

図6.1 カルシウムの代謝の機能

副甲状腺からPTHが分泌され，骨からカルシウムが溶出される（骨吸収）．PTHは，腎臓で25-ヒドロキシビタミンD_3（25OH D）を活性型ビタミンDに変換するのを促進する．活性型ビタミンDは，腸管でのカルシウムの吸収促進，腎臓でのカルシウムの再吸収および骨吸収促進を通して，血清カルシウムイオン濃度を上昇させる．血清カルシウムイオン濃度の上昇を検知した場合，PTHの分泌抑制およびカルシトニンの分泌亢進が起こる．その結果，腸管におけるカルシウムの吸収抑制，尿中へのカルシウム排泄促進および骨吸収抑制（骨形成の促進）を通して，血清カルシウムイオン濃度が低下する（図6.1）．

　カルシウムの吸収率は低く，成人では25～30％程度である．ラクトースやビタミンDは吸収を促進し，リンや食物繊維は吸収を抑制する．また，妊娠期や授乳期は腸管からのカルシウム吸収率が増加する．

　カルシウム欠乏による代表的な疾患は，骨粗鬆症である．骨粗鬆症の予防において，カルシウムだけでなく，リン，ビタミンD，ビタミンK，たんぱく質などのほかの栄養素の充足も欠かせない．さらに，習慣的な運動習慣や禁煙などの健康的な生活習慣も重要である．また，女性ホルモンのエストロゲンが骨形成を高め，骨吸収を抑える．そのため，閉経に伴い，高齢期の，とりわけ女性で骨粗鬆症が多くなる傾向がある．カルシウムの過剰障害としては，ミルクアルカリ症候群や軟組織の石灰化，泌尿器系結石，鉄や亜鉛の吸収障害などがあげられる．

（2）リン

　リンは体内で6番目に多い元素であり，成人では体重1 kg当たり12 g含まれる．体内のリンの約85％は骨や歯に存在する．また，残りは軟部組織（14 ％）

Plus One Point

骨と運動

運動による物理的な刺激は，微量の電流として骨に伝わり，骨の強さを高める．水中で行う運動は刺激の弱い運動であり，水泳選手の骨密度は陸上で行うスポーツ選手よりも小さい傾向にある．また，ビタミンDは日照により皮膚で産生される．したがって，カルシウム摂取と屋外で実施する重力のかかる運動（例：ウォーキングやジョギング）の併用は，骨粗鬆症予防に効果的である．

ミルクアルカリ症候群

大量のカルシウムとアルカリ性制酸薬の服薬が原因の，低クロール性代謝性アルカローシス，尿中カルシウム排泄低下を伴う高カルシウム血症，腎機能低下を合併した病態．現在では，サプリメントなどに使用される炭酸カルシウムの過剰摂取によるものが多い．原因物質の摂取をやめることで，症状は改善する．

軟部組織
組織と組織の間をつなぐ結合組織のこと．軟部組織には筋肉，血液，血管，腱，靱帯などが含まれる．

Plus One Point

PTHによるカルシウムとリンの体内バランス

PTHの作用によって骨吸収が優勢となり，骨からカルシウムやリンが溶出する．さらに，PTHは活性型ビタミンDの合成を亢進するため，腸管におけるカルシウムの吸収も促進される．一方，活性型ビタミンDはリンの吸収には強く作用しない．さらに，PTHは腎臓におけるカルシウムの再吸収を促進するが，リンの再吸収は抑制する．以上のことから，PTHは，体内のカルシウムとリンのバランスをカルシウム側に傾けようとする．

や細胞内外液および細胞膜中(1%)に存在する．リンは，カルシウムとともに骨格を形成するだけでなく，ATPや核酸，リン脂質など多くの生体物質の構成元素になっており，その生理機能は多岐にわたる．

血中ではリンはおもに HPO_4^{2-} や $H_2PO_4^-$ として存在し，その濃度は $2.5 \sim 4.5$ mg/dL とカルシウムに比べて正常範囲が広いが，これは血清リン濃度が食事からのリン摂取量に影響されるためである．血清リン濃度調節は，腎臓でろ過されたリンの再吸収を増加あるいは減少させることによってなされる．これらの制御を担っているのは，副甲状腺ホルモン(PTH)や活性型ビタミンD，線維芽細胞増殖因子23(FGF-23)などである．血清リン濃度が上昇するとPTHとFGF-23分泌が増加し，腎臓におけるリンの再吸収量が低下する．その結果，血清リン濃度は低下し，尿中リン排泄量は増加する．それと同時に，カルシウムの項で述べたように，PTHの作用により骨からのカルシウムの動員が行われる．

リンの見かけの吸収率は $60 \sim 70$ %であるが，これは消化液や脱落した胃腸粘膜細胞に含まれるリンも食品と同じように吸収されるためである(図6.2)．吸収されたリンのうち余剰分は尿中に排泄されるため，尿中リン排泄量は正味リン吸収量とほぼ等しくなる．このため，尿中リン排泄量は，しばしばリン摂取量の推定に利用される．

リンは多くの食品に含まれているが，なかでもたんぱく質の関連が強い．たんぱく質含量が多い食品ほどリンの含有量も多い．また，リン含有食品添加物を多く含む食品(例：ハム，ベーコン，チーズ，インスタント食品など)の過剰摂取は，リン摂取量を増大させるおそれがある．リンを多く含みカルシウムが

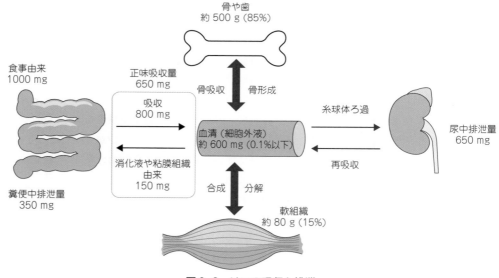

図6.2 リンの吸収と排泄

少ない食事は，血中 PTH 濃度の上昇，骨吸収マーカーの上昇，骨形成マーカーの低下を引き起こすことが知られている．そのため，根拠が十分とはいえないが，このような食事が骨塩量に影響することが危惧される．また，穀類や種実類に含まれるリン酸化合物のフィチン酸は，カルシウムや亜鉛，鉄などのミネラルの吸収を阻害する．また，ヒトの小腸ではフィチン酸を分解できないため，フィチン酸由来のリンはほとんど利用できない．

（3）マグネシウム

マグネシウムは，体内において 300 を超える酵素の補因子である．これらには，たとえば，DNA や RNA の合成，たんぱく質の合成，細胞内エネルギー合成と貯蔵，神経伝達の制御，筋収縮，血圧調節などに関与する酵素が含まれる．マグネシウムは，細胞内液相ではカリウムの次に多く存在するミネラルである．成人の体内には約 25 g のマグネシウムが存在し，その約 2/3 は骨に存在する．残り 1/3 の大部分は軟組織に存在し，血中に存在するマグネシウム量は全体の 1 % 以下である．血清マグネシウムの約 30 % はたんぱく質と結合し，残りのほとんどは遊離のイオンとして存在する．

血清マグネシウム濃度は 1.8 〜 2.3 mg/dL に維持されている．体内のマグネシウムの多くは骨や軟組織に貯蔵されている（**図 6.3**）．血清マグネシウムは腎臓の糸球体でろ過されるが，その 70 % 以上がヘンレループや近位尿細管で再吸収され，マグネシウムの恒常性調節に関与している．

マグネシウムの腸管からの吸収率は 40 〜 60 % 程度と推定されている．摂取量が少ないと，吸収率は上昇する．ヒトにおいて，高カルシウム食がマグネシウムの吸収に影響を及ぼさず，また，高マグネシウム食がカルシウムの吸収に影響を及ぼさないことが報告されている．マグネシウムを多く含む食品として，緑色葉野菜や種実類がある．また，中程度含む食品として，肉類や牛乳がある．

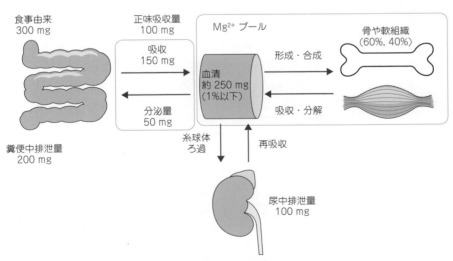

図 6.3 マグネシウムの吸収と排泄

Plus One Point
筋肉の神経とミネラル
(マグネシウム)

筋肉細胞においてミネラルバランスの維持は重要である. ミネラルバランスの乱れは, 筋肉のけいれん(例:こむら返り)を引き起こす. マグネシウムやカリウムは, ナトリウムに比べると食事からの摂取量が少ないため, 偏った食生活や多量の発汗による損失などにより不足するリスクがある. マグネシウム不足の運動選手や高齢者に対するマグネシウム補給は, 筋肉疲労の軽減やパフォーマンス低下抑制に寄与すると報告されている.

Plus One Point
酸化マグネシウムと便秘

酸化マグネシウムは, 胃酸と反応し, 塩化マグネシウム(2HCl + MgO → MgCl$_2$ + H$_2$O)となり, さらに膵液中の重炭酸と反応し, 炭酸水素マグネシウム〔MgCl$_2$ + 2NaHCO$_3$ → Mg(HCO$_3$)$_2$ + 2NaCl〕となる. この炭酸水素マグネシウムが腸内の水分量を高めることで, 便を軟らかくし排便しやすくなる. したがって, 酸化マグネシウムは便秘症の改善だけでなく, 胃・十二指腸潰瘍, 胃炎の症状改善に使用される薬剤である.

マグネシウムの摂取不足や吸収不足などによって, 低マグネシウム血症(血清濃度 1.8 mg/dL 未満)になると, 嘔吐, 食欲不振, 倦怠感, 筋肉のけいれんなどの症状を呈する. またマグネシウム欠乏が疑われる患者を対象として, マグネシウムの補充が血圧の低下やインスリン抵抗性の改善に有効との報告がある. そのため, マグネシウム欠乏が関与する生活習慣病患者において, マグネシウムの補給は有用かもしれない. さらに, 疫学調査結果では, 慢性的なマグネシウム摂取不足や対カルシウムとの摂取比率の低下は心臓疾患(虚血性心疾患)のリスクを高めるとしている. しかし, 日本人の食事摂取基準(2020 年版)では, 科学的根拠が十分ではないという理由で目標量は策定されなかった. 一方, 過剰なマグネシウムは, ほとんどすべてが腎臓から排出される. マグネシウムを多量摂取すると一過性の下痢症状を呈するため, 食事摂取基準で耐容上限量が定められている.

(4) 鉄

鉄は, 成人体内に 3 ～ 4 g 存在する. そのうち, 60 ～ 70 %はヘモグロビン鉄として赤血球内に, 20 ～ 30 %はフェリチンやヘモジデリンなど貯蔵鉄として肝臓や脾臓, 骨髄などに存在する. このほかにも必須性鉄として, ミオグロビンやシトクロムなどがある. 鉄の機能はおもに, 四つに大別される(表6.2). また, トランスフェリンは吸収した鉄を組織に運搬し, 各細胞の表面に分布するトランスフェリン受容体によって細胞内に取り込まれるが, とくに骨髄にある幼若赤血球ではヘモグロビン合成のために多量の鉄を要するので重要である.

鉄に関連する血液指標には, 赤血球数やヘモグロビン濃度, ヘマトクリット(%), フェリチン濃度, 血清鉄濃度, 不飽和鉄結合能(unsaturated iron-binding capacity, UIBC), 総鉄結合能(total iron-binding capacity, TIBC)などがある. 血清中のトランスフェリンは正常な状態において, 1/3 が鉄(Fe^{3+})と結合し, 残り 2/3 は鉄と結合していない(アポトランスフェリン). この項目のほかでも述べているように, 鉄はトランスフェリンとなり血中を輸送されるが, このトランスフェリンと結合した状態の鉄量を血清鉄と称する. また, アポトランスフェリン(鉄と結合していないトランスフェリン)量を, それに結合

表6.2 鉄の役割と関連するたんぱく質(酵素)

機　能	たんぱく質
① 非酵素的鉄たんぱく質	ヘモグロビン, ミオグロビンなど
② ヘム酵素と酸化酵素	シトクロム P450 オキシダーゼ, カタラーゼ, スーパーオキシドジスムターゼなど
③ エネルギー産生での電子伝達にかかわる酵素	コハク酸脱水素酵素, NADH 脱水素酵素など
④ 鉄を補因子とする酵素	フェニルアラニン水酸化酵素, チロシン水酸化酵素

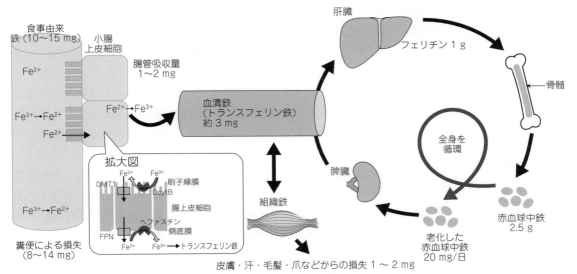

図6.4 鉄の吸収と体内循環

できる計算上の鉄量で表した値を UIBC と称し，鉄結合予備能を表す．血清鉄と UIBC の合計が TIBC である．血清鉄飽和度（トラスフェリン飽和度）は，血清鉄/TIBC × 100 で算出される．鉄欠乏時にはアポトランスフェリンの合成が高まるため，TIBC が上昇する．したがって，TIBC の上昇と血清鉄の低下により，血清鉄飽和度が減少する．

　再利用される内因性の鉄の割合は 90％以上で，きわめて効率的である（図6.4）．そのため，腸管吸収は，損失分を補うだけの分量（約1～2 mg）である．体内の鉄が減少すると吸収率は高まるが，充足時では鉄の吸収率は低下する．鉄の吸収率は，たんぱく質に結合したヘム鉄で約50％，無機鉄である非ヘム鉄で15％である．鉄の吸収はさまざまな要因に左右されるが，日本人の食事摂取基準2020年版では，日本人の鉄のおもな供給源が植物性食品であることと，FAO/WHO の数値を踏まえ，吸収率15％が適用されている．ヘム鉄は，ヘム輸送体（heme carrier protein-1, HCP-1）で吸収され，小腸細胞内のヘムオキシダーゼ1および2により Fe^{2+} に分解される．一方，非ヘム鉄は，腸管上皮で鉄還元酵素（duodenal cytochrome b, Dcytb）またはアスコルビン酸（ビタミンC）などの還元物質によって Fe^{2+} となり，二価金属イオントランスポーター（divalent metal transporter 1, DMT1）で吸収される．そのため，食品中の還元物質は鉄の吸収を促進する．吸収された Fe^{2+} は，鉄イオンの細胞からの排出を担っている唯一の膜輸送体であるフェロポルチンによって門脈側に移出され，腸管上皮細胞基底膜に存在する銅含有鉄酸化酵素のヘファエスチンによって Fe^{3+} となり，Fe^{3+} はアポトランスフェリンと結合しトラスフェリンとなって，肝臓や骨髄など全身に運ばれる（図6.4）．肝臓は鉄のおもな貯蔵臓器で

Plus One Point

鉄の調節機構

小腸腸管上皮細胞では，管腔からの鉄吸収と体内鉄の移動が行われる．鉄欠乏時は，管腔からの鉄の吸収が促進される．鉄過剰時は，管腔からの鉄の吸収は抑制されるが，体内の鉄が一部腸管上皮細胞内に移動するため，細胞内の鉄の貯留が増大する．そして，鉄を多く含む状態の腸管上皮細胞を剥離することで鉄を糞便として体外に排泄する．

　ほかには，尿や汗，皮膚，毛髪，爪などからも排泄される．

二価金属イオントランスポーター（divalent metal transporter 1, DMT1）

金属イオンの吸収にかかわる輸送担体．鉄以外に，亜鉛，マンガン，カドミウム，銅，コバルト，ニッケル，鉛の輸送にも関与する．複数の金属イオンの吸収で同じ輸送担体を使用するため，ほかの金属イオンの摂取量による競合阻害が起こる．とくに，マンガンの吸収率は鉄の栄養状態の影響を強く受ける．

111

あり、フェリチンやヘモジデリンとして貯蔵される。骨髄においては、赤血球の合成に利用される。赤血球の寿命は約120日であり、1日に入れ替わる鉄量は約20 mgである。老化し破壊された赤血球由来の鉄は、その大部分がヘモグロビンに再合成される(図6.4)。

女性は月経により相当量の鉄を損失しており、日本人の食事摂取基準(2020年版)において、女性の鉄の推定平均必要量や推奨量は「月経なし」と「月経あり」でそれぞれ策定されている。18〜29歳女性(月経なし)の推奨量は6.5 mgである。18歳以上の月経における鉄損失量は約0.55 mgで、その損失を補うのに必要な鉄摂取量は3.64 mg($\fallingdotseq 0.55$ mg/0.15)である。したがって、18〜29歳女性(月経あり)の推奨量は10.5 mg($\fallingdotseq 6.5$ mg + 3.64)とされた。また、妊婦においては、胎児の成長に伴う鉄貯蔵、臍帯および胎盤中への鉄貯蔵、循環血液量の増加に伴う赤血球の増加があり、初期、中期、後期によって異なる付加量が設定されている。授乳婦では、母乳への損失分を補填する付加量が設定されている。

鉄欠乏の典型的な症状は貧血である。鉄欠乏は、貯蔵鉄の減少(血清フェリチン濃度の低下) → 血清鉄飽和度の減少(TIBCの上昇と血清鉄の低下) → 赤血球数の減少(ヘモグロビン濃度の低下)の流れで進行する。そのため、鉄欠乏の判定にはTIBCと血清フェリチン濃度を用い、貧血の判定にはヘモグロビン濃度を用いる(表6.3)。実際に生理的症状として認められるのは、赤血球数の減少(ヘモグロビン濃度の低下)であるからである。

鉄欠乏の原因として、疾病や月経による出血、鉄吸収障害、摂食障害、妊娠や授乳などによる鉄の需要増加などがある。貧血以外の鉄欠乏の症状には、知的障害や体温調節機能障害、免疫機能の低下などがある。鉄欠乏は、世界的に見ても大きな問題であり、鉄を添加した主食の供給を国策として実施する国もある。鉄の過剰症に、ヘモクロマトーシスがある。この疾患は、細胞や組織(肝臓や腎臓 など)に貯蔵鉄状態のヘモジデリンが過剰に沈着し、機能障害を引き起こす。

(5) 亜鉛

成人体内の亜鉛量は、男性で約2.5 g、女性で約1.5 gである。亜鉛は、300

表6.3 鉄欠乏性貧血と貧血のない鉄欠乏の診断基準

	ヘモグロビン (g/dL)	TIBC (μg/dL)	フェリチン (ng/mL)
鉄欠乏貧血	< 12	≧ 360	< 12
貧血のない鉄欠乏	≧ 12	≧ 360 または < 360	< 12
正常	≧ 12	< 360	≧ 12

日本鉄バイオサイエンス学会治療指針作成委員会、『鉄剤の適正使用による貧血治療指針(改訂第2版)』、響文社(2009)より。

種以上の酵素で活性中心を形づくり，あるいは補酵素や構造の維持などに機能する重要なミネラルである．体内の亜鉛の 95 ％以上は，イオンとして細胞内にたんぱく質と結合して存在する．亜鉛含有量の多い組織は，骨格筋（約 60 ％）と骨（約 30 ％）である．残りは，ほかの臓器や血液中に存在する．血清中の亜鉛は，約 75 ％がアルブミンと緩やかに結合し，残りは α2-マクログロブリンと強固に結合し，各組織に運搬される．赤血球中の亜鉛は，約 85 ％は炭酸脱水酵素と結合しており，約 5 ％はスーパーオキシドジスムターゼと結合する．

血清中亜鉛濃度は約 1 μg/mL で，赤血球中の亜鉛量は約 1 ng/10^6 個である．通常，組織内の亜鉛濃度は，食事からの亜鉛摂取量に影響されることはない．しかし，極端な欠乏または過剰な場合には，骨や精巣，毛髪などの影響の受けやすい組織の亜鉛濃度は変動すると考えられる．体内の亜鉛状態を反映する指標して，血清亜鉛濃度や血清アルカリホスファターゼ（ALP）値がある．ALPは亜鉛含有酵素であるため，亜鉛欠乏状態と関連する．また，血清 ALP 値の基準値は年齢によって異なるため，評価は年齢を考慮する必要がある．

亜鉛の腸管吸収率は，約 30 ％とされる．亜鉛の生体利用率は，植物性食品より動物性食品のほうが高い．これは，動物性食品には，亜鉛の吸収を阻害する物質（フィチン酸やシュウ酸，食物繊維など）が比較的少なく，吸収を促進する特定のアミノ酸（ヒスチジンやシステイン）を含むからである．亜鉛の吸収機構は二つの機序が考えられている．

① 消化により遊離した亜鉛（Zn^{2+}）が小腸内でクエン酸，ヒスチジン，システイン，メタロチオネインといった低分子有機体と結合し吸収される．

② 刷子縁において能動輸送される．

食物中の亜鉛は，おもに①の機序で吸収されると考えられる．また，亜鉛は，細胞内でメタロチオネインと結合し貯蔵される．そのため，亜鉛の吸収や血中への移行はメタロチオネインによって制御される．

亜鉛の欠乏症状として，味覚障害，皮膚障害，脱毛，免疫機能の低下，成長遅延，性腺発達障害などがある．早期産・低体重で出生した母乳栄養児では，体重が急激に増加する生後 2 ～ 9 カ月に亜鉛欠乏を発症しやすい．これは，胎児における亜鉛の貯蔵は妊娠後期に行われることと，母乳の亜鉛濃度は成乳になるにつれて減少することが関係する．また，世界的に見ても亜鉛不足は重要な問題である．食糧需給データから，世界人口の半数程度に亜鉛欠乏症のリスクがあることが示されている．とりわけ問題となるのは，亜鉛欠乏と発育不良の関連性の高さである．この亜鉛不足の問題は発展途上国で深刻であり，その亜鉛不足の解消は世界の栄養課題の一つである．亜鉛の過剰摂取の影響として，銅や鉄の吸収阻害がある．これは，DMT1 の競合によるものである．しかし，銅の過剰摂取では亜鉛の欠乏は生じない．これは，銅の摂取量は亜鉛の摂取量よりもはるかに低いレベルであるためと考えられている．

メタロチオネイン
金属イオンと結合できるたんぱく質である．通常，生体ではメタロチオネインは亜鉛を結合した形で存在する．おもなはたらきは，生体に必須な微量金属の貯蔵，重金属毒性の解毒，ラジカル消去などである．

Plus One Point
亜鉛と味覚障害
亜鉛は DNA ポリメラーゼの活性に直接関与して DNA 合成機能に影響するとともに，RNA ポリメラーゼ活性にも関与し，細胞分裂能やたんぱく質合成能という個体の成長やたんぱく質代謝の面で重要な役割を担っている．正常ラットの味細胞は約 250 時間という短い時間で味蕾の上皮基底細胞から次つぎに新生と交代を繰り返し，味覚の受容器としての機能を維持している．しかし，亜鉛欠乏ラットでは，この味細胞の回転（ターンオーバー）時間が延長する．

Plus One Point
スポーツ貧血
スポーツによって引き起こされる貧血の総称．亜鉛は汗や尿から排泄されるため，アスリートやスポーツ選手では不足しやすい栄養素であり，スポーツ貧血の一つに亜鉛欠乏性貧血がある．

113

細胞外マトリックス
細胞外間質物質ともよばれ，細胞の外に存在する不溶性物質の総称(たとえば，細胞を接着するためのコラーゲン).

（6）銅

　成人における体内の銅含量は，約80mgである．銅は，約10種類の酵素反応に必須の因子であり，エネルギー生成や鉄代謝，細胞外マトリックスの成熟，神経伝達物質の産生，活性酸素除去などに関与している（**表6.4**）．銅の約半分は骨格筋や骨に存在し，約10％は肝臓に存在する．

　血清中銅濃度は，約1mg/mLである．血清中の銅の95％はセルロプラスミンと強く結合し，残りの一部はアルブミンとは弱く結合している．セルロプラスミンは$Fe^{2+} \rightarrow Fe^{3+}$の酸化反応にかかわる．酸化された$Fe^{3+}$は，アポトランスフェリンと結合しトランスフェリンとなり体内を循環するため，セルロプラスミンは鉄代謝にも重要なたんぱく質である．

　銅の吸収率は，約50％である．食品中の銅は，おもにCu^{2+}で存在する．銅の吸収には，Cu^{2+}のまま鉄の吸収担体でもあるDMT1で吸収される経路と，十二指腸で$Cu^{2+} \rightarrow Cu^{+}$に還元されたのち，銅トランスポーター1（copper transporter 1, Ctr1）で吸収される経路の2通りが考えられている．1日に吸収される銅の総量を約5mgとすると，その約85％は胆汁由来であり，残り15％が食事由来である（**図6.5**）．また，尿や皮膚の落屑，汗からの銅の損失はきわめて少ない．

　銅の欠乏は，鉄補給により改善しない貧血，白血球や好中球の減少，骨異常，成長障害，神経系の異常，脂質や糖代謝異常などを引き起こす．これらの症状は，表6.4に示す酵素の機能不全によるもの考えられる．

　銅代謝に関連する先天性疾患として，銅欠乏症のメンケス病と銅過剰症のウィルソン病がある．ウィルソン病は，遺伝子疾患の一つであり，肝臓を中心とした細胞内銅輸送たんぱく質（ATP7B）に障害が生じ，銅の排泄ができなくなり，体内に銅が蓄積する．その結果，肝硬変やカイザー・フライッシャー角膜輪，腎障害などを引き起こす．小児期や思春期に肝障害や神経症状として発見される．

Plus One Point

鉄補給により改善しない貧血
トランスフェリンはFe^{3+}を血中輸送するが，そのためには銅含有酵素である鉄酸化酵素によるFe^{2+}のFe^{3+}への変換が必要である．銅欠乏のため，鉄酸化酵素が機能せず，結果として鉄輸送が行えなくなり，鉄欠乏性の貧血を呈する．鉄補給では改善しない．

Plus One Point

メンケス病
メンケス病は先天的な銅吸収障害である．この疾患は，銅の輸送体（ATP7A）が異常を起こすために，腸から銅を吸収することができず，体内の銅が不足する．現在までに正確な統計データはないが，発症頻度は男児12万人〜14万人に1人といわれている．患児は2〜3歳で亡くなることが多く，治療の難しい病気である．

カイザー・フライッシャー角膜輪
ウィルソン病に見られる特有な角膜周囲の銅沈着による症状．青味がかった黒褐色調の輪である．

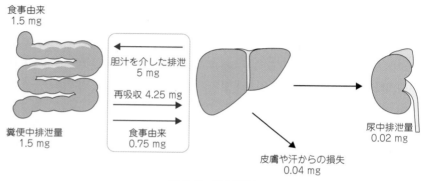

図6.5　銅の吸収

表 6.4 銅を必要とする酵素とその機能

酵　素	機　能
アミンオキシダーゼ	アミンの酸化的脱アミノ基
セルロプラスミン(フェロオキシダーゼ)	Fe^{2+} の酸化($Fe^{2+} \to Fe^{3+}$)
ヘファエスチン	Fe^{2+} の酸化($Fe^{2+} \to Fe^{3+}$)
シトクロム c オキシダーゼ	酸素に対する電子伝達
ドーパミン β-モノオキシゲナーゼ	ノルアドレナリンの合成
細胞外スーパーオキシドジスムターゼ	活性酸素の分解
リジン残基酸化酵素(リシルオキシダーゼ)	コラーゲンとエラスチンの架橋
ペプチジルグリシン α アミド化モノオキシゲナーゼ	ペプチド C 末端のアミド化
スーパーオキシドジスムターゼ 1	活性酸素の分解
チロシナーゼ	メラニンの合成
ジクロペン	Fe^{2+} の酸化

木村修一, 古野純典 監訳, 『最新栄養学(第 10 版)』, 建帛社(2014)より.

(7) マンガン

　マンガンは, 成人体内に約 12 mg(～ 20 mg)存在する. マンガンによって活性化させられる酵素は多岐にわたる. ヒトでは, マンガンによって活性化される酵素は, マグネシウムによっても活性化される. 一部例外として, マンガンによって特異的に活性化される酵素がある(グルタミン合成酵素やホスホエノールピルビン酸脱炭酸酵素など). また, ピルビン酸脱炭酸酵素, マンガンスーパーオキシドジスムターゼ, アルギン酸分解酵素は, マンガンを含む金属酵素である.

　食事中のマンガンの吸収率は, 見かけ上, 約 1 ～ 5 ％である. マンガンの吸収は DMT1 を利用するため, ほかの 2 価のミネラル(鉄や銅, 亜鉛など)の摂取量に影響を受ける. マンガンの栄養状態が良好な場合には, 吸収されたマンガンは門脈を経て速やかに肝臓に運ばれ, 胆汁を介して 90 ％以上が糞便に排泄される.

　ふだんの食生活では, マンガン欠乏が起こることはない. マンガンを多く含む食品として, 未精製の穀物や種実類, 葉野菜などある.

(8) ヨウ素

　ヨウ素は成人体内に約 15 mg 存在し, 甲状腺ホルモンの構成元素である. そのため, 体内のヨウ素の 70 ～ 80 ％は甲状腺に存在する. 甲状腺ホルモンであるトリヨードチロニン(活性化 T_3)とチロキシン(T_4)は, 遊離のチロシンからではなく, 甲状腺のろ胞細胞で合成されるサイログロブリンのチロシン残基から生合成される(図 6.6). 甲状腺ホルモンの体内恒常性は, 脳下垂体前葉から分泌される甲状腺刺激ホルモン(TSH)によって維持される. また, この TSH は, 視床下部から分泌される TSH 放出ホルモンによって調節される.

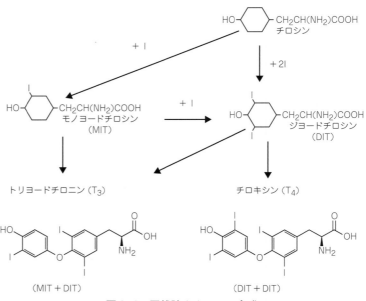

図6.6　甲状腺ホルモンの合成

Plus One Point

ヨウ素の過剰症

日常的にヨウ素を過剰摂取すると，甲状腺へのヨウ素輸送が低下する．この状態が長期間続くと，甲状腺におけるヨウ素の供給不足に陥り，甲状腺ホルモン合成量が低下する．軽度の場合には甲状腺機能低下，重度の場合には甲状腺腫が発生する．日本人は諸外国と比較してヨウ素の摂取量が多いにもかかわらず，健康被害の報告はほとんどない．これは，ヨウ素の供給源が昆布であり，吸収率がヨウ化物よりも低いことや日本人特有の食習慣が影響していることが考えられる．ちなみに，日本においても，昆布だしを1年間摂取した事例や昆布チップスを1カ月食べ続けた事例で，ヨウ素の過剰摂取が報告されている．

Plus One Point

クレチン病

先天性甲状腺機能低下症の原因は，無甲状腺症(甲状腺がない)，甲状腺低形成(甲状腺が小さい)，異所性甲状腺(甲状腺が正常の位置にない)，甲状腺ホルモン合成障害(甲状腺がうまくホルモンをつくれない)である．また，食事由来のヨウ素不足を起因とする甲状腺機能低下症は(地方性)クレチン病とよばれている．しかし，一般的には，先天性甲状腺機能低下症と(地方性)クレチン病をまとめてクレチン病とよぶ．

TSHやTSH放出ホルモンは，血中甲状腺ホルモンレベルによる負のフィードバックを受ける．

　ヨウ素はその形態によって吸収率が異なり，食卓塩に添加されているヨウ化物やヨウ素酸塩などはほぼ完全に吸収されるが，海洋植物(例：昆布)などの食品由来のヨウ素はヨウ化物よりも吸収率が低いと考えられる．体内のヨウ素栄養状態が満たされている場合には，腸管で吸収された食事由来のヨウ素の90％以上は，最終的に尿中に排泄される．そのため，尿中ヨウ素排泄量は，ヨウ素摂取量の良い指標である．

　慢性的なヨウ素欠乏では，血中甲状腺ホルモンレベルが低下し，TSHの分泌が亢進する．その結果，甲状腺の異常な肥大や過形成を起こし，甲状腺の機能が低下する．ヨウ素欠乏は，海洋資源の豊富なわが国では大きく取り上げられないが，世界的に見ると非常に重要な問題である．すなわち，ヨウ素を多く含む食品は海藻類など限定的であるため，1990年以前では，多くの国でヨウ素欠乏が大きな問題であった．現在は，ヨウ素添加塩が用いられることもあり，その数は激減した．しかし，2018年にユニセフは，世界の新生児の14％にあたる1900万人近くが，乳幼児期にヨウ素欠乏に陥っていると報告した．そのため，ヨウ素不足の解消は世界の栄養課題の一つである．妊娠中のヨウ素欠乏は，死産，流産，胎児の先天異常および胎児甲状腺機能低下(先天性甲状腺機能低下症)を招く．

（9）セレン

　食品中のセレン含有量は，植物では土壌中セレン濃度，動物ではその餌や飼

料のセレン含有量により大きく変動することが知られている．結果として，ヒトの体内のセレン量は，住んでいる地域に依存するが，約 10 mg である．セレンの多くはたんぱく質に結合した状態で存在し，セレンのおもな化学形態はセレノメチオニンである．含セレンたんぱく質は，グルタチオンペルオキシダーゼ，ヨードチロニン脱ヨウ素酵素（T_4 から活性化 T_3 にする酵素），チオレドキシンレダクターゼがあり，抗酸化システムや甲状腺ホルモン代謝において重要である．

　食品中のセレンの多くは，セレノメチオニンやセレノシステイン（イオウがセレンに置き換わったもの）を含むセレノプロテインとして存在する．遊離の含セレンアミノ酸は約 90 ％が吸収されることが示されており，食事由来セレンも同程度に吸収されると考えられる．魚介類は比較的にセレンを含む食品である．体内における余剰のセレンは，肺，尿，糞便から排泄され，体内恒常性を維持している．

　セレンの欠乏症として，克山病（Keshan disease）やカシン・ベック病がある．克山病は，1930 年代に中国の北東部から南部にかけての地域で見いだされたセレン欠乏を主因とする地方病性心筋症であり，土壌中のセレン含量が低いことがその原因とされた．カシン・ベック病は，東アジアのいくつかの地域で現在も見られる地方病性変形性関節症である．セレン欠乏が原因の一つと考えられているが，いまだに解明されていない．国内では，セレンを含まない経腸栄養剤，特殊ミルク，完全静脈栄養剤を使用した際に，セレン欠乏に陥った事例がある．セレン欠乏症状の病態として，心筋および骨格筋において心筋症や筋炎，筋痛症，赤血球の巨球性変化などが報告されている．

（10）その他のミネラル（クロム，モリブデン，コバルト，イオウ，フッ素）

　クロムは 3 価や 6 価などで存在するが，摂取するクロムイオンはおもに 3 価であり，その吸収率は約 1 ％と見積もられている．クロムは，成人体内に約 2 mg 存在する．クロムを含む化合物として，クロモジュリンがある．クロモジュリンの作用は，クロムの排泄にかかわるはたらきと，インスリンとの結合によって発揮されるインスリン受容体のチロシンキナーゼ活性の維持である．この作用は，クロムの結合していないアポクロモジュリンには認められないことから，クロムの欠乏はインスリン作用の低下を招き，耐糖能低下が生じるとされてきた．しかし，クロムによる糖代謝異常の改善には，日常摂取レベルよりはるかに多量のクロムを摂取する必要がある．クロムは，日本人の食事摂取基準（2010 年版）では推定必要量と推奨量が策定されていたが，2015 年版以降では目安量に変更された．3 価クロムの毒性は低く，ふだんの食事で過剰摂取は考えられない．また，6 価クロムイオンを過剰に摂取すると，腎臓，脾臓，肝臓，肺，骨に蓄積し毒性を発するが，自然界にほとんど存在しないため食事からの摂取リスクは小さい．

　モリブデンは，成人体内に約 9 mg 存在する．その吸収率は 90 ％程度である．

Plus One Point

日本における食品中セレン量

日本の土壌セレン含量は低値であり，国産穀・豆類のセレン含量も大半が 0.05 µg/g 未満である．しかし，日本は大量の北米産穀・豆類を輸入しているため，これを使用した食品，すなわちパン，国産パスタ，および納豆の大半は 0.3 µg/g 前後の高セレン含量を示す．また，畜産物も飼料の面でのアメリカへの依存度が高いため，肉類と卵類のセレン含量も高い．

モリブデンは，亜硫酸酸化酵素，キサンチン酸化還元酵素，アルデヒド酸化酵素の補酵素(モリブデン補欠因子)として機能する．先天的にモリブデン補欠因子や亜硫酸酸化酵素を欠損すると，多くは新生児期のうちに死に至る．モリブデン欠乏に関する報告は1例のみである．この症例では，モリブデンを含まない完全静脈栄養を18カ月継続した際に発症し，モリブデン酸塩を投与することで消失した．

コバルトはビタミン B_{12} の構成成分として知られている．したがって，その生理作用はビタミン B_{12} の作用に準じる．しかし，B_{12} としての量は体内コバルトの15％程度であり，それ以外のコバルトの役割はよくわかっていない．

イオウは，メチオニン，システイン，シスチンなどの含硫アミノ酸やケラチン，ヘパリン，グルタチオン，インスリン，チアミン，ビオチン，パントテン酸,コンドロイチン硫酸,アセチルCoAなどの化合物の構成成分となっている．成人体内に約100〜150g存在している．おもな供給源は食品たんぱく質中のメチオニンやシステインであり，たんぱく質摂取量が足りている場合には，イオウ不足になることはない．

フッ素は，日本人の食事摂取基準では扱われていないが，WHOとFAOはフッ化物を必須栄養素として位置づけており，またアメリカの食事摂取基準で扱われている．フッ素は，成人体内に約2.6g含まれており，そのうち95％は骨や歯などの硬組織に含まれる．歯の形成時に，フッ化物が取り込まれるとフルオロアパタイトが形成される．これは，歯質の主成分であるヒドロキシアパタイトよりも耐酸性に優れ，う歯の罹患リスクを低下させる．また，フッ化物は歯垢中の細菌類の酸産生を阻害し，同時にエナメル質の再石灰化を促進する．フッ化ナトリウムは，用量依存的に脊椎骨量を増加させることが報告されているが，骨粗鬆症の患者に対しても同様の効果が得られるかは明らかになっていない．食品中のフッ化物は胃と小腸上部で吸収され，その吸収率は50〜80％である．吸収されたフッ化物の約50％は石灰化組織に蓄積され，残りは尿中に排泄される．フッ化物の再吸収は尿細管内のpHに依存し，pHが酸性側にあるときは再吸収率が高くなり尿中排泄量は減少する．フッ化物の過剰摂取は，斑状歯(歯のエナメル質に白濁斑，ひどくなるとエナメル質の実質欠損)を引き起こす．

6.3 主要な電解質(ナトリウム，カリウム，塩素)

ナトリウムは細胞外液の主要な陽イオンとして，対照的にカリウムは細胞内液の主要な陽イオンとして存在する．また，塩化物(塩素イオン)イオンは主要な細胞外液陰イオンである．体内のナトリウムの分布は，細胞外液に約50％(約140 mEq/L)，細胞内液に約10％(約14 mEq/L)，骨に約40％に存在する．骨に含まれるナトリウムの一部は，ナトリウムの供給に利用できる．体内の塩素は，約70％(約105 mEq/L)が細胞外液に存在する．体内のカリウムは，そ

のほとんど（約 150 mEq/L）が細胞内液に存在し，細胞外液にはわずか 2 ％（約 4 mEq/L）程度しか存在しない．

　摂取したナトリウムはそのほとんどが体内に吸収される．余剰分のナトリウムはほとんどが尿中に排泄される．日本人の食事摂取基準（2020 年版）において，18 歳以上のナトリウムの推定平均必要量は 0.6 g/日（食塩相当量 1.5 g/日）である．しかし，日本人の食塩摂取量は約 10 g であり，ふだんの食生活では不足や欠乏の可能性はほとんどない．したがって，日常摂取しているナトリウムのほとんどは余剰となり尿中に排泄されるため，24 時間尿中ナトリウム排泄量からナトリウム摂取量（食塩摂取量）を推定することができる．体内のナトリウム代謝の調節は水分代謝と密接に関連しており，腎交感神経系，レニン・アンジオテンシン・アルドステロン系，心房性利尿ホルモン（ANP），抗利尿ホルモン（ADH）などによって行われる（図 6.7）．また，塩素も摂取した量のほとんどが体内に吸収されるが，そのほとんどが尿中に排泄される．摂取する塩素は大部分が食塩由来であるため，尿中塩素排泄量からも食塩摂取量を推定することができる．

　摂取したカリウムのほとんどが体内に吸収される．カリウムは回腸や大腸で一部排出されるため，カリウム摂取量に対する尿中排泄率は 77 ％と報告されている．ふだんの食事でカリウムが不足や欠乏する可能性はほとんどなく，吸収されたカリウムのほとんどは尿中に排泄される．そのため，尿中排泄量から摂取量を推定することができる．また，諸外国と比較してわが国のナトリウムとカリウムの摂取状況は，ナトリウム摂取量が多く，カリウム摂取量が少ない傾向にある．そのため，日本人の食事摂取基準（2020 年版）において，生活習慣病（例：高血圧）の発症予防のために，両者ともに目標量（ナトリウムは上限，カリウムは下限）が設定されている．カリウムには (1) ナトリウム排泄促進作用，(2) 血圧低下作用が報告されている．(1) は腎臓のレニン・アンジオテンシン・アルドステロン系を抑制する．その結果，尿細管におけるナトリウムの再吸収が抑制され，尿中へのナトリウム排泄が促進される．また，カリウムは腎臓の血管内皮細胞や尿細管でのプロスタグランジンの産生を促し，それによりナトリウムの再吸収抑制作用を亢進する．(2) は，カリウムの増大が膜の Na^+，K^+-ATP アーゼを活性化し血管平滑筋を拡張することにより，降圧効果がもたらされる．これらのことから，腎機能に問題がない健康な成人においては，ナトリウムの摂取を抑え，カリウム摂取を増やす食習慣が重要である．実際，食事中や尿中のナトリウム/カリウム比は，高血圧や循環器疾患リスクと関連することが報告されている．また，摂取ナトリウム/カリウム比を下げる高血圧予防のための食事療法（DASH 食）も注目されている．一方，腎臓はカリウムの恒常性維持に必要不可欠な臓器であり，腎機能障害がある場合には高カリウム食は高カリウム血症を引き起こすため，導入には注意が必要である．

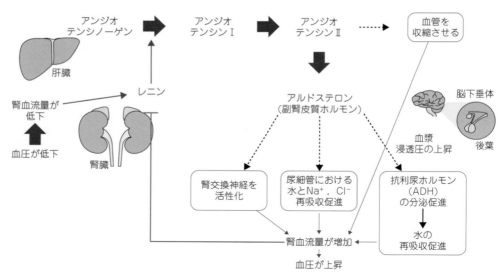

図6.7 水分とナトリウムの関係

Plus One Point

DASH(dietary approaches to stop hypertension)食

DASH食は，アメリカで高血圧改善のために推奨された食事法で，降圧効果も報告されている．もともとのDASH食は，ミネラル(カリウムやカルシウム，マグネシウム)や食物繊維，たんぱく質の摂取を促し，飽和脂肪酸とコレステロールの摂取を減らす食事のことである．具体的な食事内容としては，野菜や果物，低脂肪の乳製品，魚類などを積極的に摂り，逆に，牛肉や豚肉(脂身)，甘いお菓子，砂糖を含むソフトドリンク類を控えるといったことがあげられる．DASH食の狙いは，余分な塩分を排出し血圧上昇を抑えることである．また，日本においては，DASH食と減塩食を併用した食事指導も実施されている．

6.4　活性酸素とミネラル

　ヒトのエネルギー産生は，ミトコンドリアの電子伝達系での酸化的リン酸化が中心であり，その反応過程で大量の酸素が消費される．体内に取り込まれた酸素の数％は，常にさまざまな酸素代謝系により，スーパーオキシド(O_2^-)，過酸化水素(H_2O_2)，ヒドロキシラジカル($\cdot OH$)，次亜塩素酸(ClO^-)などの活性酸素に変化する．活性酸素は，反応性が高くなった酸素とその関連分子のことを指す．そのなかでも不対電子をもつスーパーオキシドやヒドロキシラジカルはフリーラジカルとよばれ，非常に反応性が高い．そのため，フリーラジカルの多くは，体内で脂質，たんぱく質，糖質，核酸などを攻撃し，その機能を障害する．この性質は，体内に侵入する微生物に対して殺菌作用としてはたらき，生体防御の役割を果たす．一方で，活性酸素は，宿主の生体機能を障害するかもしれない有毒反応産物を増加させる．そのため，生命維持には，不要な活性酸素を効率よく分解処理する必要がある(図6.8)．

　生成されたスーパーオキシドは，スーパーオキシドジスムターゼ(SOD)によって過酸化水素に変換される．1分子の過酸化水素はカタラーゼによって1分子の水と1/2分子の酸素に分解される．また，過酸化水素は還元性をもつイオン(Fe^{2+}やCu^+)と反応し，ヒドロキシラジカルを生じる．そのほかには，グルタチオンペルオキシダーゼによって，1分子の過酸化水素と2分子の還元型グルタチオンから，1分子の水と1分子の酸化型グルタチオンが合成される．この反応によって生じた酸化型グルタチオンはグルタチオンレダクターゼによりグルタチオンに還元される(このとき$NADPH + H^+$は$NADP^+$に酸化される)．

　SODには，活性中心に銅と亜鉛の2価金属イオンをもつCu/Zn-SOD，鉄

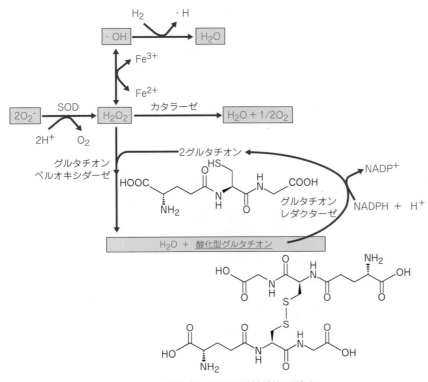

図6.8　生体内における活性酸素の除去

やマンガンといった3価金属イオンをもつFe-SODやMn-SODがある．2価
金属イオンをもつSODは細胞質に多く局在し，3価金属イオンをもつSODは
ミトコンドリア内に多く局在する．カタラーゼは，鉄ポルフィリンを活性中心
にもつ金属たんぱく質である．また，グルタチオンペルオキシダーゼはセレノ
システイン残基としてセレンを含み，酵素反応はセレンシステイン部位で起こ
る．そのため，グルタチオンペルオキシダーゼの抗酸化能はセレンに依存する．
活性酸素の除去にかかわる重要な酵素において金属イオンは必要不可欠であ
り，これらの微量ミネラルの栄養状態を維持することは，抗酸化能の維持とい
う観点からも非常に重要である．

6.5　呼吸酵素とミネラル

　電子伝達系は呼吸鎖ともよばれ，そこでエネルギー産生にかかわる酵素は呼
吸酵素とよばれる（表6.5）．表で示すように，鉄や銅は電子伝達系によるエネ
ルギー産生において，とくに重要なミネラルである．

表6.5　代表的な呼吸酵素と関連するミネラル

複合体	酵素名	関連するミネラル
Ⅰ	NADH デヒドロゲナーゼ	鉄－硫黄クラスター
Ⅱ	コハク酸デヒドロゲナーゼ	鉄－硫黄クラスター シトクロム(鉄たんぱく質)
Ⅲ	ユビキノール－シトクロム c レダクターゼ	鉄－硫黄クラスター シトクロム(鉄たんぱく質)
Ⅳ	シトクロムオキシダーゼ	シトクロム(鉄たんぱく質) 銅イオン

練 習 問 題

次の文を読み，正しければ○をつけ，誤っていれば例題にならって下線部を訂正しなさい．複数の下線がある場合，すべてを訂正するとはかぎらない．

重要 ☞ （1）必須性が認められているミネラルは16種類である．日本人の食事摂取基準(2020年版)では，そのうちのすべてに摂取基準が定められた．

重要 ☞ （2）血清中カルシウム濃度が低下したときに分泌されるのは，副甲状腺ホルモン(PTH)である．

■出題傾向と対策■
カルシウムの体内恒常性維持の機構は，理解しておこう．

重要 ☞ （3）ビタミンKは，腸管におけるカルシウムの吸収を促進する．

（4）骨粗鬆症は，高齢期ではとくに男性に多い．

（5）血清リン濃度が上昇すると，副甲状腺ホルモン(PTH)と線維芽細胞増殖因子23(FGF-23)の分泌が増加する．

■出題傾向と対策■
鉄の消化と吸収，体内恒常性維持の機構は，理解しておこう．

（6）ヒトは，フィチン酸由来のリンを活用できる．

（7）体内のマグネシウムの2/3は，筋肉などの軟組織に存在する．

（8）酸化マグネシウムは，下痢の治療に用いられる薬剤である．

重要 ☞ （9）鉄の吸収率は，非ヘム鉄よりヘム鉄のほうが高い．

（10）体内の鉄が過剰な状態において，摂取した鉄は尿により体外に排泄される．

（11）鉄欠乏の典型的な症状は貧血，典型的な過剰症はヘモクロマトーシスがある．

（12）亜鉛の吸収には，ヒスチジンやシステインがかかわっている．

■出題傾向と対策■
各ミネラルの欠乏症と過剰症は要チェック．

（13）亜鉛の代表的な欠乏症状に，味覚障害がある．

（14）セルロプラスミンやヘファエスチンは，鉄を還元する．

（15）ウィルソン病は，銅の排泄障害による過剰症である．

（16）ヨウ素は，副腎皮質ホルモンの合成に必要である．

（17）慢性的なヨウ素欠乏では，甲状腺の異常な肥大や過形成を起こす．

（18）セレンの代表的な欠乏症として，克山病やクレチン病がある．

（19）クロムは，インスリン作用にかかわる．

重要 ☞ （20）レニン・アンジオテンシン・アルドステロン系は，血圧低下にかかわる．

重要 ☞ （21）日本人の食事摂取基準(2020年版)において，ナトリウム(食塩)とカリウムは目

標量が設定されている.

(22) DASH 食は，糖尿病予防のための食事プログラムである.

(23) スーパーオキシドジスムターゼ(SOD)の活性中心には，銅，亜鉛，マンガン，鉄，セレンなどのミネラルが存在する.

■出題傾向と対策■
ナトリウムやカリウム，カルシウム，鉄などの食事摂取基準は覚えておくとよい.

7 水分と電解質の代謝

7.1 水の出納

ヒトの体内に最も多く存在する物質は水であり，生命維持には欠かせない物質である．水は，その極性のためにさまざまな物質を溶かす性質があり，体内では栄養素や代謝産物などを溶かすことにより移動や輸送の媒体となる．また，生体内での化学反応の場の形成や，老廃物の体外への排出などの機能を担っている．さらに，浸透圧の調節や発汗による体温調節にも関与している．

このように重要な機能をもつ水は，体内でほぼ一定量に維持されており，体重の2％の水が失われると口渇や尿量の減少が現れる．4〜5％失われると頭痛やめまいなどの脱水症状が現れ，さらに8〜10％の欠乏で昏睡やショックなどが現れ，20％にも及ぶ脱水では生命活動が危ぶまれる．

（1）水の体内分布

水は体内では，成人男性で体重の約60％，成人女性で約55％を占めている．女性は男性よりも体脂肪が多いため，水分の割合は小さい．同様に，肥満者は，やせの人より水分の割合が小さくなる．また年齢による違いもあり，新生児は70〜80％と多いが，高齢者では約50％と少なくなる．

体内の水分は，細胞内液と細胞外液に分けられ，さらに細胞外液は間質液と血漿に分けることができる（図7.1）．

（2）水の摂取

健康な成人の1日の水の出納量は約2500 mLであり，水分摂取量と排泄量はほぼ一定に保たれている（図7.2）．

水は，成人では飲料水として約1200 mL，食物中の水として約1000 mLが1日に摂取される．さらに，摂取した栄養素がエネルギー源として酸化分解されるとき，エネルギーとともに水が産生される．これを代謝水といい，各栄養素1 gにつき産生される代謝水は，糖質0.56 mL，脂質1.07 mL，たんぱく質0.41 mLで，成人では1日合計が約300 mLにもなる．

（3）水の排泄

水はその摂取量と同じ量が，尿，不感蒸泄，糞便として排泄される．なかでも尿は最も量が多く，1日に約1500 mL排泄される．このうち約1000 mL

Plus One Point

体内水分の分布

成人の体内水分量のうち，細胞内液は2/3，細胞外液は1/3である．また新生児の体内水分量（体重の80％）のうち，細胞内液および細胞外液はそれぞれ50％でほぼ等量である．それに対して高齢者の体内水分量（体重の50％）は，細胞内液が3/5，細胞外液2/5を占める．

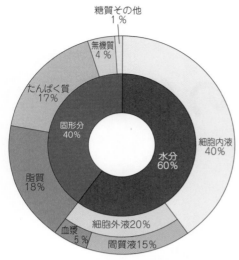

図7.1　体内の水分量（成人男性）

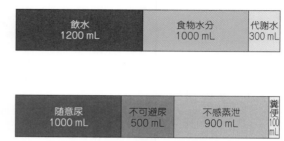

図7.2　成人の水の出納（1日あたり）

は随意尿といい，摂取した水分量に影響され，体内水分量を一定に保つはたらきをしている．それに対して残りの約 500 mL は不可避尿といい，体内で生じた老廃物を含む代謝産物を排泄するために最低限必要な尿である．

また消化管には，消化管粘膜や付属腺から 1 日に約 7000 ～ 8000 mL の水が，消化液や分泌液として流入する．その約 98 ％は再吸収されるため，糞便中への水の排泄量は約 100 mL と少ない．

さらに，不感蒸泄として 1 日に約 900 mL の水が失われる．不感蒸泄とは，水が無意識のうちに皮膚や粘膜から蒸散して，体から失われることで，その量は皮膚から約 500 mL，肺（呼気）から約 400 mL である．不感蒸泄は体温調節に深くかかわっており，身体からの熱の発散の 20 ～ 25 ％がこれによるものである．また不感蒸泄には汗は含まれない．

このように，不可避尿と不感蒸泄はヒトが生きていくために必要な水の排泄といえる．この両方を合わせた約 1400 mL と，糞便中の水分約 100 mL を合計した約 1500 mL から，代謝水約 300 mL を差し引いた約 1200 mL は，最低限摂取しなければならない水分量で，これを不可避水分摂取量という．

（4）脱水，浮腫

（a）脱水

体液の量とその浸透圧は，おもに腎臓で水とナトリウムの再吸収を調節することにより，一定の範囲に保たれている．多量の発汗などにより体内の水分量が減ると，循環血漿量の減少や血漿浸透圧の上昇をシグナルとして，抗利尿ホルモン（バソプレシン，ADH）が分泌され，腎臓での水の再吸収を促進して体液量は増加し，浸透圧は正常に戻る．

一方，体内の水分量が過剰になり細胞外液の浸透圧が低下すると，抗利尿ホ

バソプレシン

アミノ酸 9 個からなるペプチドホルモンの 1 種で，視床下部で合成され，循環血漿量の減少や血漿浸透圧の上昇に伴い，下垂体後葉から分泌される．おもな作用は水分再吸収と血圧上昇である．このホルモンは，腎臓の集合管に存在する受容体刺激を通して，水分の再吸収を促進する．この作用により尿量が減少するため，抗利尿ホルモン（antidiuretic hormone, ADH）ともいわれる．アルコールによる分泌抑制はよく知られている．ちなみに，同様に下垂体後葉から分泌される，幸せホルモンとして知られるオキシトシンとは，アミノ酸 2 個の違いにすぎない．

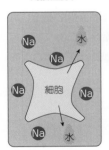
高張性脱水

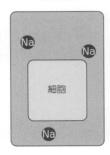
等張性脱水

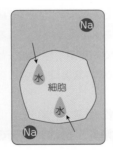
低張性脱水

図7.3 脱水の種類

ルモンの分泌が抑制される．その結果，尿量が増加することで体液量は減少し，浸透圧も正常に戻る．

体液量が不足した状態が脱水であり，高張性脱水（水分欠乏型脱水），等張性脱水，低張性脱水（ナトリウム欠乏型脱水）に分類される（図7.3）．

水分欠乏症の高張性脱水では，水分の喪失や摂取不足が原因で細胞外液が濃縮して電解質濃度が高まり，浸透圧が上昇する．細胞内外に浸透圧の差が生じ，水が細胞内から細胞外に移動して細胞内脱水の状態になる．血漿浸透圧の上昇によって口渇感が生じるため，意識が明確な場合は，飲水すれば改善される．水分の摂取不足，嘔吐，下痢，過剰な発汗，尿崩症，高齢者では腎機能の低下や口渇中枢の減退，乳幼児では腎機能の未発達と口渇を周りに伝えられないこと，その他，口渇中枢の障害などがおもな原因である．

等張性脱水は，出血，下痢，嘔吐，熱傷などで大量の細胞外液の水分と電解質の両方が急速に失われた場合に見られ，浸透圧の変化を伴わないため，細胞内外の水の移動はない．血液量の減少による血圧低下のため，頭痛やめまい，吐き気などの症状が見られる．

低張性脱水では，多量の発汗や下痢，嘔吐などが原因で，水分とともに多量のナトリウムが喪失し，細胞外液の浸透圧が低下する．相対的に浸透圧の低くなった細胞外液の水が細胞内に移行し，結果として循環血漿量が減少し，血圧低下，顔面蒼白，頻脈，四肢冷感などの症状が現れる．さらに症状がひどくなると，局所的貧血になり，腎不全を起こすことがある．また，細胞内液の増加により頭蓋内圧が亢進して倦怠感，食欲不振，頭痛なども起こる．

（b）浮腫

浮腫とは，皮下の間質（組織間）に過剰な水が貯まる状態のことで，水分吸収量が排泄能力を超えたときや排泄障害が起きたときに見られ，とくに間質組織のきめが粗く組織圧の低い部分，たとえば眼瞼や，重力の負荷によって下肢に認められやすい．浮腫には，静脈やリンパ管のうっ滞，局所の炎症などで生じる局所性浮腫と，なんらかの疾患が原因の全身性浮腫に分けられる．局所性浮腫の原因としてアレルギーや炎症，静脈瘤などがあるが，長時間にわたって座位で過ごすような職種や妊産婦，高齢者などでは，下肢の循環不全による浮腫

が見られる．

　全身性の原因として，ネフローゼ症候群などの腎疾患，肝硬変，心不全，栄養障害などによる水分排泄障害がある．浮腫の解消には，原因となっている疾患の治療が重要であるが，対症療法として利尿薬が処方される．腎疾患による浮腫ではナトリウム（食塩）摂取の制限が有効である．

7.2　電解質代謝と栄養
（1）水・電解質・酸塩基平衡の調節
　電解質は，体液中で電離してイオンになる物質で，神経や筋肉の細胞機能を維持し，体液の浸透圧や体液量，また pH の調節などの機能を担っている．細胞内液と細胞外液のおもな電解質の分布は，図7.4のように大きく異なる．体液中には Na^+，K^+，Ca^{2+}，Mg^{2+} のような陽イオンや，Cl^-，HPO_4^{2-}，HCO_3^-，SO_4^{2-} などの陰イオンのほか，各種の有機酸やたんぱく質などが存在している．細胞内液にはおもに K^+，Mg^{2+}，HPO_4^{2-}，たんぱく質などが，細胞外液には Na^+，Cl^-，HCO_3^- などが見られる．このような電解質の組成は，細胞機能の維持に必須であり，体液の浸透圧を一定に保ち，体液量や pH の調節に役立っている．

　体液 pH は，酸・塩基平衡によって pH 7.4 ± 0.05 の範囲で保たれている．血液の pH 下降にはたらく代謝異常をアシドーシスとよび，逆に，pH 上昇にはたらく代謝異常をアルカローシスとよぶ．血液の pH が 7.35 未満の状態をアシデミア（酸血症），7.45 以上の状態をアルカレミア（アルカリ血症）という．

　この調節は，体液の電解質（炭酸−重炭酸緩衝系，リン酸塩系，たんぱく質系），呼気中への炭酸ガス排出，腎臓での酸の排出などによって行われている．なかでも，酸の H_2CO_3 とアルカリの HCO_3^- による緩衝作用である炭酸−重炭酸緩衝系は中心的役割を担っており，血中に H^+ を放出する酸が産生されると，血中の HCO_3^- によって中和される．この反応で H_2CO_3 となり，さらに二酸化炭素と水に分解される（H^+ ＋ HCO_3^- → H_2CO_3 → H_2O ＋ CO_2）．二酸化炭素は，静脈血で肺に運ばれ，呼気として体外に排出される．肺疾患など肺での換気能の低下により二酸化炭素の排出が困難になると，血液は酸性に傾き（呼吸性アシドーシス），逆に，過呼吸により二酸化炭素が過剰に排出されると，血液はアルカリ性に傾く（呼吸性アルカローシス）．

　また，糖尿病などの疾患による体内での酸の産生過剰や，慢性腎不全などによる体外への酸の排泄障害，重度の下痢による HCO_3^- 喪失では，代謝性アシドーシスとなる．逆に，炭酸水素ナトリウム（重炭酸ナトリウム）の過剰摂取や激しい嘔吐による胃酸の喪失では代謝性アルカローシスとなる．

（2）血圧とナトリウムおよびカリウム
　体液の浸透圧の維持に Na^+，Cl^- は細胞外液の，K^+ は細胞内液のおもな電解質として，重要な役割を果たしている．食塩（NaCl）の過剰摂取は，細胞外液

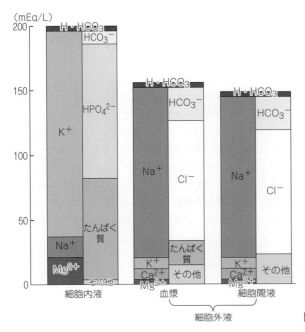

図7.4 体液の組成

のナトリウム濃度の増加を引き起こし，前述のバソプレシンによる腎臓における水分再吸収促進の結果，細胞外液量が増加して血圧が上昇する．日本人の食事摂取基準（2020年版）では，ナトリウム（食塩相当量）について，成人（18歳以上）の男性および女性の目標量を，それぞれ7.5 g/日未満，6.5 g/日未満としている．さらに高血圧および慢性腎不全（CKD）の重症化予防を目的とした量として，新たに6.0 g/日未満が設定された．

　しかし，食塩による血圧の上昇には個人差があることが知られており，食塩感受性とよばれる．体液のナトリウム量はレニン・アンジオテンシン・アルドステロン系で維持されており，アンジオテンシノーゲンの遺伝子多型などといった遺伝因子の違いが食塩に対する感受性に関係すると考えられている．

　一方，カリウム摂取量の増加は，ナトリウムの尿への排泄を促し，血管平滑筋の弛緩や交感神経系の抑制，末梢血管の抵抗性を減少させるため血圧を低下させる．

レニン・アンジオテンシン・アルドステロン系
6章参照．

アンジオテンシノーゲンの多型
アンジオテンシノーゲンの遺伝子多型に，第2エクソン（12章参照）M235T（235番目のメチオニンがトレオニンに置換されている）がある．日本人の80％を占めるとされるTタイプは，食塩感受性や食塩嗜好性も高いことがわかっている．

スポーツドリンクと経口補水液

スポーツドリンクは，スポーツなどで汗をかくことによって失われた水分やミネラルの補給のために開発された清涼飲料水の一種である．これには，ヒトの安静時の体液とほぼ同じ浸透圧に合わせた「アイソトニック」(isotonic の "iso" は「等しい」，"tonic" は「張性：溶液の浸透圧の状態」の意味)と，それより低い浸透圧の「ハイポトニック」(hypotonic の "hypo" は「低い」の意味)がある．前者は運動の前後に，後者は運動中の飲用に適している．ただ，スポーツドリンクは，運動後のエネルギー補給のために糖分が多く含まれているものがある．そのため，多量の発汗による脱水症の予防以外での飲用には注意が必要である．

これに対して経口補水液(oral rehydration solution, ORS)には，水に食塩とグルコース，多くはアミノ酸も溶けている．そもそもはユニセフが，発展途上国の脱水症患者の有効かつ安価で簡便な治療のために実践したものであった．小腸ではグルコースと Na^+ の共輸送系が存在するが，これらが吸収される際に水も同時に吸収される．そのため下痢などで大腸の機能が不十分でも，小腸で水分を補給することができる．

練 習 問 題

次の文を読み，正しければ○をつけ，誤っていれば例題にならって下線部を訂正しなさい．複数の下線がある場合，すべてを訂正するとはかぎらない．

重要 ☞
■出題傾向と対策■
体内の水の分布と出納について把握しておこう．

（1）水は，成人男性では体重の約 60 ％を占めており，その 1/3 は <u>細胞外液</u> である．

（2）栄養素の代謝で産生する水は，不感蒸泄で喪失する水より <u>少ない</u>．

（3）栄養素 1 g 当たりの代謝水は，<u>脂質</u> が最も多い．

（4）成人より新生児のほうが，体重当たりの体内水分量は <u>少ない</u>．

（5）不感蒸泄は体温調節に <u>かかわっている</u>．

（6）不可避尿量は，<u>水分摂取量の影響を受ける</u>．

重要 ☞
■出題傾向と対策■
脱水の種類と特徴について理解しておこう．

（7）細胞外液の浸透圧が上昇すると，下垂体後葉から <u>アドレナリン</u> が分泌される．

重要 ☞
（8）<u>低張性脱水</u> では，電解質を含む水を補給する．

重要 ☞
（9）ナトリウム欠乏型脱水では，血漿浸透圧が <u>高く</u> なる．

（10）アシドーシスとは，体液の pH が正常より <u>高く</u> なり，水素イオンが増加する方向への代謝状態を指す．

重要 ☞
（11）細胞外液のおもな陽イオンは，<u>Na^+</u> である．

■出題傾向と対策■
体内の電解質の分布について理解しておこう．

（12）日本人の食事摂取基準(2020 年版)では，成人(18 歳以上)の男性および女性のナトリウム(食塩相当量)の目標量は，<u>8.0 g/日未満，7.0 g/日未満</u> である．

8 食物繊維・難消化性糖質の作用

　食物中には，五大栄養素のように，消化吸収を受け，直接，生体内で利用される成分のほかに，不消化成分ではあるが，私たちの体のなかでなんらかの機能を果たしている成分がある．この食物成分のことを機能性非栄養成分とよび，食物繊維や難消化性糖質がこれにあたる．

8.1　食　物　繊　維

　食物繊維は，長年，栄養学的に価値がないものとして関心が払われず，むしろ食べすぎると消化管に対して負担をかけるうえ，栄養素の消化吸収率までも低下させると考えられてきた．また，米や小麦粉中の食物繊維は食感を損なうために，食品加工の段階で排除されてきた．その結果，加工食品はおいしくなり，栄養価も上がったが，その反面，大腸がん，消化器系の病気，糖尿病，心臓病，肥満などの生活習慣病への罹患率が急増した．これらの疾患と食物繊維との因果関係にいち早く気づいたバーキット（D. P. Burkitt）は，疫学的調査から高繊維食が大腸がんの発症を防ぐことができるという作業仮説を1971（昭和46）年に提唱した．これが一躍研究者らの脚光をあびる結果となり，それ以降，食物繊維の栄養学的意義を探る研究が進んだ．

　今日では，食物繊維が生活習慣病を予防する生理的効果をもつことがさまざまな研究から明らかになっており，食物繊維の栄養学的な重要性が認められている．

（1）食物繊維の定義

　私たちが今日使用している食物繊維（ダイエタリーファイバー，dietary fiber）ということばを，はじめて用いたのはヒスプレー（E. H. Hispley）である〔1953（昭和28）年〕．しかし，その当時は食物繊維の生理的効果は知られておらず，植物性食品中に含まれ，体内で利用されない炭水化物のことのみを指して使われた用語であった．1976（昭和51）年に入り，トロウェル（H. C. Trowell）が食物繊維を「ヒトの消化酵素により消化されない植物細胞成分」と定義づけた．その後，動物性の難消化性成分のなかにも，植物成分と同様な生理的効果のあることが明らかになった．そこで，現在では食物繊維とは「ヒト

灰 分

有機物を550℃で加熱して燃焼させた残り分と定義されている. これは, 食品中の無機質総量に相当するが, 灰化後の無機質は酸化物や熱に安定な塩類であり, さらに灰化中に一部の元素が気化するので, 量的には食品中の無機質と一致しない.

の消化酵素によって消化されない食物中の難消化性成分の総体」と定義されている.

（2）食物繊維の分析法

　現在, 広く用いられている食物繊維の分析法はプロスキー法の改良法である.

　食物繊維を不溶性食物繊維と水溶性食物繊維とに分画して定量を行う方法である. その概要を図8.1に示す. 最初に, 脱脂した食品中の糖質とたんぱく質を酵素で加水分解し, この不溶残渣を不溶性食物繊維とする. 次に可溶画分にエタノールを添加して, 沈殿させたものを水溶性食物繊維とする. さらに各画分中に混在する非消化性たんぱく質と灰分を別途定量し, それらを差し引いて,

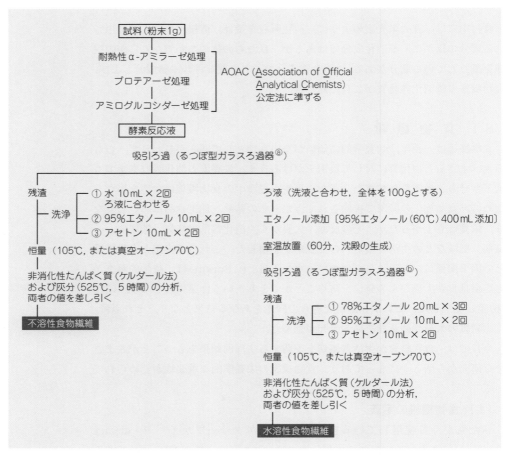

**図8.1　不溶性食物繊維と水溶性食物繊維に分画して定量する
プロスキー法の改良法**

注1：るつぼ型ガラスろ過器は, あらかじめセライト0.5gを入れ, 洗浄し, 恒量を求めておく. 使用に先立ち, ⓐの場合は水で, ⓑの場合は78％エタノールでそれぞれろ過面を湿らせ, 逆さにしてもベットがくずれないようにする.

注2：ブランク試験も同時に行う.

$$食物繊維（\%）= \frac{乾燥残渣 -（非消化性たんぱく質+灰分）-ブランク値}{試料} \times 100$$

桐山修八, 印南　敏 編, 『改訂新版　食物繊維』, 第一出版(1995)より.

表 8.1　食品中の食物繊維の含量　　(g/ 可食部 100 g)

食 品 名	食物繊維総量	水溶性食物繊維	不溶性食物繊維
穀類			
水稲めし・精白米　うるち米	0.3	0	0.3
角形食パン　食パン	2.2	0.4	1.9
中華めん・生	0	0	0
いも類			
さつまいも(塊根, 生, 皮つき)	2.8	0.9	1.8
じゃがいも(塊茎, 皮つき, 生)	0	0	0
豆類			
糸引き納豆	6.7	2.3	4.4
木綿豆腐	0.4	0.1	0.3
野菜類			
キャベツ(結球葉, 生)	1.8	0.4	1.4
ごぼう(根, 生)	5.7	2.3	3.4
にんじん(根, 皮つき, 生)	2.8	0.7	2.1
ほうれんそう(葉, 冬採り, 生)	2.8	0.7	2.1
西洋かぼちゃ(果実, 生)	3.5	0.9	2.6
果実類			
いちご・生	1.4	0.5	0.9
ネーブル・砂じょう・生	1.0	0.4	0.6
キウイフルーツ(緑肉種, 生)	2.6	0.6	2.0
バナナ・生	1.1	0.1	1.0
りんご・皮なし・生	1.4	0.3	1.0
きのこ類			
えのきたけ・生	3.9	0.4	3.5
乾しいたけ・乾	46.7	2.7	44.0
生しいたけ・菌床栽培・生	4.6	0.4	4.1
藻類			
あまのり・ほしのり	31.2	―	―
てんぐさ・寒天	1.5	―	―
ひじき・ほしひじき・ステンレス釜・乾	51.8	―	―

日本食品標準成分表 2020 年版(八訂), 文部科学省科学技術・学術審議会資源調査分科会 報告(2020)より.

それぞれの食物繊維量としている(酵素・重量法). 日本食品標準成分表 2010 には, この分析法が採用されている. ただし, 藻類については水溶性と不溶性の食物繊維を分別定量することが困難なため, 総量のみが示されている(表8.1).

(3) 食物繊維の分類

食物繊維は, 水への溶解性から, 水に溶けない不溶性食物繊維(insoluble dietary fiber, IDF)と水に溶ける水溶性食物繊維(soluble dietary fiber, SDF)とに大別される(図8.2). 不溶性食物繊維には, 植物細胞壁に由来するセルロース, ヘミセルロース, リグニン, きのこ類の細胞壁や甲殻類のえびやかにに含まれるキチン, さらには, キチンを化学処理(脱アセチル化)してできるキト

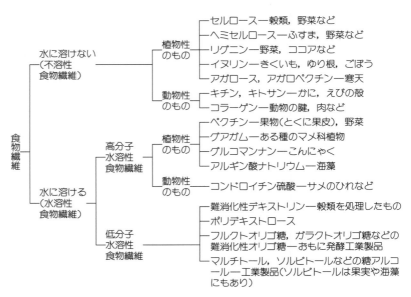

図8.2　食物繊維の分類と所在
日本農芸化学会 編，『何を食べたらよいのか』，学会出版センター（1999）より．

Plus One Point

レジスタントデンプン（レジスタントスターチ）

熱加工したデンプンのなかには小腸内での消化を免れるものがあり，これをレジスタントデンプンとよぶ．レジスタントデンプンは，大腸に送られると腸内細菌によって分解されてしまう．アミロースの老化中に形成されるので，じゃがいものような高アミロース食品中には大量に形成される．レジスタントデンプンを食物繊維とみなすべきかどうか，現在も議論は分かれているが，レジスタントデンプンが，整腸作用や大腸がんの予防効果，血糖値やコレステロール値の上昇抑制効果といったような食物繊維と同じような生理作用をもっていることがわかっている．

サンなどがある．水溶性食物繊維には，植物細胞の間隙に含まれるペクチン，植物ガム質のグアガム，海藻に含まれるアルギン酸ナトリウム（褐藻類）などがある．ちなみに，ほとんどの植物性食品は，両方の食物繊維を含んでいる（表8.1参照）．

（4）食物繊維の生理作用

食物繊維の生理作用は，その物理化学的性質に基づいている．その性質とは，保水性，イオン交換能，吸着能，粘性，発酵性などである．これらは，食物繊維の種類，とりわけ，水溶性か，不溶性かによって大きな違いがあるが（表8.2），以下のような効果が見られる．

（a）大腸がんの発生を抑える

不溶性食物繊維は，大腸で水を吸収し膨潤することで，便重量を増加させる．その結果，排便が促され，便の腸内通過時間が短縮される．一方，水溶性食物繊維は，腸内細菌により発酵を受け，短鎖脂肪酸を生成する．その発酵分解産物は大腸を刺激して排便を促し，やはり便の腸内通過時間を短縮する．いずれの食物繊維も大腸と発がん物質との接触時間を短縮させる効果があり，これが大腸がんの発生を抑えると考えられている．

また，腸内細菌による発酵分解産物は大腸内環境を酸性にして，有用菌（善玉菌）である乳酸菌やビフィズス菌を増やす半面，病原性腸内細菌の繁殖を防ぎ，発がん物質の発生も抑える効果があると考えられている．しかし，近年，食物繊維による大腸がんの予防効果は認められないとする研究結果が相次いで

表8.2 水溶性食物繊維と不溶性食物繊維の
一般的な生理的効果

生理的効果	水溶性食物繊維	不溶性食物繊維
発酵性	広範囲で高い	限定的で低い
腸内 pH の変化	低下する	変化なし
胃内滞留時間	長くなる	長くなる傾向がある
腸粘質物量	多くなる	不明
胆汁酸の結合	結合する	結合しない
便重量	寄与しない	増加させる
血清コレステロール	低下させる	不明
食後血糖値の上昇	抑制する	不明

Roberfroid, M., *Crit.Rev.Food Sci.Nutr.*, **33**, 103 (1993).

おり，その真偽のほどは定かではない．

（b）便秘予防の効果がある

大腸内での未消化物，すなわち便の腸管内での滞留時間が長期化すると，便から過度の水分が奪われることになる．その結果，便が固くなり，排便が困難になる．先に述べたように，不溶性食物繊維や水溶性食物繊維は大腸での便の通過時間を早めるので，便秘を防ぐ効果が期待できる．

（c）血糖値の上昇抑制効果（糖尿病症状の軽減）

水溶性食物繊維は高い粘性をもっているので，胃から小腸への食物の移動速度と小腸における糖質（デンプン）の消化速度を遅らせる．その結果，小腸粘膜上皮細胞からのグルコースの吸収が緩やかになり，食後の急激な血糖値の上昇が抑えられる．このときインスリンの分泌刺激も抑えられるので，糖尿病患者の症状の軽減につながる．

（d）血中コレステロール値の正常化

水溶性食物繊維は，血中コレステロール値を下げる．食物繊維は，小腸内で胆汁酸やコレステロールを吸着し，それらの糞便中への排泄を促進する．その結果，脂質吸収のためのミセル形成が阻害されるので，食事由来のコレステロールの吸収や食後の血中コレステロール値の急激な上昇が抑えられる．また胆汁酸の体外排出の促進は胆汁酸の合成を盛んにし，前駆体であるコレステロールの消費を高める効果がある．さらに，食物繊維中には脂質の消化酵素である膵リパーゼの阻害剤が含まれていることが知られており，この阻害剤は，小腸内でのトリアシルグリセロールの消化を遅らせていると考えられている．

このように，水溶性食物繊維は血中コレステロール値を低下させて，血管へのコレステロール沈着を防ぐので，動脈硬化症や虚血性心疾患の予防効果がある．

（e）肥満防止

不溶性食物繊維は消化されないために，ほとんどエネルギー源にはならないうえ，消化管内で膨潤して内容物のかさを増す．また水溶性食物繊維も粘性が

Plus One Point

食物繊維の
エネルギー換算係数

大腸内で腸内細菌により分解された食物繊維の一部は，エネルギー源として利用され，水溶性食物繊維で約2 kcal/g，不溶性食物繊維で約1 kcal/g と考えられている．

Plus One Point

糖アルコールと難消化性オリゴ糖のエネルギー換算係数（日本）

糖アルコール：
ソルビトール，マンニトール，キシリトール 2.8 kcal/g，
マルチトール 1.8 kcal/g，
ラクチトール 1.6 kcal/g
難消化性オリゴ糖：
フラクトオリゴ糖 2.0 kcal/g

陽イオン交換能

消化管内，とくに小腸において
pHが上昇すると，食物繊維中
のカルボキシ基やスルホ基など
の官能基は，電離して陰イオン
になる(-COOH ⟶ -COO⁻，
-SO₃H ⟶ -SO₃⁻)．このよう
に負に帯電した食物繊維には，
正に帯電したミネラル(無機質)
が引きつけられて吸着すること
から，消化管内では，食物繊維
はいわゆる陽イオン交換体のよ
うに振る舞い，陽イオン交換能
をもつことがわかっている．

食物繊維の目標量

一般に，食物繊維の目標量は，
摂取エネルギーと合わせて考
え，1000 kcal 当たり10 g が
望ましいとされている．

高いために，食物の胃内滞留時間を長引かせる．したがって，食物繊維の多い食事は満腹感が得られやすく，自然に食事の摂取量を減らすことができるので，過食による肥満の防止に役立つ．

（f）その他

食物繊維の性質の一つにイオン交換能がある．カルボキシ基やスルホ基をもつ食物繊維は，陽イオン交換体であり，カルシウム，マグネシウム，亜鉛，銅などの二価の金属と結合し，ミネラル類の吸収を阻害する一方，ストロンチウムやカドミウムなどの生体内有害金属の体外排出にも役立っている．また，食品の着色料であるアマランスの過剰摂取による成長阻害が食物繊維との同時摂取により抑制できることも明らかになっている．

（5）食物繊維の食事摂取基準

日本人の食事摂取基準(2020 年版)では男女とも 6 歳以上で 1 日当たりの食物繊維の目標量が定められており，成人(18 ～ 64 歳)の目標量は男性 21 g 以上，女性 18 g 以上と定められた．現在の日本人 1 日当たりの平均食物繊維摂取量は約 15 g であり，男性はとくに食物繊維を努力して摂取しなければ不足しがちになりやすい．

食物繊維の供給源といえば野菜に目を向けがちではあるが，食物繊維の宝庫としてはきのこ類や海藻類を忘れてはならない．たとえば，身近なきのことして乾しいたけ，海藻ではひじきがあげられ，どちらも，実に全量の 40 ％強を食物繊維が占めている(表8.1 参照)．成人の 1 日当たりの目標摂取量を考えた場合，しいたけやひじきを 50 g 強食べれば満たされたことになる．しかし，食物繊維はただ摂取量を満たせばよいというわけではない．食物繊維の効用は，

食物繊維入り食品，いったいどんなものがある？

㈶日本保健・栄養食品協会の規格基準によれば，食物繊維入り健康食品は，「食物繊維加工食品」（食物繊維を主原料とし製品固形物中 30 ％以上含有または使用した食品）と，「食物繊維含有食品」（食物繊維を製品固形物中 10 ％以上 30 ％未満含有または使用した食品）の二つに分類される．もし食物繊維の効果を期待するのであれば，30 ％の含有量が保証されている「食物繊維加工食品」を利用すべきである．

そのほかに食物繊維入り食品として，「特定保健用食品」がある．この食品は，医学・栄養学的な効能が学術的に裏づけされた食品のことで，認可基準が厳し

く，消費者庁担当大臣から健康強調表示が許可されたものである．これらの食物繊維入り食品は，使用上の注意をよく読み，上手に活用することにより，健康の維持や生活習慣病の予防に役立てたいものである．しかし食物繊維入り食品は，あくまでも補助食品である．食物繊維は，ふだんの食事から摂取するように心がけたい．そうすれば，多種類の食物繊維と同時に，ほかの栄養素も一緒に摂れてバランスのよい食事ができるからである．

特定保健用食品につけられる
消費者庁許可マーク

食物繊維の質に左右されるので，日常の食生活では，数多くの食品からさまざまな食物繊維を摂取するように心がけることが大切である．

8.2 難消化性糖質

食物繊維と同様，消化されずに，私たちの体のなかで健康の維持のために役立っているものとして難消化性糖質がある．難消化性糖質は，砂糖に代わる代替甘味料として，肥満，虫歯，糖尿病などの予防や腸内環境の改善の面から注目を受けた．安全性が高く，加工食品への使用が容易なこと，安価で大量生産ができる，などの理由から，今日では難消化性糖質を用いた食品が数多く出回っている．難消化性糖質には，糖アルコールや難消化性オリゴ糖がある．

（1）糖アルコール

糖アルコールは，糖質のアルドースまたはケトースが還元されたものである．単糖アルコールとして，ソルビトール（グルコースやフルクトースが還元されたもの），マンニトール（マンノースが還元されたもの），キシリトール（キシロースが還元されたもの）などがある．二糖アルコールは，天然のものは知られていないが，マルチトール（マルトースが還元されたもの：グルコースとソルビトールが α-1,4結合したもの），ラクチトール（ラクトースが還元されたもの：ガラクトースとソルビトールが β-1,4結合したもの），パラチニット（パ

$$CH_2OH$$
$$|$$
$$(CHOH)_x$$
$$|$$
$$CH_2OH$$

糖アルコールの一般構造式

アルドース	ケトース
CHO	CH_2OH
|	|
$(CHOH)_x$	CO
|	|
CH_2OH	$(CHOH)_x$
	|
	CH_2OH

糖質の一般構造式

食物繊維を多く摂ると，長生きできるの？

これまで食物繊維を多く摂ることは健康に良いとされてきたが，日本人に関して，食物繊維摂取量と死亡リスクとの関連性について詳しく調べられた事例はなかった．

今回，国立がん研究センターの予防研究チームは，1995～2016年にかけて，45～74歳の日本人男女約9万人に食事調査アンケートへの協力を得て，平均約17年間追跡調査を行った．その食事調査アンケートから，個々人の食物繊維の摂取量を計算し，等分に五つのグループに分け，その後の死亡との関連について男女別に調べた．また，食物繊維の摂取源別に，穀類・豆類・野菜類・果実類と分け，各摂取量を等分に5グループに分け，その後の死亡との関連についても調べた．

年齢，地域，肥満度，喫煙，飲酒，身体活動，糖尿病の有無，降圧薬服用の有無，月経状況（女性のみ），ホルモン剤の使用（女性のみ），コーヒー，緑茶，食塩

摂取量などの影響を極力除いて分析した結果，食物繊維摂取量が多いほど男女ともに死亡リスクが低下していた．とくに，摂取量が最も少ないグループより10gほど多く摂っていた最も多いグループでは，男性で23％，女性で18％，死亡リスクが減少していた．また，食物繊維の摂取源別に調べてみると，豆類・野菜類・果実類からの食物繊維の摂取量が多い人ほど男女ともに死亡リスクが低下していたが，穀類からの食物繊維の摂取量については，男女ともに死亡リスクとの関連は明らかにならなかった．

日本人の食事摂取基準（2020年版）によると，成人（18歳～64歳）の食物繊維の摂取目標量は男性で1日21g以上，女性で18g以上である．しかし，実際の摂取量は男女とも約15gと目標量を下回っているので，読者のみなさん，積極的に豆類・野菜類・果実類などを食べて，1日に必要な目標量を達成し，長生きしませんか．

CH₂OH の構造式（略）

D-ソルビトール　D-マンニトール

D-キシリトール

おもな糖アルコールの構造式

ラチノースが還元されたもの：グルコースとマンニトールがα-1,6結合したものと，グルコースとソルビトールがα-1,6結合したものとの混合物）などがある．

（2）難消化性オリゴ糖

難消化性オリゴ糖は，単糖類のグルコース，フルクトースやガラクトースが数個結合したもので，フルクトオリゴ糖（ショ糖のフルクトース部分にさらに1〜3個のフルクトースが結合したもの），ガラクトオリゴ糖（乳糖のガラクトース部分に1〜4個のガラクトースが結合したもの），イソマルトオリゴ糖（イソマルトースに1個のグルコースが結合したもの）などがよく知られている．

（3）難消化性糖質の作用

（a）発酵・吸収

難消化性糖質は，大腸内において腸内細菌により分解（発酵）を受け，酢酸，酪酸，プロピオン酸などの短鎖脂肪酸，メタンガス，水素ガス，炭酸ガスなどに代謝される．短鎖脂肪酸は最終的には，大腸で吸収されてヒトのエネルギー源になる．また，発酵により生じたガスはおなかにたまると，おなかがゴロゴロ鳴ったり，おならが頻繁にでるなどの原因となる．

（b）短鎖脂肪酸

短鎖脂肪酸は，消化管内を酸性にして，ビフィズス菌（乳酸菌の一種）などの有用菌（善玉菌）を増やし腐敗菌などの有害菌（悪玉菌）を減らすので，腸内環境を改善する効果がある．

（c）腸内細菌

ヒトの腸内フローラ（腸内細菌叢）は年齢とともに変化し，新生児から成年期にはビフィズス菌などの有用菌が優性であるのに対して，老年期に入るとウェルシュ菌などの有害菌が増えていく傾向にある（図8.3）．

ⅰ）プレバイオティクス

最近では健康維持・増進のために，有用菌の増殖を促す栄養成分（オリゴ糖，水溶性食物繊維など）を積極的に食品から摂取して，有用菌の腸内フローラの保持を図ろうとする研究が盛んに行われている．有用菌の増殖を促す物質のことをプレバイオティクスとよび，プレバイオティクスを多く含む食品にはバナナ，ごぼう，アスパラガスなどがある．

ⅱ）プロバイオティクス

有用菌を直接経口摂取して，有用菌の腸内フローラを維持しようとする研究も盛んで，この方法や効能および有用菌そのもの，またはそれらを含む食品自身のことをプロバイオティクスとよぶ．プロバイオティクスには，生菌を飲む方法と生菌を含む食品（乳酸菌飲料，ヨーグルトなどの乳製品ほか，漬物などいった発酵食品）を摂取する方法がある．

ⅲ）シンバイオティクス

「シンバイオティクス」（"synbiotics"の"syn"には「一緒に」という意味があ

Plus One Point

難消化性糖類の下痢を誘発しない許容量

（1回当たりの最大無作用量）

1回の許容量としては，単糖アルコールであるソルビトールの場合，体重当たり男性0.15 g/kg，女性0.3 g/kg，二糖アルコールのマルチトールでは，男女とも0.3 g/kgである．そのほかの二糖アルコールやオリゴ糖は，約0.3 g/kgとされている．

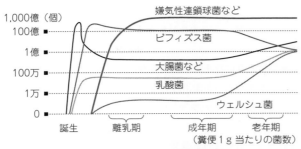

図8.3　腸内フローラの年齢変化

る)は，1995年にイギリスの微生物学者ギブソン(Gibson)によって提唱された言葉で，プレバイオティクスとプロバイオティクスを一緒に摂取すること，あるいはその両方を含む食品のことを指す用語である．これまでに，医療現場において，シンバイオティクスを患者に投与した場合，有害菌が減少し栄養状態に改善があった，術後の感染症が抑制されたなどといった報告がある．

iv）ビタミンの合成

　腸内細菌はヒトの体の調子を整えてくれるばかりでなく，ビタミン B_2，B_6，B_{12}，葉酸，ビオチン，パントテン酸などといった水溶性ビタミンや脂溶性ビタミンの K を合成しているので，私たちのビタミン補給にも役に立っている．

（d）そのほかの効用

　難消化性糖質は，消化されないので食後の血糖値を上昇させることもなく，インスリン分泌を刺激しないことがあげられる．そのために，糖尿病患者が難消化性糖質を砂糖の代替甘味料として使用することは症状の軽減につながる．

　また虫歯を起こすミュータンス菌は難消化性糖質をエネルギー源として利用できないので，虫歯菌の増殖を防ぐ効果もある．このような理由から難消化性糖質は特定保健用食品(p.136参照)に利用されている．ただし，難消化性糖質を含んだ食品を多量に摂り過ぎた場合には，高浸透圧性の下痢を起こすこともあるので，1日の摂取量には注意が必要である．

ストレプトコッカス　ミュータンス菌

連鎖球菌という丸い形をした細菌の一種．この菌がだす酵素はスクロース(ショ糖)をグルコースとフルクトースに分解し，グルコースからグルカン(グルコースの重合体)をつくる．グルカンで歯の表面にからみついた菌は，糖をエネルギーにして酸をつくり，歯を溶かす．

練　習　問　題

　次の文を読み，正しければ○をつけ，誤っていれば例題にならって下線部を訂正しなさい．複数の下線がある場合，すべてを訂正するとはかぎらない．

（1）食物繊維は「ヒトの消化酵素で消化されない食物成分」と定義され，摂取しても<u>全部</u>糞便中に排泄される．

（2）食物繊維は消化酵素で消化されないが，一部は腸内細菌を介して利用されるも

■出題傾向と対策■

この分野は，近年，出題されていないが，食物繊維の定義，生理作用，食物摂取基準などについては，よく理解しておくこと．

📖重要

のもある.

（3）食品中の食物繊維の量は，日本食品標準成分表においては<u>炭水化物</u>の項に示されている.

（4）食物繊維は植物性食品に含まれ，動物性食品には<u>含まれていない</u>.

重要 ☞ （5）食物繊維には水溶性のものと<u>脂溶性</u>のものがある.

（6）食物繊維の生理作用は，その物理化学的性質，とりわけ<u>水</u>に対する溶解性で異なる.

重要 ☞ （7）日本食品食物繊維成分表では，<u>藻類</u>については水溶性と不溶性の分別定量が困難なため総量のみ示されている.

■出題傾向と対策■
最近話題の難消化性糖類はとくに要注意！

（8）<u>水溶性</u>食物繊維には，血清コレステロールの<u>低下</u>作用がある.

（9）食物繊維の過剰摂取は，食事カルシウムや微量元素の体外排出を<u>増大</u>させる.

（10）<u>不溶性</u>食物繊維には，便量を<u>増加</u>させる作用がある.

重要 ☞ （11）血糖の上昇抑制効果は，水溶性食物繊維のほうが不溶性食物繊維よりも<u>高い</u>.

（12）難消化性糖質は，<u>発酵</u>を受けて代謝される.

（13）大腸での発酵により生成された<u>短鎖脂肪酸</u>は，エネルギー源になる.

（14）難消化性糖質は，インスリンの分泌を<u>促進</u>させる.

（15）難消化性糖質の過剰摂取は，<u>便秘</u>を引き起こす.

（16）有用菌の増殖を促進する難消化性糖質を<u>プロバイオティクス</u>という.

9

エネルギー代謝

1700年代の終わりに，近代栄養学の父といわれるラボアジェ（Lavoisier）は物質が空気中の酸素と結合する現象が燃焼であることを明らかにし，さらに，生物の呼吸も燃焼と同じ現象であることを見いだした．生物が生命活動を行うためのエネルギー代謝についての科学的な解釈が可能となり，エネルギー代謝の研究が発展していった．1800年代の終わりに，ルブナー（Rubner）は動物の身体から発生する熱の測定を行い，さらに体内で燃焼する成分の種類と量の決定法を確立するとともに，生物現象にもエネルギー保存の法則が適用できることを実証した．そして，糖質とたんぱく質は1g当たり4.1kcal，脂質は9.3kcalのエネルギーをもつとするルブナー係数を提唱した．その後，アトウォーター（Atwater）は食品の成分分析と消化吸収率から，その食品から得られるエネルギー量を求める係数として，糖質，脂質，たんぱく質のそれぞれ1g当たりの熱量を4，9，4kcalとするアトウォーター係数を提唱している．

ラボアジエ
(A. L. Lavoisier)
フランス出身の化学者．1774年に質量保存の法則を発見し，1777年にそれまで主流であった「燃焼はフロギストンとよばれる物質が飛びだすことで熱や炎が発生する」とするフロギストン説を退け，燃焼を酸素との結合とする理論を打ち立てた．さらに生体のエネルギー論にまで理論を広げ，燃焼と呼吸が定性的にも定量的にも同じであることを示した．

9.1 エネルギーの概念
(1) エネルギーにはどのようなものがあるか

生物学的に重要なエネルギーのかたちには，① 光エネルギー，② 化学エネルギー，③ 機械的エネルギー，④ 熱エネルギー，⑤ 電気エネルギーの五つがある．植物は，太陽エネルギーをデンプンなどのかたちで化学エネルギーに変換することができる（独立栄養）．動物は直接的，間接的に植物が蓄えている化学エネルギーを，食物に含まれる糖質，脂質，たんぱく質のかたちで取り入れ（従属栄養），機械的仕事の遂行（運動），組織・器官の活動，体温の保持，成長などに用いている（図9.1）．生体内で起こる物質の合成や分解などの化学反応を代謝というが，そのうちエネルギー出納にかかわる代謝をエネルギー代謝という．

(2) エネルギーの単位

エネルギーの単位は，国際単位系ではJ（ジュール）である．栄養学ではkcal（キロカロリー，1kcal = 1000cal）での表示が用いられている．kcalとkJの関係は1kcal = 4.184kJであり，1kJ = 0.239kcalである．現在では，日本

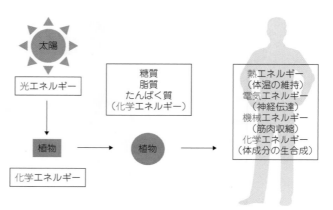

図9.1　生命のエネルギーの流れ

食品成分表2020年版(八訂)にも見られるように，ジュールとカロリーの併記が普及してきている．

9.2　食物から得られるエネルギー供給量

（1）物理的燃焼値と生理的燃焼値

　食物に含まれる糖質，脂質，たんぱく質に由来するエネルギーは，ボンベ熱量計を用いて測定される．白金の試料皿に一定量の試料をのせ，これをボンベのなかに入れた酸素で満たす．それを，電流を通じて瞬間的に燃焼させ発生する熱を周りの水に伝えて，水温の上昇から熱量を知る方法である．各栄養素を完全に燃焼することによって得られる熱量を計算すると，糖質，脂質，たんぱく質のエネルギーは4.10，9.45，5.65 kcal/gとなる(物理的燃焼値)．実際に摂取した場合には，食物の一部は消化吸収されずに排泄される．また，たんぱく質に含まれる窒素は，生体内ではボンベ熱量計での燃焼反応とは異なり尿素やクレアチニンなどとして排泄されるので，物理的燃焼値からエネルギーの損失が起こる．

　ルブナーは，このような物理的燃焼値からの損失を考慮し，糖質，脂質，たんぱく質のエネルギーは4.1，9.3，4.1 kcal/gとなるとした(生理的燃焼値)．アトウォーターらはさらにそこから消化吸収率を考慮し，糖質，脂質，たんぱく質のエネルギーは4，9，4 kcal/gとなるとした．これらの数値はアトウォーター係数とよばれており，一般に食品中のエネルギー含量を概算するのに用いられる(図9.2)．

（2）エネルギー換算係数

　食品のエネルギー値は，可食部100 g当たりの炭水化物，脂質，たんぱく質の量に各成分のエネルギー換算係数を乗じて算出される．食品のエネルギー値は，可食部100 g当たりの炭水化物，脂質，たんぱく質の量に各成分のエネルギー換算係数を乗じて算出される．食品成分表2015年版(七訂)では，食品ご

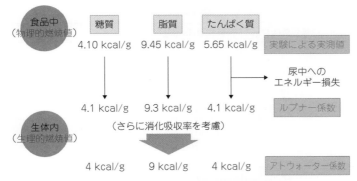

図 9.2　栄養素のエネルギー換算係数の変化

とに修正アトウォーター係数などの種々のエネルギー換算係数を乗じてエネルギー値を算出していた．2020年版（八訂）では，FAO/INFOODS が推奨する，組成成分を用いる計算方法が導入された．この方法では食品のエネルギー値は，原則として可食部 100 g 当たりのアミノ酸組成に基づくたんぱく質，脂肪酸のトリアシルグリセロール当量，利用可能炭水化物（単糖当量），糖アルコール，食物繊維総量，有機酸およびアルコールの量（g）に，各成分のエネルギー換算係数（表9.1）を乗じて，100 g 当たりの kJ（キロジュール）および kcal（キロカロリー）を算出し，収載値としている．

9.3　エネルギー消費量

ヒトは 1 日に約 2000 kcal 程度のエネルギーを消費する．その要因には，何もしなくても生きていくために必要となる基礎代謝，身体活動による筋肉の活動を伴うエネルギー消費，環境温度に対する体温維持のためのエネルギー消費，食事によって一部のエネルギーが放出される食事誘発生熱産生などがある．次にそれぞれについて述べる．

（1）基礎代謝量

基礎代謝（basal metabolism, BM）は，「呼吸，心拍，体温維持など生命維持に必要な覚醒安静時の最低エネルギー代謝」と定義されており，基礎代謝量は前日の食後12 〜 16時間経過し，食物が完全に消化・吸収された状態となる早朝空腹時に，排便・排尿後，快適な温度条件下（通常は 20 ℃前後）において，睡眠に陥ることなく，静かに仰臥している状態で測定されたエネルギー代謝量である．基礎代謝量は性別，年齢，体格，栄養状態，日常の身体活動状況などによって異なる．

（a）体格・身体組成の影響

基礎代謝は体格（体の大きさ）に比例する．体格の指標として，体表面積を用いる考え方がある（図9.3）．これは，生体からの熱の放散のほとんどが体表面からなので，体温維持に密接な関連がある基礎代謝が体表面積に比例するとい

具体的なエネルギーの
算出方法
エネルギー（kcal）＝アミノ酸組成によるたんぱく質量（g）× 4 ＋脂肪酸トリアシルグリセロール当量（g）× 9 ＋利用可能炭水化物（単糖当量）（g）× 3.75 ＋糖アルコール量（g）× それぞれの糖アルコールのエネルギー換算係数 ＋食物繊維総量（g）× 2 ＋有機酸量（g）× それぞれの有機酸のエネルギー換算係数 ＋アルコール量（g）× 7

哺乳動物の体重と基礎代謝量

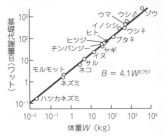

本川達雄，『ゾウの時間ネズミの時間——サイズの生物学』，中公新書（1992）より．

表9.1　適用したエネルギー換算係数

成分表	換算係数(kJ/g)	換算係数(kcal/g)	備考
アミノ酸組成によるたんぱく質/たんぱく質[*1]	17	4	
脂肪酸のトリアシルグリセロール当量/脂質[*1]	37	9	
利用可能炭水化物(単糖当量)	16	3.75	
差引き法による利用可能炭水化物[*1]	17	4	
食物繊維総量	8	2	成分値はAOAC.2011.25法, プロスキー変法またはプロスキー法による食物繊維総量を用いる
アルコール	29	7	
糖アルコール[*2]			
ソルビトール	10.8	2.6	
マンニトール	6.7	1.6	
マルチトール	8.8	2.1	
還元水あめ	12.6	3.0	
その他の糖アルコール	10	2.4	
有機酸[*2]			
酢酸	14.6	3.5	
乳酸	15.1	3.6	
クエン酸	10.3	2.5	
リンゴ酸	10	2.4	
その他の有機酸	13	3	

注：＊1　アミノ酸組成によるたんぱく質, 脂肪酸のトリアシルグリセロール当量, 利用可能炭水化物(単糖当量)の成分値がない食品では, それぞれたんぱく質, 脂質, 差引き法による利用可能炭水化物の成分値を用いてエネルギー計算を行う. 利用可能炭水化物(単糖当量)の成分値がある食品でも, 水分を除く一般成分等の合計値と100gから水分を差引いた乾物値との比が一定の範囲に入らない食品の場合(資料「エネルギーの計算方法」参照)には, 利用可能炭水化物(単糖当量)に代えて, 差引き法による利用可能炭水化物を用いてエネルギー計算をする.
　　　＊2　糖アルコール, 有機酸のうち, 収載値が1g以上の食品がある化合物で, エネルギー換算係数を定めてある化合10物については, 当該化合物に適用するエネルギー換算係数を用いてエネルギー計算を行う.
日本食品成分表2020年版(八訂)より作成.

う考え方である. この考え方により, 従来は基礎代謝の大きさを体表面積当たりで表していたが, 体表面積の実測が難しく, 実際の利用は困難であった. ヒトでは, 体表面積当たりで求めた基礎代謝と, 体重当たりで求めた基礎代謝のあいだには高い正の相関が認められたため, 基礎代謝量は体重に比例するとして, 体格の指標として体重が用いられるようになった. しかし, 体組織には骨格筋, 内臓のさまざまな器官, 骨などのエネルギー代謝から見て活動性の高い組織(活性組織)とそうでない組織(脂肪組織など)がある. 基礎代謝は, 活性組織量に比例する. したがって, 体重から脂肪組織重量を除いた除脂肪体重(lean body mass, LBM)の重量当たりで基礎代謝量を示すほうが, 体重当たりで見るよりも高い精度で基礎代謝量を推定することができる. 以上の点から, 除脂肪体重ではなく体重を用いた基礎代謝量の推定については, 体脂肪量が多い肥満者では, 体重に対する活性組織量の割合が低くなるため, 基礎代謝量を真の値より大きく評価し, 逆に, やせの人では体重に対する活性組織量の割合が高

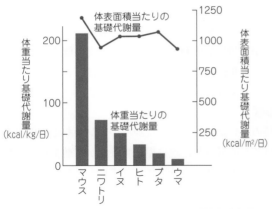

図9.3 基礎代謝量と体重および体表面積との関係

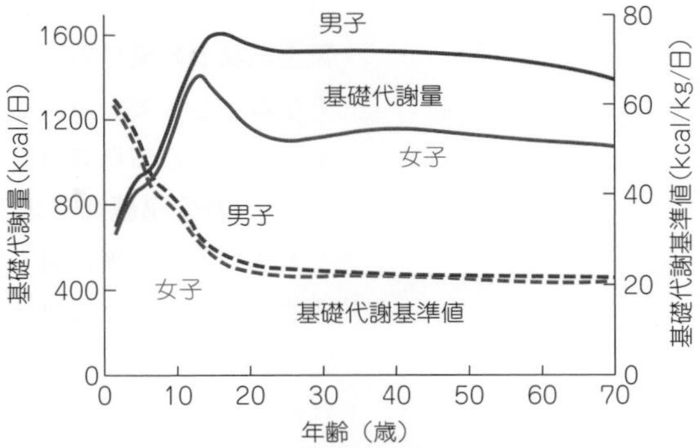

図9.4 基礎代謝量の年齢変化
日本人の食事摂取基準(2020年版)より.

くなるため, 真の値より小さく評価してしまう可能性があることに注意する必要がある.

(b) 年齢の影響

体重当たりの基礎代謝基準値(kcal/kg 体重/日)は1〜2歳のときが最も高く, 以降は加齢とともに低下する. この時期は第一発育急進期にあたり, 内臓, 筋肉などの活性組織の発達と, 成長のために必要なエネルギー代謝の亢進が, 体重当たりで見るとほかの年代と比べて大きいことなどによると考えられる. 図9.4に示すように, 基礎代謝量は乳幼児期から思春期にかけて著しく増大し, 成人期後は加齢とともに徐々に低下していく.

(c) 性による影響

基礎代謝量を同年代で比較した場合は, 男性よりも女性で低くなる. これは一般的に女性のほうが男性よりも筋肉などの活性組織量が少なく, 体脂肪組織の割合が高いためである. LBM当たりで評価した基礎代謝量には顕著な男女差が認められないことが知られている.

女性に認められる月経については, 基礎体温が低くなる卵胞期には基礎代謝量は低くなり, 排卵後の黄体期には基礎代謝量が高くなることが認められている.

(d) 身体活動レベルによる影響

身体活動レベルの高いスポーツ選手のような筋肉組織が発達している人びとの基礎代謝は, とくに運動していない一般の人より高くなることが知られている. しかし, LBM当たりで見ると, 一般の人の基準値と比べてほぼ同じレベルとなることが知られている.

(e) 季節変動による影響

通常の環境下において, ヒトは常に熱放射を行いながら生活している. そのため, 低温環境においては熱放射により低下する体温を維持するため, 筋肉を

緊張させて代謝機能を高め，熱産生を増加させる．一方，高温環境では筋肉を弛緩させて代謝機能を低くし，熱産生を低下させる．このように，外気温の影響を継続的に受けることで体が環境に適応し，安静時代謝は夏に低く，冬に高くなるとされている．しかし，近年，室温の保温条件が良好になってきたことで，季節による影響は小さくなってきているとされている．

（f）内分泌機能による影響

エネルギー代謝に最も関係の深いホルモンは甲状腺ホルモンである．甲状腺機能が低下すると基礎代謝は著しく低下し，逆に甲状腺機能が亢進すると，基礎代謝が向上する．このほかにも下垂体から分泌される成長ホルモンや副腎髄質ホルモンであるアドレナリンも，分泌量が増加すると基礎代謝が上昇することが知られている．

（g）栄養状態による影響

低エネルギー栄養状態では，不足するエネルギー量に対する適応としてエネルギー消費量を減少させるようになるため，基礎代謝は低下する．骨格筋量の減少や神経応答，内分泌系の変化などが生じると考えられている．

（2）安静時代謝量

安静時代謝（resting energy expenditure, REE）とは，基礎代謝量の測定のように姿勢や食事，室温などの測定条件を規定しないで，仰臥位（仰向けに寝る状態）あるいは座位での安静状態で消費されるエネルギーのことである．安静座位の姿勢では，循環器への負荷や姿勢維持のための骨格筋の緊張があり，また，食事に由来する食事誘発性熱産生の影響も受け，エネルギー消費量が基礎代謝量より約 10 ～ 20 ％高くなるとされている．

（3）睡眠時代謝量

理論的には，基礎代謝量は覚醒しているときの生理的最小のエネルギー代謝量である．睡眠時は心拍数の低下や骨格筋の弛緩などにより，基礎代謝より代謝レベルはさらに低くなるが，実際の測定により両者にはそれほど差がないことが明らかになっており，睡眠中の平均エネルギー代謝量は基礎代謝量とほぼ等しいとみなされている．

（4）食事誘発性熱産生

食物の摂取後，栄養素の消化，吸収，代謝などに伴う熱産生があり，従来は特異動的作用（specific dynamic action, SDA）といわれてきた．ところが，食事開始直後に自律神経系を介してエネルギー消費量が増大することが明らかとなり，これらを含めて SDA は食事誘発性熱産生（diet-induced thermogenesis, DIT）とよばれるようになった．DIT は摂取栄養素の種類によって異なり，栄養素を単独で与えた場合の代謝増加量は，たんぱく質では摂取エネルギーの約 30 ％，糖質では約 6 ％，脂質では約 4 ％である．たんぱく質の値が大きいのは，アミノ酸の脱アミノと尿素形成に伴う熱発生が大きいためと考えられている．このエネルギーは仕事や運動には利用することはできないが，熱エネルギーと

　レム睡眠とノンレム睡眠
睡眠には，眼球運動が生じる浅い睡眠となるレム睡眠と眼球運動が生じない深い睡眠となるノンレム睡眠がある．ノンレム睡眠時は脳の活動も抑えられており，体温が低下しエネルギー消費量もレム睡眠に比べると低くなることが知られている

して寒冷時には体温維持のために役立つとされている．DIT の持続時間は，右図に示すように，6 〜 12 時間と長く，夜中も含め一日中持続していると考えられる．したがって，食事誘発性熱産生のエネルギーは安静時代謝量に含まれていると考えられ，個々の活動時のエネルギー消費を推定するための指標である後述の Af や METs は，DIT の影響を含んだものとなっている．

9.4　臓器別エネルギー代謝

体重 70 kg の男性における安静時のおもな体内臓器・組織のエネルギー消費量を表9.2 に示す．

（1）骨格筋（筋肉）と心臓（心筋）

骨格筋の安静状態における 1 日当たりのエネルギー代謝量は最も高く，全体の 22 ％にもなる．単位重量当たりでは，ほかの臓器と比べて低いが，体重の 40 ％前後を占める臓器重量の大きさがその理由である．一方，心臓は安静時においても常に収縮を繰り返している．エネルギー代謝量は全体の 9 ％であるが単位重量当たりでは非常に高い．

（2）肝臓と腎臓

生命維持にとって基本的な機能を担っている肝臓，腎臓のエネルギー代謝量は全体の比率で見るとそれぞれ 21 ％と 8 ％である．単位重量当たりで見ると，肝臓が 200 kcal/kg/日，腎臓は 440 kcal/kg/日と高く，とくに腎臓は心臓と並んで重量当たりの活性が最も高い臓器である．

（3）脳

身体機能全体を統括する脳のエネルギー代謝は活発である．組織重量当たりでも高く，また総量は全体の 20 ％と，骨格筋，肝臓と並んで最もエネルギー消費の高い臓器となっている．

運動時には骨格筋が活発に収縮を繰り返すので，そのエネルギー代謝は亢進し，安静時に比べて数倍になる．心臓も酸素運搬のために活発に活動すること

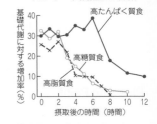

食事誘発性熱産生によるエネルギー代謝量の増加

Plus One Point

筋肉でのエネルギー利用

筋肉収縮のエネルギーは ATP を加水分解することにより得ているが，ATP は筋肉に大量に貯蔵されないので，必要に応じてクレアチンリン酸と ADP から ATP を得ている．

Plus One Point

脳でのエネルギー基質

脳はおもにグルコースをエネルギー源としているが，グルコースの供給が十分にできない絶食などの状況下では，脂肪酸から代謝されたケトン体が利用されている．

表9.2　各組織重量および組織ごとの安静時代謝量の例

臓器・組織	組織重量	組織のエネルギー代謝量		比率
	kg	kcal/kg/日	kcal/日	%
全身	70.0	24	1700	100
骨格筋	28.0	13	370	22
脂肪細胞	15.0	4.5	70	4
肝臓	1.8	200	360	21
脳	1.4	240	340	20
心臓	0.3	440	145	9
腎臓	0.3	440	137	8
その他	23.2	12	277	16

〔Gallagher, D. et al., 1998 の表より著者代表〕樋口　満：エネルギー代謝，健康・栄養科学シリーズ『栄養学総論　改訂第3版』，(糸川嘉則，柴田克己　編)，南江堂(2003)，p.146 より許諾を得て転載．

からエネルギー代謝が亢進するが，その他の臓器は逆に低くなる．しかし，脳のエネルギー代謝はほとんど変化しないとされている．

（4）脂肪組織

脂肪組織は単位体重当たりのエネルギー代謝量は低いが，体重に占める重量の割合が高いため，全体の4％に相当するエネルギー代謝量となっている．

脂肪組織には白色脂肪組織(white adipose tissue，WAT)と褐色脂肪組織(brown adipose tissue，BAT)がある．白色脂肪組織は全身に分布しており，細胞質に脂肪滴としてトリアシルグリセロールをエネルギー源として貯蔵する役割をもつ．一方，褐色脂肪組織はヒトにおいて肩甲骨周辺，心臓や腎臓周辺に分布しており，細胞内にミトコンドリアを多く含んでいるため，ミトコンドリアのシトクロム由来となる褐色となっている．褐色脂肪細胞におけるミトコンドリアには脱共役たんぱく質(uncoupling protein，UCP)が存在する．UCPの発現が活性化されるとエネルギーが熱として放出される．褐色脂肪組織にはミトコンドリアが多く含まれるため，褐色脂肪組織では熱産生が盛んである．この褐色脂肪組織由来の熱産生は寒冷時における非ふるえ熱産生として，体温の維持に寄与していると考えられている．近年では褐色脂肪組織と肥満との関連も示されており，褐色脂肪組織はエネルギー消費組織として認識されるようになっている．

9.5 活動時代謝と身体活動度

活動時代謝とは身体活動によって亢進したエネルギー代謝のことをいう．活動代謝量は1日の消費エネルギー量の推定や労働や運動の強度の判定に利用される．以下に述べるいくつかの指標を用いて，計算式で活動時代謝量を算出する方法がある．ヒトが身体活動を行うとき，同じ身体活動の内容であれば消費エネルギーは体位に比例する．同様に，基礎代謝量や安静時代謝量も，体位に比例する．そこで，ある身体活動における消費エネルギーを，その人の基礎代謝量や安静時代謝量で除すると，値はほぼ一定になる．この値を身体活動の強度を示す指数として利用し，基礎代謝量や安静時代謝量の値と合わせれば，消費エネルギー量を実測しなくてもその身体活動における消費エネルギー量が概算できる．

（1）メッツ（METs）

METsとは，metabolic equivalent(代謝当量)から名づけられており，各種の身体活動時のエネルギー消費量が安静時のエネルギー代謝量の何倍にあたるかを示す，身体活動の強度を表す指標である(表9.3，表9.4)．原理的には，METsを用いたエネルギー消費量の計算には安静時代謝量が必要であるが，安静状態の毎分の酸素消費量は体重kg当たり3.5 mLであること，酸素を1L消費したときのエネルギー消費量は約5 kcalであること(すなわち1 mLでは5/1000 kcal)を用いると，

Plus One Point

非ふるえ熱産生

ヒトは低温にさらされると，短期的には骨格筋の収縮により筋肉をふるわせて熱を産生するが，より長期的な応答として，褐色脂肪組織を利用したふるえを伴わない熱産生を行う．褐色脂肪組織は従来，低温環境に弱い乳児のみに存在するとされていたが，近年の研究により成人にも存在することが明らかになっている．

健康づくりのための身体活動基準2013

ライフステージに応じた健康づくりのための身体活動(生活活動・運動)を推進することで健康日本21(第二次)の推進に資するよう，「健康づくりのための運動基準2006」を改定し，「健康づくりのための身体活動基準2013」が策定された．将来，生活習慣病等を発症するリスクを低減させるために，個人にとって達成することが望ましい身体活動および運動量の基準が示されている．18〜64歳までは3 METs以上の強度の身体活動を毎日60分(23 METs・時/週)，運動量としては3 METs以上の強度の運動を毎週60分(4 METs・時/週)が基準として設けられている．65歳以上では強度を問わず，身体活動を毎日40分(10 METs・時/週)とすることが基準として設けられている．なお，研究成果を踏まえて年齢による区分を行っているが，実際に個々人に基準を適用する際には，個人差等を踏まえて柔軟に対応することが必要である．

エネルギー消費量(kcal) = METs × 3.5 × 5 ÷ 1000 × 体重(kg) × 時間(分)

となり，活動時間当たりのエネルギー消費量は次のようになる．

エネルギー消費量(kcal) = METs × 時間(時) × 体重(kg) × 1.05

表9.3　生活活動のMETs表

メッツ	3 METs 以上の生活活動の例
3.0	ふつう歩行(平地，67 m/分，犬を連れて)，電動アシストつき自転車に乗る，家財道具の片づけ，子どもの世話(立位)，台所の手伝い，大工仕事，梱包，ギター演奏(立位)
3.3	カーペット掃き，フロア掃き，掃除機，電気関係の仕事：配線工事，身体の動きを伴うスポーツ観戦
3.5	歩行(平地，75 〜 85 m/分，ほどほどの速さ，散歩など)，楽に自転車に乗る(8.9 km/時)，階段を下りる，軽い荷物運び，車の荷物の積み下ろし，荷づくり，モップがけ，床磨き，風呂掃除，庭の草むしり，子どもと遊ぶ(歩く/走る，中強度)，車椅子を押す，釣り(全般)，スクーター（原付）・オートバイの運転
4.0	自転車に乗る(≒ 16 km/時未満，通勤)，階段を上る(ゆっくり)，動物と遊ぶ(歩く/走る，中強度)，高齢者や障がい者の介護(身支度，風呂，ベッドの乗り降り)，屋根の雪下ろし
4.3	やや速歩(平地，やや速めに = 93 m/分)，苗木の植栽，農作業(家畜に餌を与える)
4.5	耕作，家の修繕
5.0	かなり速歩(平地，速く = 107 m/分)，動物と遊ぶ(歩く/走る，活発に)
5.5	シャベルで土や泥をすくう
5.8	子どもと遊ぶ(歩く/走る，活発に)，家具・家財道具の移動・運搬
6.0	スコップで雪かきをする
7.8	農作業(干し草をまとめる，納屋の掃除)
8.0	運搬(重い荷物)
8.3	荷物を上の階へ運ぶ
8.8	階段を上る(速く)
メッツ	3 METs 以下の生活活動の例
1.8	立位(会話，電話，読書)，皿洗い
2.0	ゆっくりした歩行(平地，非常に遅い = 53 m/分未満，散歩または家のなか)，料理や食材の準備(立位，座位)，洗濯，子どもを抱えながら立つ，洗車・ワックスがけ
2.2	子どもと遊ぶ(座位，軽度)
2.3	ガーデニング(コンテナを使用する)，動物の世話，ピアノの演奏
2.5	植物への水やり，子どもの世話，仕立て作業
2.8	ゆっくりした歩行(平地，遅い = 53 m/分)，子ども・動物と遊ぶ(立位，軽度)

厚生労働省科学研究費補助金(循環器疾患・糖尿病等生活習慣病対策総合研究事業)，「健康づくりのための運動基準2006 改定のためのシステマティックレビュー」より．

Plus One Point

酸素を1 L 消費したときのエネルギー消費量

9.6 節(3)呼吸商と非たんぱく質呼吸商における記載より，各燃焼基質が酸素1 L を消費して燃焼したときのエネルギー発生量(消費量)はそれぞれ，たんぱく質：4.485 kcal，糖質：5.047 kcal，脂質：4.686 kcal であり，概算すると約5 kcal となる．

表9.4　運動の METs 表

メッツ	3 METs 以上の運動の例
3.0	ボウリング，バレーボール，社交ダンス（ワルツ，サンバ，タンゴ），ピラティス，太極拳
3.5	自転車エルゴメーター（30〜50ワット），自体重を使った軽い筋力トレーニング（軽・中等度），体操（家で，軽・中等度），ゴルフ（手引きカートを使って），カヌー
3.8	全身を使ったテレビゲーム（スポーツ・ダンス）
4.0	卓球，パワーヨガ，ラジオ体操第1
4.3	やや速歩（平地，やや速めに＝93 m/分），ゴルフ（クラブを担いで運ぶ）
4.5	テニス（ダブルス），水中歩行（中等度），ラジオ体操第2
4.8	水泳（ゆっくりをした背泳）
5.0	かなり速歩（平地，速く＝107 m/分），野球，ソフトボール，サーフィン，バレエ（モダン，ジャズ）
5.3	水泳（ゆっくりをした平泳ぎ），スキー，アクアビクス
5.5	バドミントン
6.0	ゆっくりとしたジョギング，ウェイトトレーニング（高強度，パワーリフティング，ボディビル），バスケットボール，水泳（のんびり泳ぐ）
6.5	山を登る（0〜4.1 kg の荷物をもって）
6.8	自転車エルゴメーター（90〜100ワット）
7.0	ジョギング，サッカー，スキー，スケート，ハンドボール
7.3	エアロビクス，テニス（シングルス），山を登る（約4.5〜9.0 kg の荷物をもって）
8.0	サイクリング（約20 km/時）
8.3	ランニング（134 m/分），水泳（クロール，ふつうの速さ，46 m/分未満），ラグビー
9.0	ランニング（139 m/分）
9.8	ランニング（161 m/分）
10.0	水泳（クロール，速い，69 m/分）
10.3	武道・武術（柔道，柔術，空手，キックボクシング，テコンドー）
11.0	ランニング（188 m/分），自転車エルゴメーター（161〜200ワット）
メッツ	3 METs 以下の運動の例
2.3	ストレッチング，全身を使ったテレビゲーム（バランス運動，ヨガ）
2.5	ヨガ，ビリヤード
2.8	座って行うラジオ体操

厚生労働省科学研究費補助金（循環器疾患・糖尿病等生活習慣病対策総合研究事業），「健康づくりのための運動基準 2006 改定のためのシステマティックレビュー」より．

以上のように，METs を用いれば，活動時間と体重からその活動におけるエネルギー消費量が推定できる．

　健康づくりのための身体活動基準 2013 では，身体活動によるエネルギー消費量の計算にエクササイズ（METs × 時）が用いられている．

（2） 動作強度（Af）

日常動作の強度が，基礎代謝の何倍にあたるかを指数で示したものが動作強度（activity factor，Af）であり，動作にかかる総エネルギー消費量を基礎代謝量で除した値である．2005 年版の食事摂取基準において身体活動レベルを推定するための身体活動の強度を示す指数として用いられた．

（3） 身体活動レベル（PAL）

身体活動レベル（physical activity level，PAL）とは，1 日当たりの総エネルギー消費量を 1 日当たりの基礎代謝量で除した値で，その人の身体活動の強さを表す指標となる．

食事摂取基準では PAL をおおまかに，Ⅰ（低い：1.50），Ⅱ（ふつう：1.75），Ⅲ（高い：2.00）の 3 段階に分けて示しており，各人のエネルギー消費量を概算するときに用いられる．

9.6 エネルギー消費量の測定法

エネルギー消費量の測定には，体内で産生したエネルギーを熱エネルギーの形で直接的に測定する直接法と，エネルギー産生のため消費した酸素量と発生した二酸化炭素量，さらに尿中に排泄される窒素量によってエネルギー消費量を推定する間接法などがある．近年では安定同位体を用いた二重標識水法による測定が行われている．

（1） 直接法

消費されたエネルギーは，最終的に熱となって放散されるため，その熱量を直接測ればよい．外気と熱の交流を遮断した部屋（代謝チャンバー）のなかに人が入り，身体から発散する熱量を室内に循環する水に吸収させ，その温度上昇から発散した熱量を直接測定する方法がある．チャンバー内は，被験者が自由に動くことができて，睡眠，食事，軽い運動など日常生活ができるほど大きく，24 時間以上にわたってエネルギー消費量を正確に測定できる．代表的なものにアトウォーター・ローザ・ベネディクト呼吸熱量測定装置（図9.5）がある．装置が大がかりで，活動内容も限定されるため，最近はほとんど使用されていない．

（2） 間接法

エネルギーを間接的に測定する方法では，一定時間内に消費した酸素の量と発生した二酸化炭素の量および尿中に排泄された窒素量から，体内で燃焼した糖質，脂質，たんぱく質の量を計算し，さらにこの値から発生した熱量を求める．このような方法の一つにダグラスバッグ法がある．被験者がマスクを装着し，ダグラスバッグに採集した呼気中の酸素と二酸化炭素の濃度をガス分析機によって測定する方法である．このとき，同時に尿を採取して尿中に排泄された窒素量を測定する．生体内で糖質，脂質，たんぱく質などエネルギー源となる栄養素が酸化されて生じるエネルギー量は，消費した酸素と体外に排出され

尿中窒素量を求める理由

ガス分析法で求めた消費した酸素量と排出した二酸化炭素量は，たんぱく質，糖質，脂質の 3 種の燃焼基質の燃焼の結果である．したがって，ガス分析だけではそれぞれの栄養素の燃焼量を求めることができない．たんぱく質はその一部が尿中窒素として排出されるため，尿中窒素の測定により，別に求める．なお，たんぱく質の摂取エネルギーに占める割合は比較的安定しているため，直接的に尿中窒素量を測定するケースは少なく，摂取エネルギーに占めるたんぱく質の割合を 12.5 ％と仮定した下記の換算式〔ウィアー（Weir）の式〕からエネルギー消費量を算出することが一般的である．

エネルギー消費量（kcal）＝ 3.9 × 酸素消費量（L）＋ 1.1 × 二酸化炭素産出量（L）

151

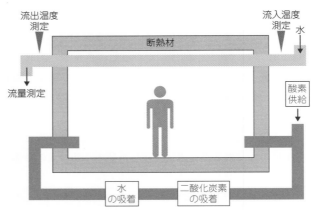

図9.5　アトウォーター・ローザ・ベネディクト呼吸熱量測定装置の概略図

た二酸化炭素の量および尿中の窒素量から計算することができる．

　近年では携帯可能な簡易熱量計が利用されることが多い．小さなフェイスマスクを装着し，数分間呼吸することで測定できるので，臨床領域，スポーツ領域，保健領域などで広く活用されている．

（3）呼吸商と非たんぱく質呼吸商

　体内で栄養素が燃焼するときに排出された二酸化炭素量と消費された酸素量の体積比（モル比）を呼吸商（respiratory quotient，RQ）という．

$$RQ = \frac{二酸化炭素量排出量}{酸素消費量}$$

　RQ は燃焼基質の種類によって異なる値になる．糖質では，たとえばグルコース 1 分子が燃焼する場合，6 分子の酸素を消費して 6 分子の二酸化炭素が排出されるので，RQ は 1 となる．

$$C_6H_{12}O_6 + 6O_2 \longrightarrow 6CO_2 + 6H_2O$$
$$RQ = 6CO_2/6O_2 = 1$$

　脂質では，たとえばトリステアリン 1 分子が燃焼する場合，81.5 分子の酸素を消費して，57 分子の二酸化炭素が排出されるので，RQ は 0.7 となる．

$$C_{57}H_{110}O_6 + 81.5O_2 \longrightarrow 57CO_2 + 55H_2O$$
$$RQ = 57CO_2/81.5O_2 = 0.699 ≒ 0.7$$

　たんぱく質の場合には窒素 1 g について酸素 5.92 L が消費され，二酸化炭素 4.75 L が排出されるので，RQ は 0.8 となる．

$$RQ = 4.75/5.92 = 0.802 ≒ 0.8$$

　RQ が 1.0 に近いときは体内で糖質がおもにエネルギー源として利用されてお

呼吸交換比（respiratory exchange ratio, RER）
呼吸商はエネルギーに変換された栄養素由来の酸素消費量と二酸化炭素排出量の比率となり，理論上 1 を超えることはない．実際に呼気ガス分析により得られる値は呼吸交換比となる．呼気中の二酸化炭素は，乳酸による pH 低下を防ぐための重炭酸緩衝系（炭酸水素塩緩衝系）による緩衝作用によっても発生する．したがって，激しい運動などにより血中の乳酸濃度が上昇している状態では，呼気中の二酸化炭素排出量が増加し，呼吸交換比として 1 を超える値を示すことがある．

り，0.7 に近いときは脂質がおもにエネルギー源として利用されていることを表している．混合食での RQ は 0.82 ～ 0.84 である．激しい運動を行うと RQ は 1.0 に近づく．運動が長時間に及ぶとエネルギー基質として体内の脂質の利用が促進されてくるため，RQ は低下する．

また，尿中の窒素 1 g は 6.25 g のたんぱく質の燃焼に相当し，5.92 L の酸素消費と 4.75 L の二酸化炭素排出を意味する．また，たんぱく質より発生する酸素 1 L あたりの熱量は 4.485 kcal であることが知られている．したがって，測定した尿中窒素量からたんぱく質の酸化燃焼に用いられた酸素量と排出された二酸化炭素量とが求められるので，ガス分析で求めた二酸化炭素量と酸素消費量からこれを差し引けば，糖質と脂質の燃焼により消費した酸素量と排出した二酸化炭素量が求められる．

呼気ガス成分の分析による測定値から，尿中窒素の分析によるたんぱく質由来の二酸化炭素と酸素の量を差し引いて算出される，糖質と脂質の燃焼によって排出された二酸化炭素の量と消費された酸素の量の比を非たんぱく質呼吸商（non protein respiratory quotient, NPRQ：表9.5）といい，次式によって求められる．

$$NPRQ = \frac{\text{全排出二酸化炭素量} - (4.75 \times \text{尿中窒素量})}{\text{全酸素消費量} - (5.92 \times \text{尿中窒素量})}$$

（4）二重標識水法（DLW 法）

酸素の安定同位体 ^{18}O と水素の安定同位体 ^{2}H（重水素）で二重にラベルした二重標識水（$^{2}H_2{}^{18}O$）を用いると，数週間にわたってふつうの生活をしている人びとのエネルギー消費量を高い精度で測定することができる．二重標識水を経

Plus One Point

【問題】
1 時間に呼吸によって消費された O_2 量が 18.0 L，排出された CO_2 量が 15.0 L で，尿中に排泄された窒素量が 0.3 g であったとき，消費エネルギー量を求めよ．

【解答】
たんぱく質に由来する O_2 消費量は 5.92 × 0.3 = 1.776 L であり，CO_2 排出量は 4.75 × 0.3 = 1.425 L となる．したがって，NPRQ =（15.0 − 1.425）／（18.0 − 1.776）= 0.836 ≒ 0.84 となる．NPRQ が 0.84 のときの酸素 1 L あたりのエネルギー量は表 9.5 より 4850 kcal であり，糖質と脂質に由来するエネルギー量は 4.850 ×（18.0 − 1.776）= 78.7 kcal となり，たんぱく質に由来するエネルギー量は 4.485 × 1.776 ≒ 8.0 kcal となる．したがって，1 時間当たりの消費エネルギー量は 78.7 + 8.0 = 86.7 kcal となる．

DLW : doubly labeled water method.

二酸化炭素排出量からエネルギー消費量を算出する方法

二重標識水法により二酸化炭素排出量が求まる．呼吸商の直接測定が難しいため，測定期間中の食事記録から摂取した食物中のエネルギー基質の構成比を用いて食物商（food quotient, FQ）を推定する．二酸化炭素排出量と食物商から酸素消費量を算出することができる．

表 9.5　非たんぱく質呼吸商と酸素消費量 1 L 当たりの熱量

NPQR	酸素消費量に対する割合		熱量(kcal)	NPQR	酸素消費量に対する割合		熱量(kcal)
	糖質(%)	脂質(%)			糖質(%)	脂質(%)	
0.707	0	100	4.686	0.86	54.1	45.9	4.875
0.71	1.1	98.9	4.690	0.87	57.5	42.5	4.887
0.72	4.8	95.2	4.702	0.88	60.8	39.2	4.899
0.73	8.4	91.6	4.714	0.89	64.2	35.8	4.911
0.74	12.0	88.0	4.727	0.90	67.5	32.5	4.924
0.75	15.6	84.4	4.739	0.91	70.8	29.2	4.936
0.76	19.2	80.8	4.751	0.92	74.1	25.9	4.948
0.77	22.8	77.2	4.764	0.93	77.4	22.6	4.961
0.78	26.3	73.7	4.776	0.94	80.7	19.3	4.973
0.79	29.9	70.1	4.788	0.95	84.0	16.0	4.985
0.80	33.4	66.6	4.801	0.96	87.2	12.8	4.998
0.81	36.9	63.1	4.813	0.97	90.4	9.6	5.010
0.82	40.3	59.7	4.825	0.98	93.6	6.4	5.022
0.83	43.8	56.2	4.838	0.99	96.8	3.2	5.035
0.84	47.2	52.8	4.850	1.00	100	0	5.047
0.85	50.7	49.3	4.862				

口投与して，体内の安定同位体の存在比を高い状態にしたあと，尿中に排出されるそれぞれの安定同位体を測定する．体内で同位体比(^{2}H/^{1}H と ^{18}O/^{16}O)が平衡状態に達したのち，体外に水分(^{2}H$_2$^{18}O)と二酸化炭素(C^{18}O$_2$)として排出されるので，それぞれの同位体比は経時的に減少し，体内の同位体比は再び自然の存在比に戻る．このとき，^{2}H は水分としてのみ排出され，^{18}O は水分およびCO_2として排出される．そのため，体内に残存する安定同位体の減少速度は^{18}O のほうが速く，排出されてくる尿中での同位体の比もそれを反映する．その差によって，一定期間内に対外に排出された CO_2 の量を査定することができる．身体活動レベルが高ければ CO_2 排泄量は高くなるので，間接的にエネルギー消費量を評価することができる．この方法は精度の高い測定として個人のエネルギー消費量の推定に用いられるが，二重標識水がとても高価で，非放射性同位体比を測定するための質量分析装置が必要となるので，手軽に利用できる方法ではない．しかし，通常の生活を送っている人びとを対象として，より長期間に精度の高い研究を行えるため，近年，注目が高まってきているエネルギー代謝測定方法である．

9.7　エネルギー出納とエネルギー必要量の推定

エネルギー必要量の推定には，エネルギー摂取量を利用する方法とエネルギー消費量を利用する方法がある．体重や体組成に変化がない状態では，エネルギー摂取量とエネルギー消費量が等しく，すなわちエネルギー出納がゼロとなり，またその量がエネルギー必要量となると考えられる．エネルギー摂取量を推定する方法では測定誤差が大きくなるため，エネルギー必要量の推定には，エネルギー摂取量ではなく，エネルギー消費量から推定する方法が広く用いられている(図9.6)．

（1）エネルギー出納

エネルギー出納バランス(図9.7)は，エネルギー摂取量からエネルギー消費量を差し引いたものとして定義される．成人においては，その結果が体重の変化と体格(body mass index, BMI)となって表れると考えられ，エネルギー摂取量がエネルギー消費量を上回る状態(正のエネルギー出納バランス)が続けば体重は増加し，逆に，エネルギー消費量がエネルギー摂取量を上回る状態(負のエネルギー出納バランス)では体重が減少する．したがって，短期的なエネルギー出納のアンバランスは，体重の変化で評価可能であると考えられる．

一方，エネルギー出納のアンバランスは，長期的にはエネルギー摂取量，エネルギー消費量，体重が互いに連動して変化することで調整される．たとえば，長期にわたってエネルギー制限を続けると，体重減少に伴ってエネルギー消費量やエネルギー摂取量が変化し，体重減少は一定量で頭打ちとなり，エネルギー出納バランスがゼロになる新たな状態に移行する．多くの成人では，長期間にわたって体重や体組成は比較的一定で，エネルギー出納バランスがほぼゼロ

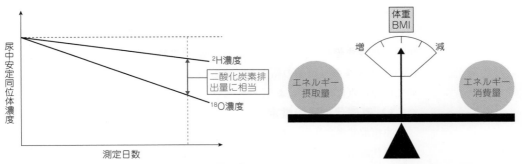

図9.6　二重標識水法によるエネルギー消費量の測定　　図9.7　エネルギー出納バランスのイメージ

に保たれた状態にある．肥満者もやせの人も，体重，体組成に変化がなければ，エネルギー摂取量とエネルギー消費量は等しいと考えてよい．

（2）エネルギー必要量の推定

　エネルギー必要量の推定には，エネルギー摂取量を利用する方法とエネルギー消費量を利用する方法がある．エネルギー摂取量を推定する方法としては各種の食事アセスメント法があるが，いずれの方法においてもエネルギー摂取量に関しては過少申告と日間変動という二つの要素によって測定誤差が大きく，エネルギー摂取量から精度の高いエネルギー必要量の推定はきわめて難しい．そのため，エネルギー必要量の推定には，エネルギー摂取量ではなく，エネルギー消費量から推定する方法が広く用いられている（図9.8）．

　前述の二重標識水法は，測定精度も高く，実測値であれば個人のエネルギー必要量の推定は可能だが，すべての人に実際に測定を行うことは難しい．そこで，推定式などを用いて個人のエネルギー必要量を推定することになる．しかし，エネルギー必要量には個人間差の影響が大きく，基礎代謝量や身体活動レベルを考慮して推定されたエネルギー必要量であっても，個人レベルのエネルギー必要量を推定するのは困難であろう．

　そこで，個人レベルにおけるエネルギー必要量を考えるうえでは前述のエネ

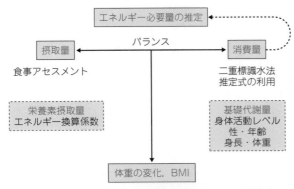

図9.8　エネルギーの必要量の推定にかかわる要素

ルギー出納バランスという考え方が用いられる．エネルギー出納の結果は体重の変化やBMIとして表れるので，体重やBMIの変化を把握すればエネルギー出納の概要を把握できるとの考え方に基づいている．しかし，体重の変化もBMIもエネルギー出納の結果を示すものであり，エネルギー必要量を示すものではない点には留意しよう．

（3）基礎代謝量の推定

食事摂取基準に用いられる基礎代謝基準値を**表9.6**に示す．

基礎代謝基準値は，実際に測定された基礎代謝測定値を踏まえて決められている．この基礎代謝基準値は，あくまで表中の参照体位（日本人の平均的な身長，体重）において，実際の測定値と推定値とが一致するように設定されている．そのため，参照体重から大きく外れた体重の人に基礎代謝基準値を用いると，推定値の誤差が大きくなってしまう．この基礎代謝基準値を用いて算出した推定エネルギー摂取量を用いる場合は，肥満の人では体重が増加し，やせの人では体重が減少してしまうおそれがあるため注意が必要である．

年齢，性別，身長，体重を用いた日本人の基礎代謝量の国立健康・栄養研究所の推定式（次式）では，BMIが $30\,\mathrm{kg/m^2}$ 程度までならば，体重による系統誤差を生じないことが示されている．したがって，BMIが $25 \sim 29.9\,\mathrm{kg/m^2}$ の肥満者では次の推定式で基礎代謝量の推定ができる．

$$基礎代謝量（kcal/日）= [0.0481 \times 体重（kg）+ 0.0234 \times 身長（cm）$$
$$- 0.0138 \times 年齢（歳）- 定数^*] \times 1000/4.186$$

*男性の場合：0.4235，女性の場合：0.9708

系統誤差

ある測定において，同じ方法で行うかぎり「真の値」に対して系統的な誤差が存在するとき，それを系統誤差という．本文中の体重による系統誤差とは，ある体重以上（以下）になると必ず推定値に生じる誤差のことを指しており，この場合は，BMIが $30\,\mathrm{kg/m^2}$ を超えていると，その体重を用いて計算すると，必ず基礎代謝量の推定値には真の値からの誤差が生じてしまうということを示している．

表9.6　参照体重における基礎代謝量

性別	男性			女性		
年齢（歳）	基礎代謝基準値（kcal/kg 体重/日）	参照体重（kg）	基礎代謝量（kg/日）	基礎代謝基準値（kcal/kg 体重/日）	参照体重（kg）	基礎代謝量（kg/日）
1～2	61.0	11.5	700	59.7	11.0	660
3～5	54.8	16.5	900	52.2	16.1	840
6～7	44.3	22.2	980	41.9	21.9	920
8～9	40.8	28.0	1140	38.3	27.4	1050
10～11	37.4	35.6	1330	34.8	36.3	1260
12～14	31.0	49.0	1520	29.6	47.5	1410
15～17	27.0	59.7	1610	25.3	51.9	1310
18～29	23.7	64.5	1530	22.1	50.3	1110
30～49	22.5	68.1	1530	21.9	53.0	1160
50～64	21.8	68.0	1480	20.7	53.8	1110
65～74	21.6	65.0	1400	20.7	52.1	1080
75以上	21.5	59.6	1280	20.7	48.8	1010

日本人の食事摂取基準(2020年版)，「日本人の食事摂取基準」策定検討会報告書より．

（4）推定式を用いた推定エネルギー必要量の計算

個人のエネルギー必要量に関連するおもな要因として，性，年齢，体重，身長，身体活動レベルの五つの存在が指摘されている（体重と身長に代えて BMI を用いる場合もある）．したがって，エネルギー必要量を推定には，これら五つの要素からなる関数を考える．

食事摂取基準では成人においては，次式により推定エネルギー必要量を求める．

$$推定エネルギー必要量 = 基礎代謝基準値（kcal/kg 体重/日）× 参照体重（kg）$$
$$× 身体活動レベル$$

成長期である小児においては，身体活動に必要なエネルギーに加えて，成長に伴う組織合成に必要となるエネルギーと組織増加分のエネルギー量（エネルギー蓄積量）を摂取する必要がある．このうち，組織合成に必要となるエネルギーは総エネルギー消費量に含まれるため，小児の推定エネルギー必要量は基礎代謝量と身体活動レベルから推定したエネルギー量にエネルギー蓄積量を加えて求める．

妊娠期の妊婦においての推定エネルギー必要量は，妊娠前の推定エネルギー必要量に妊娠によるエネルギー付加量を加えて求める．妊婦のエネルギー付加量は，妊娠による総消費エネルギー量の変化とエネルギー蓄積量の和から求める．

また，授乳婦における推定エネルギー必要量は，妊娠前の推定エネルギー必要量に授乳婦のエネルギー付加量を加えて求める．授乳婦のエネルギー付加量は，母乳のエネルギー量から望ましい体重減少分のエネルギー量を差し引いた値として求める．

練　習　問　題

次の文を読み，正しければ○をつけ，誤っていれば例題にならって下線部を訂正しなさい．複数の下線がある場合，すべてを訂正するとはかぎらない．

（1）1 kcal は <u>6.25 kJ</u> である．

（2）生理的燃焼値が物理的燃焼値に比べ大きく低くなるのは，<u>脂質</u>である．

（3）体重を用いた基礎代謝量の推定では，肥満者の基礎代謝量は<u>過小評価</u>される．

（4）組織のなかで，組織重量当たりの安静時のエネルギー消費が大きいのは，<u>筋肉，肝臓，心臓，脳</u>である．

（5）摂取した栄養素の消化，吸収，輸送，代謝などによる<u>エネルギー代謝</u>の亢進を食事誘発性熱産生とよび，栄養素のなかでは<u>脂質</u>のエネルギー代謝増加量が最

も大きい.

（6）METs は，ある活動でのエネルギー消費量を<u>基礎代謝量</u>の倍数で示している.

（7）身体活動レベルは 1 日の総エネルギー消費量を<u>安静時代謝量</u>で除して求める.

（8）エネルギー代謝測定法の一つである直接法は，<u>体温の変化</u>からエネルギー消費量を求める方法である.

（9）糖質，脂質，たんぱく質が酸素 1 L を消費したときに発生する熱量は <u>5 kcal</u> 程度で，栄養素による差は<u>小さい</u>. 一方，二酸化炭素 1 L を生成したときの発生熱量は <u>5 〜 6.7 kcal</u> 程度で栄養素による差が<u>大きい</u>.

（10）およその呼吸商の値は，糖質で <u>0.7</u>，脂質で <u>1.0</u>，たんぱく質で <u>0.8</u> である.

（11）酸素消費量に加えて<u>二酸化炭素排出量</u>と尿中 <u>P</u> 排泄量が分かれば，体内で燃焼したエネルギー基質の種類と量まで特定できる.

（12）二重標識水法は，安定同位体の水素と酸素からなる水を摂取させ，体液中の両元素の<u>減衰率</u>の差で<u>酸素消費量</u>を評価することに基づいてエネルギー消費量を求める方法である.

（13）食事摂取基準ではエネルギー収支のバランスの指標に <u>BMI</u> を用いる.

（14）エネルギー必要量の推定にはエネルギーの<u>消費量</u>ではなく摂取量が用いられる.

（15）体重 70 kg，身体活動レベル 1.75 の 40 歳男性の推定エネルギー必要量は <u>1575 kcal</u> である.

10

食物の摂取

10.1 空腹感と食欲

（1）摂食中枢と満腹中枢

空腹感を覚えれば摂食行動を起こし，満腹感を覚えれば摂食を止める．この本能的な行動は，間脳の視床下部外側野に存在する摂食中枢と視床下部腹内側核に存在する満腹中枢により調節されている（図10.1）．摂食中枢が刺激されると（または満腹中枢が抑制されると）摂食を開始し，満腹中枢が刺激されると（または摂食中枢が抑制されると）摂食を止める．人為的に視床下部外側野が破壊された実験動物は食物を摂らなくなり，やせたり餓死したりする．他方，視床下部腹内側核が破壊されると満腹感を感じることができず，多食となり肥満する．

（2）食欲を調節する因子

食物を食べたいという欲求（食欲）は，生命を維持し活動を継続するための摂食行動を開始させる重要な要素である．空腹が食欲を生じさせるが，空腹感がなくとも食欲を感じることがあるように，食欲は多くの因子の影響を受ける．

（a）血中栄養素，ホルモン

血液中のグルコースや遊離脂肪酸によって摂食中枢および満腹中枢が直接，調節を受ける．摂食後，動脈血のグルコース濃度が上昇し，インスリンの作用でグルコースが利用される結果，動静脈血のグルコースの濃度差が大きくなると，満腹中枢が刺激され，摂食中枢は抑制される．摂食行動は停止することになる．動静脈血での濃度差が小さいとき（食間，飢餓時や糖尿病）には，逆に食

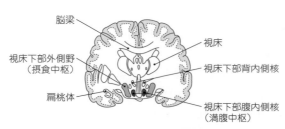

図10.1 摂食中枢と満腹中枢

グレリン(ghrelin)
グレリンは，アミノ酸28残基からなる消化管ホルモンであり，おもに胃で合成される．強力な食欲促進作用をもっており，グレリンを血中に投与された人は即座に強烈な空腹感を感じる．表10.1で示すように，食欲を抑制する末梢性ペプチドホルモン(血中に存在するペプチドホルモン)は多いが，グレリンは現在唯一知られている末梢性食欲促進ペプチドホルモンであることから注目を集めている．

グルカゴン様ペプチド-1
(glucagon-like peptide-1, GLP-1)
グルカゴンとGLP-1は，同一の前駆体ペプチド(プレプログルカゴン，179アミノ酸残基)がそれぞれ膵臓α細胞，小腸L細胞で異なるプロセシングを受けて合成・分泌されたものである．摂食後，消化管グルコース濃度の上昇に応じて，GLP-1はL細胞から分泌され，膵臓β細胞に作用してインスリンの分泌を促進する．以前から，グルコースを血中に投与するより経口投与のほうがインスリン分泌が促進されることが知られていたが，これはGLP-1の作用によるものである(GIPにもこのようなグルコース依存性インスリン分泌促進作用がある；表11.1参照)．GLP-1が分泌されるとインスリン濃度が上昇すること，消化管の運動が抑制され(ガストリン分泌抑制を介した)消化吸収が遅れることなどから食欲抑制の方向に作用する．

表10.1　食欲を調節する栄養素・消化管ホルモン

ホルモン	作用	分泌される場所
グレリン	食欲促進	胃
コレシストキニン(CCK)	食欲抑制	小腸
ペプチドYY(PYY)	食欲抑制	小腸
グルカゴン	食欲抑制	膵臓
グルカゴン様ペプチド-1 (GLP-1)	食欲抑制	小腸
インスリン	食欲抑制	膵臓
レプチン	食欲抑制	脂肪細胞
アドレナリン	食欲抑制	副腎髄質
グルコース	食欲抑制	肝臓，食物
遊離脂肪酸	食欲促進	脂肪細胞，肝臓

欲が亢進された状態となる．また，食間ではエネルギー分子として血中遊離脂肪酸量が増加するが，遊離脂肪酸は摂食中枢を刺激する．この結果，満腹感が低下し摂食行動がはじまる．また，グルコースは肝臓などの末梢の副交感神経にも作用し，延髄の孤束核を経由して視床下部に食欲を調節する情報が伝わる(表10.1)．

　グルコースや遊離脂肪酸のような血中栄養素だけでなく，インスリン，グルカゴン，コレシストキニン，ペプチドYY，グレリンなどの消化管ホルモンも食欲を調節する(表10.1参照)．なかでも，インスリンは血糖値を介した食欲抑制作用と同時に，視床下部に直接はたらいて食欲を抑制する作用をもつことから食欲調節に重要な役割を果たす．また，脂肪細胞が産生するホルモン(アディポサイトカイン)であるレプチンも視床下部に作用することにより摂食を長期的に抑制する．

(b) 知覚刺激

目前に並べられた料理の好ましい色彩や形態，匂いは視覚や嗅覚を刺激し食欲を亢進させる．口にしたあとは味覚だけでなく，口腔粘膜の触覚を刺激し食欲を継続させる．

(c) 食体験

食欲は食経験の影響を受ける．以前に食し，好ましかった食物に対しては食欲が亢進する．また，幼児期，小児期に習慣づけられた食経験は，成長したあとまで食習慣として残り，食欲に影響する．

(d) 健康状態

精神的なストレスは食欲に影響する．食欲は，ストレスの程度により亢進したり減退したりする．また，体調によっても食欲が変化する．ほとんどの疾病時には食欲は減退する．これは，消化および吸収に要するエネルギーを節約するためだと考えられる．

（e）環境

食欲は，気温などの自然環境の影響を受けるだけでなく，食事の場の雰囲気などの影響も受けやすい．また，食品に関する情報などの社会的環境の影響も食行動の動機づけとなりうる．

10.2　食事のリズムとタイミング

私たちが暮らしている地球は公転面に対して自転軸が傾いているため，一定の周期で日照時間や気温が変化する．これは年を単位とした周期であるが，月単位の周期として月の満ち欠け，日単位の周期として昼夜の交代がある．このような自然界の周期的な変化により，地球上の生物も一定の周期（リズム）にしたがって日常生活を営むように進化した．この生物学的リズムは生体リズムとよばれ，個体から分子のレベルまで観察することができる．生体リズムは，体内時計とよばれる機構により自律的に刻まれているが，食事，日光，睡眠などにより修正を受ける．

（1）生体リズム

毎朝，起床後に朝日を浴びて朝食を摂ることは，かつてはしつけの観点から推奨されてきた．しかし，生体リズムの概念が登場し，日光や食事が生体リズムを調節することがわかってからは，規則正しい生活を営むことで生体リズムを整え，その結果，健康の維持や身体機能の発揮につながると考えられるようになった．このような背景から，子どもにおいては，生体リズムを意識して心身ともに良い状態を維持することが重要視されつつある．

（a）概年リズム

季節による気温の変化が大きい地方では，夏には基礎代謝が低下し，冬には亢進するというサイクルが認められる．このように約1年を単位とするリズムを概年リズム〔circannual rhythm：circa-（およそ）+ annual（年）〕とよぶ．動物が1年のある時期にのみ繁殖期を迎えたり，植物がある時期に開花したりすることなどは概年リズムに含まれる．概年リズムはヒトでは明確ではない．

（b）概月リズム

代表的な概月リズム（circalunal rhythm）として，女性の性周期があげられる．性周期における卵胞ホルモン（follicle stimulating hormone，FSH），黄体ホルモン（luteinizing hormone，LH），エストロゲン，プロゲステロンの分泌パターン，子宮内膜の増殖サイクル，基礎体温の変化はほぼ30日を周期とする概月リズムにしたがっている（図10.2）．

（c）概日リズム

約24時間を1周期とする生体リズムを概日リズム（circadian rhythm：サーカディアンリズム）とよぶ．成長ホルモン（growth hormone，GH）の血中濃度は睡眠中は高く，昼間は低いという周期性を示す（図10.3）．また，体温は起床時に最も低く，夕方に最も高くなるというパターンを示す．さらに，睡眠パ

ペプチドYY
（peptide YY，PYY）

腸管や膵臓ランゲルハンス島から分泌されるアミノ酸36残基からなる消化管ホルモンである．膵臓ポリペプチド（pancreatic polypeptide，PP），ニューロペプチド（neuropeptide Y，NPY）と構造がきわめて似ている．食物（とくに脂肪）が消化管内に入ると，PYYは血流中に分泌され，膵液分泌抑制，胃腸管運動抑制作用を発揮する．摂食抑制作用ももっており，これには，PYYが視床下部弓状核神経細胞のY2受容体に作用して摂食行動を抑制する経路と，L細胞近傍の迷走神経を介して視床下部に作用する経路がある．

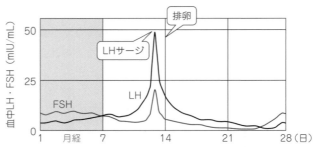

図10.2　黄体ホルモン(LH)，卵胞ホルモン(FSH)の性周期変動

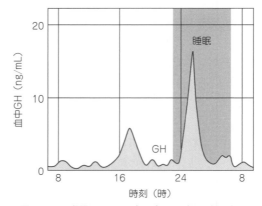

図10.3　成長ホルモン(GH)の日内・時間変動

ターンも概日リズムにしたがう．飛行機移動に伴う時差ぼけは，睡眠の概日リズムが到着地での昼夜パターンにすぐには適応できないために生じる現象である．

概日リズム(サーカディアンリズム)の調節

　生物を昼夜の変化のない実験室で生活させても，睡眠や体温の概日リズムは維持される．したがって，概日リズムは体のなかで決定される内因性リズムであるといえる．しかし，その周期は正確に24時間ではなく，ヒトの場合約25時間といわれている(これは，時計のない部屋でヒトが生活した場合，1日ごとに周期が1時間ずつずれてしまうことを意味する)．自然環境は24時間周期なので，内因性リズム(25時間周期)を24時間周期に調節する必要がある．これをリズム同調とよぶ．多くの生物において，光は最も強力なリズム同調因子である．ただし，ヒトの概日リズムは，ほぼ24時間周期であるとする報告が提出されており，まだ議論中である．また，給餌時刻を一定にすることもリズム同調因子となりえる．

　このリズム同調が障害される疾患として，睡眠のタイミングが著しく遅れる睡眠相後退症候群(delayed sleep phase syndrome)や，昼夜に同調した睡眠・覚醒リズムを維持できない非24時間睡眠覚醒リズム症候群(non-24 hour sleep-wake rhythm syndrome)がある．

（2）生体リズムと食事

　ライフスタイルの変化，夜間の仕事の増加，自炊の減少，加工食品の進歩などにより，近年，食生活が不規則化している．これに加え，生活習慣が夜型化したり不規則になったりして，その結果，欠食，夜食が増えている．また，朝食の欠食も増えている．食物を消化吸収し，その栄養素を効率よく代謝するには各組織や臓器の協調と調和が必要であることはいうまでもない．しかし，欠食や夜食は生体リズムに合致しないため，食品や食事の効能を十分活用できない可能性がある．それどころか，食事は生体リズムを変化させる強力な環境因子であるので，欠食や夜食による不規則な食生活は生体リズムを撹乱する要因となりうる．したがって，健康な生活を営むうえで生体リズムに合致した食生活を送ることは重要である．

練　習　問　題

　次の文を読み，正しければ○をつけ，誤っていれば例題にならって下線部を訂正しなさい．複数の下線がある場合，すべてを訂正するとはかぎらない．

（1）視床下部外側野と視床下部腹内側核には，それぞれ満腹中枢と摂食中枢がある．

（2）食欲を促進するホルモンとして，グレリン，インスリン，CCK がある．

（3）血中グルコースは食欲を促進する一方，血中遊離脂肪酸は食欲を抑制する．

（4）レプチンは，長期的な食欲抑制に関与する．

（5）成長ホルモン，インスリン，グルココルチコイド，黄体ホルモンの分泌は概日リズムにしたがう．

（6）網膜に障害があると生体リズムの同調に支障をきたすこともある．

（7）体温（深部体温）は，睡眠直前に最も低下し，身体活動が開始される明け方に最も高くなるという概日リズムを示す．

（8）アディポサイトカインを産生するのは内臓脂肪のみである．

（9）交感神経成分が亢進したときは，食欲は促進する．

（10）食欲を調節する因子として，栄養因子やホルモンのほかに感覚刺激，食体験，健康状態，心理状態などがあげられる．

■出題傾向と対策■
・摂食中枢の解剖学的特徴を把握すること．
・食欲を調節するホルモンと栄養素の作用を整理して理解すること．

重要

重要

重要

消化・吸収と栄養素の体内動態

11.1 消化器系の構造と機能

　食物の消化，吸収に関与する種々の器官を消化器系という．消化器系は，消化管（口腔，咽頭，食道，胃，十二指腸，空腸，回腸，盲腸，虫様突起，上行結腸，横行結腸，下行結腸，Ｓ状結腸，直腸，肛門）と消化腺（唾液腺，肝臓，胆のう，膵臓）から構成される．消化管は消化吸収が起こる場所であり，消化腺は消化管に消化液を分泌する組織・器官である（図11.1）．

（1）消化管の一般的構造

　消化管は食物が通過する中空の一連の管であり，部位にかかわらずある程度共通する基本的な構造をもつ．消化管は，内腔（管腔）側より粘膜，筋層，漿膜から構成される（図11.2）．

（a）粘膜

　粘膜層を消化管の管腔側から概観すると，まず規則正しく並んだ上皮細胞が

上皮細胞
小腸内腔の絨毛表面を覆う一層性の細胞で，小腸内壁構造と環境の維持，および栄養素の消化と吸収にかかわる．消化吸収過程に伴うさまざまな物理的・化学的ストレスにさらされるため，痛みやすい細胞であり，2〜3日という，きわめて短時間で新しい細胞に置き換えられるのが特徴である．

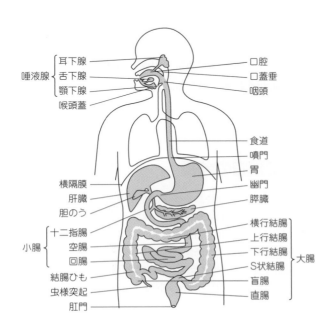

図11.1 消化器系統図

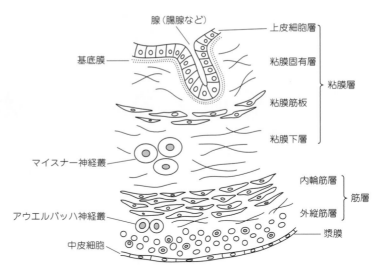

図11.2　消化管の基本構造（模式図）
消化管の内側（管腔側）より，上皮細胞層，粘膜固有層，粘膜筋板，粘膜下層，内輪筋層，外縦筋層，漿膜が区別される．

結合組織

たんぱく質である膠原線維（コラーゲン）や弾性線維，ムコ多糖類などからなる細胞外基質，これらの線維や基質を分泌する線維芽細胞などの細胞成分，毛細血管，リンパ管，神経線維からなる．

迷走神経

脳からでる脳神経の第Ⅹ番目の神経であり，おもに胸腹部の器官に分布支配する．副交感性の神経線維が多く含まれる．粘膜下層および筋層に分布する迷走神経は，粘膜筋板，内輪筋層および外縦筋層の平滑筋の収縮に関与する．消化管の運動（蠕動運動，分節運動，振り子運動）に深く関与している．

管腔面を隙間なく覆い，外界との境界を形成している上皮細胞層がある．上皮細胞層の外側には少量の結合組織からなる粘膜固有層と，消化管を輪状に取り巻くように細長い平滑筋細胞からなる粘膜筋板が存在する．粘膜筋板の外側には結合組織の厚い層が存在し，粘膜下層とよばれる．上皮細胞層から粘膜下層までを粘膜層とよぶ．この層には副交感神経（迷走神経）の神経細胞体の集まった領域（マイスナー神経叢）がある．

（b）筋層

粘膜下層の外側には厚い平滑筋からなる筋層が存在していて，消化管の運動に関与している．この筋層は，通常，内側と外側の2層から形成され，両者は筋線維の走行方向がそれぞれ異なる．

上皮細胞の分極

　小腸の吸収上皮細胞の細胞膜は，消化管内腔に面した部分（管腔側），基底膜に面した部分（基底側），および隣接する上皮細胞に面した部分（外側）とに区別され，それぞれ異なる性質をもっており，これを上皮細胞の分極という．吸収上皮細胞は管腔側の細胞膜を通して栄養素を取り込み，基底側の細胞膜を通して栄養素を細胞外（粘膜固有層側）へ放出するが，この方向性は上皮細胞の分極によるものである．外側の細胞膜には，閉鎖結合帯（タイトジャンクション），接着帯（インターミディエイトジャンクション），および接着斑（デスモゾーム）とよばれる接着装置が存在し，隣接細胞間の接着に関与している．

ⅰ）内輪筋層

内側の筋層では，細長い平滑筋細胞が何層にも重なって消化管を輪状に取り巻いており，これを内輪筋層という．内輪筋が収縮すれば消化管腔は狭められる．内輪筋の収縮・弛緩が繰り返されることによって，消化管の分節運動が起こる．また隣接する内輪筋の収縮が次つぎに起こることによって，消化管の蠕動運動が起こる．

内輪筋層がとくによく発達した部位は括約筋とよばれる．括約筋が収縮することにより消化管は完全に閉塞する．噴門括約筋（食道と胃の境界），幽門括約筋（胃と十二指腸の境界），回盲括約筋（小腸と大腸の境界）などがその例である．

ⅱ）外縦筋層

内輪筋層の外側では，平滑筋細胞が消化管の長軸方向に沿って何層にも重なって走行しており，これを外縦筋層という．外縦筋が収縮すれば消化管は長軸方向に収縮する．外縦筋の収縮・弛緩が繰り返されることによって，消化管の振り子運動が起こる．

内輪筋層と外縦筋層との境界にも，迷走神経の神経細胞体が集まった領域があり，アウエルバッハ神経叢（筋間神経叢）とよばれる．

（ c ）漿膜

筋層の外側には漿膜が存在する．漿膜は，消化管の最外層を形成する1層の中皮細胞とその内側（したがって筋層の外側）に存在する薄い結合組織の層とからなる．

（2）消化器系器官の構造と機能

（a）口腔

口腔では，摂取した食物を歯によって小片に噛み砕く．さらに，唾液腺から唾液が分泌され，糖質の消化に寄与するとともに食物塊の表面を滑らかにして食物塊の嚥下を容易にしている．

ⅰ）唾液

三大唾液線である耳下腺，顎下腺，舌下腺から成人1日当たり1〜1.5Lの唾液が分泌される．唾液分泌中枢は延髄にあり，唾液腺は自律神経によって支配されている．耳下腺から分泌される唾液は，粘性が低く，糖質消化酵素α-アミラーゼを多く含んでいる．顎下腺と舌下腺から分泌される唾液はムチンを多く含んでおり，粘性が高い．このほかに口唇腺，頬腺，口蓋腺，舌腺などがある．味蕾が分布する乳頭のうち，有郭乳頭や葉状乳頭の底部に開口する舌腺はエブネル腺とよばれ，味蕾が素早く呈味物質に反応するのに役立っている．

（b）咽頭と食道

口腔に続き，食道と気道の分岐点（喉頭）までの部位が咽頭である．口腔から送られてきた食物塊が通過する際には，口蓋垂によって咽頭と鼻腔の境が，喉頭蓋によって咽頭と喉頭との境がふさがれる．食道の長さは約25cmであり，蠕動運動によって食物塊が下方へ運ばれる．咽頭と食道は食物の通路であり，

中皮細胞
腹腔の内面や腹腔内臓器の表面は，1層の扁平な細胞により隙間なく覆われている．この細胞は漿膜上皮細胞，あるいは腹腔のような体腔（ほかに胸腔，心膜腔がある）にかぎって存在するので，中皮細胞とよばれる．

耳下腺，顎下腺，舌下腺
耳下腺は頬の内側に開口し，顎下腺および舌下腺は舌下面に開口している．

ムチン
酸性多糖を多く含む糖たんぱく質．

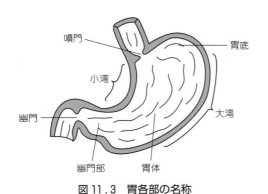

図11.3　胃各部の名称

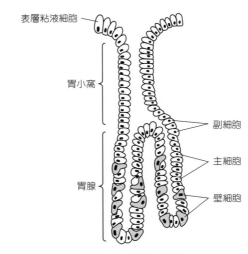

図11.4　胃腺の構造
胃腺頸部には副細胞が多い．腺体部には主細胞と壁細胞が存在する．

食物の消化，吸収は起こらない．

（c）胃

胃は食道に続くのう状（嚢状）の器官で，上部より胃底（部），胃体（部），幽門（部）と区別できる（図11.3）．食道との境界は噴門とよばれ，内輪筋がよく発達している（噴門括約筋）．胃底部は噴門よりも上方にありドーム状の空間をなし，食物が存在することはほとんどない．胃の中央部は胃体とよばれ，食物が滞留し胃液により消化を受ける．胃の最終部は幽門部とよばれる．胃液と混合され，消化されて粥状となった食物は幽門部に入り，十二指腸に送られる．この移送は食後10分くらいからはじまり，6時間くらいで完了する．

i）胃壁の構造と機能

胃内では，粘膜が襞をなし，消化液と食物塊とが混合されやすい構造となっている．また，内表面には胃小窩とよばれる多数の窪みが存在し，この胃小窩の底部に胃腺（胃底腺）が開口している（図11.4）．

胃内表面や胃小窩の上皮細胞は表層粘液細胞とよばれ，多量の粘液性物質を分泌する．この物質は塩酸に溶けず胃粘膜の保護に関与している．胃腺の上部（腺頸部）の上皮細胞は副細胞とよばれ粘液性物質を分泌し，胃粘膜の保護に関与している．胃腺の中央部（腺体部）から底部（腺底部）には2種類の上皮細胞が混在し，主細胞と壁細胞とよばれる．主細胞はペプシノーゲンを分泌し，壁細胞は塩酸を分泌する．壁細胞は内因子も分泌している．内因子はビタミンB_{12}の吸収に必須のムコたんぱく質である．

胃の幽門部にある幽門括約筋は，胃内で消化が進んだ食物塊が十二指腸へ送りだされるのを調節している．

胃の筋層

消化管の筋層は内輪・外縦であるが，胃では筋層が3層になっており，最内側の筋層は胃壁を斜めに走行するので内斜筋層という．2番目の層は輪状に取り巻いており，中輪筋層という．最外側の筋層は外縦筋層である．したがって，幽門括約筋は中輪筋がよく発達したものである．

Plus One Point

ストレスによる胃液の分泌
迷走神経の作用によっても胃液の分泌が起こる．ストレスによって迷走神経を介して胃酸分泌が促進され，胃粘膜の自家消化，すなわち消化性潰瘍が引き起こされる．

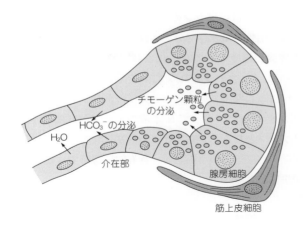

チモーゲン顆粒
の分泌

HCO₃⁻ の分泌

H₂O

介在部

腺房細胞

筋上皮細胞

図11.5　膵臓の外分泌腺房

（d）膵臓

ⅰ）膵臓の構造と機能

　膵臓は胃の下部に横たわる分泌腺であり，膵液を消化管に分泌する外分泌腺であると同時に，さまざまなホルモンを血流に分泌する内分泌腺でもある．

　膵臓の腺房細胞は，多くの消化酵素を産生して，膵管に分泌する．これに導管細胞が分泌する重炭酸イオン（HCO_3^-）が加わって，膵液となる．膵液は膵管を通って十二指腸に開口している大十二指腸乳頭（ファーター乳頭）から消化管に放出される．膵液の分泌は胃内容物が十二指腸に到着することで促進されるほか，セクレチン，CCK（コレシストキニン）といった消化管ホルモンによっても促進される（図11.5，および11.7参照）．

　膵臓のランゲルハンス島にはさまざまな内分泌細胞がある．グルカゴン，インスリン，ソマトスタチンは，それぞれα細胞，β細胞，δ細胞から血液中に分泌される．

ⅱ）膵液

　膵液は1日に0.7～2.5 L分泌される．膵液中には，糖質消化酵素（α-アミラーゼ），たんぱく質消化酵素（トリプシノーゲン，キモトリプシノーゲン，プロエラスターゼ，プロカルボキシペプチダーゼ），脂質消化酵素（リパーゼ，コレステロールエステラーゼ，プロホスホリパーゼA_2），核酸消化酵素などの消化酵素が含まれている．また，膵液中の重炭酸イオンは胃から到来した酸性の食物塊を中和する．

　膵液中の消化酵素のうちトリプシノーゲン，キモトリプシノーゲン，プロエラスターゼ，プロカルボキシペプチダーゼおよびプロホスホリパーゼA_2は活性をもたない前駆体たんぱく質であり，消化管内で限定分解を受けることにより活性をもつ消化酵素に転換される．このような不活性な前駆体たんぱく質をチモーゲンとよび，上記チモーゲンの活性型がそれぞれトリプシン，キモトリプシン，エラスターゼ，カルボキシペプチダーゼ，ホスホリパーゼA_2である（胃

Plus One Point

急性膵炎

多量のアルコール摂取や胆汁の逆流によって，膵管内でプロ酵素が活性化されると，膵臓の組織が分解され急性膵炎が引き起こされることがある．

液中のペプシノーゲンはペプシンのチモーゲンである）．チモーゲンとして分泌される理由は，活性ある状態で分泌されると，これら消化酵素により腺房や膵管といった膵臓組織そのものが消化されてしまう危険性があるからである（これが起こってしまったのが膵炎）．これを避けるために消化酵素は小腸内でのみ活性をもつようになっている．たとえば，トリプシノーゲンは十二指腸内のエンテロペプチダーゼによってN末端のアミノ酸6残基が取り除かれて，活性型のトリプシンとなる．さらに，このトリプシンがトリプシノーゲンやほかのチモーゲンのペプチド鎖を限定的，特異的に切断することで，活性をもった消化酵素が生成される．

（e）小腸

ⅰ）小腸の構造と機能

小腸は消化・吸収が最も盛んな器官である．十二指腸，空腸，回腸に分かれており，全体の長さは6～7mである．十二指腸の起始部と回腸の下部を除いた小腸の内面には高さ5mmほどの輪状襞が多数存在し，この襞には高さ1mmほどの絨毛が無数に存在する．この絨毛の表面は細長い円柱状の上皮細胞で覆われている．この上皮細胞は栄養素の吸収に関与しているので吸収上皮細胞とよばれる．吸収上皮細胞の管腔側細胞膜には，微絨毛とよばれる非常に細い無数の細胞質突起が形成されている（図11.6）．微絨毛の外側は厚い糖衣層（グリコカリックス）によって保護されている．吸収上皮細胞の間には，粘液を分泌する杯細胞が存在する．絨毛基底部に開口する腸腺（リーベルキューン腺）は粘液性の腸液を分泌する．また，腸腺の基底部には消化管ホルモンを分泌する内分泌の細胞が存在する．

ⅱ）十二指腸

十二指腸は幽門に続く小腸の最初の部位で，馬蹄形状に湾曲した約25cmの長さをもつ．幽門から約10cmの部位に，総胆管が合流した主膵管が開口する（図11.7）．この開口部は大十二指腸乳頭（ファーター乳頭）とよばれ，ここで膵液と胆汁が十二指腸に流入する．この膵管開口部の周りを輪状に取り巻く平滑筋（オッディの括約筋）が膵管の開閉に関与している．大十二指腸乳頭より数cm上部に副膵管が開口し，この部位は小十二指腸乳頭とよばれる．

ⅲ）空腸と回腸

十二指腸に続く小腸の約40％が空腸であり，それに続く部位が回腸である．しかし，空腸と回腸との明確な境界は存在しない．栄養素の吸収は空腸上部でほとんど完了する．回腸の終末部は大腸へ開口しており，この部位の内輪筋は回盲括約筋とよばれ回盲弁を構成する．空腸と回腸では，粘膜にリンパ小節が多く集合しており，これはパイエル板とよばれる．食物成分は生体外の物質なので，本来ならば外来物質の排除を担う免疫系の対象物質となりうる．しかし，食物成分に対しては免疫系が作動しないようなしくみを生体は備えている．パイエル板は，食物成分に対する免疫系の調節に重要な役割を果たしていると考

刷子縁（brush border）

吸収上皮細胞の標本を光学顕微鏡で観察しても，微絨毛1本1本を区別することはできない．隣接する上皮細胞の微絨毛の部分がひと続きの層をなしているように観察され，刷子縁とよばれる．

糖衣層

粘液多糖類に富む物質で，吸収上皮細胞から産生される．吸収上皮細胞の保護に寄与しており，被覆層（サーフェスコート）ともよばれる．

Plus One Point

食物アレルギー

免疫系のしくみが変調し，過度に作動してしまったのが食物アレルギーである．

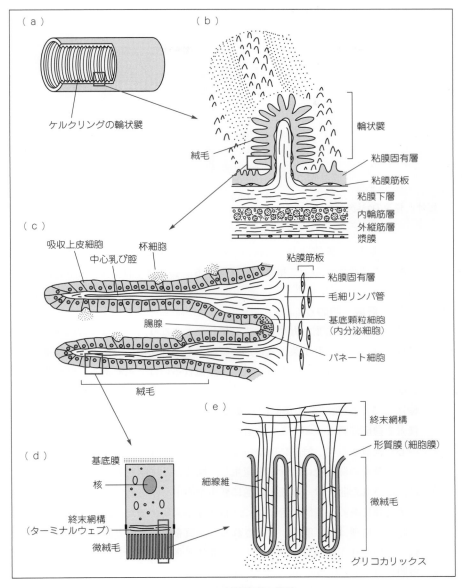

図11.6　小腸粘膜の構造

（a）小腸の管腔，（b）小腸粘膜，（c）絨毛部分の拡大，（d）吸収上皮細胞：管腔側には，1細胞当たり1000本近い微絨毛が存在する．（e）微絨毛と終末網構：微絨毛のなかには軸方向に細線維（フィラメント）が走行し，微絨毛直下を横に走行する終末網構の線維と相互作用している．また，微絨毛中の細線維はところどころで横方向に細線維がでて微絨毛部の細胞膜と連結している．

えられている．

iv）腸液

　腸液は，十二指腸上部の粘膜下層に存在する十二指腸腺（ブルンネル腺）が分泌するアルカリ性の粘液と，絨毛基底部にある腸腺が分泌する液からなる．

十二指腸腺

幽門から，アルカリ性の膵液が分泌される十二指腸乳頭部までの間で胃液の混じった消化物を中和するのが十二指腸腺の機能である．十二指腸上部は十二指腸潰瘍の頻発部位である．

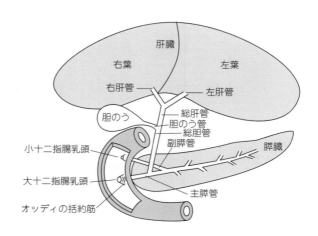

図11.7　胆汁と膵液の分泌経路

十二指腸腺の分泌液は十二指腸の起始部に分泌され，胃から十二指腸へ送られる酸性の消化物から十二指腸壁を保護する．腸液は1日に1.5～3L分泌される．

（f）肝臓・胆のう

肝臓は左葉，右葉，方形葉および尾状葉からなり，各葉は多数の肝小葉から構成されている．肝小葉は六角形の断面をもつ柱状構造であり，肝臓構造の最小単位である．肝小葉に血液を供給する血管系には2系統ある．肝細胞に栄養と酸素を供給する肝動脈枝（小葉間動脈）と，消化吸収された栄養素を小腸から輸送してくる門脈枝（小葉間門脈または小葉間静脈）である．前者を栄養血管，後者を機能血管とよぶ．この両者の血液が合流して肝小葉に流入し，肝小葉の中心に位置する中心静脈に向かって流れる（図11.8）．

肝小葉中の肝細胞は胆汁酸を産生し，胆汁として細胆管に分泌する．細胆管に分泌された胆汁は，血液とは逆に肝小葉の中心から外側に向かって流れ，肝小葉外側にある小葉間胆管に注ぐ．胆汁は小葉間胆管から肝管，総肝管を介して胆のうに運ばれ，濃縮，貯蔵される．脂質を摂取すると胆のうが収縮し，それに伴い胆汁が総胆管，膵管，大十二指腸乳頭を経て十二指腸に注ぐ（図11.7参照）．1日の胆汁分泌量は約1Lである．

胆汁に含まれる胆汁酸は脂肪の乳化作用が強く，脂肪を微細な粒子に分散させる．このことにより，脂肪とリパーゼとの接触面積が増大し，リパーゼによる消化効率が上がる．

（g）大腸

大腸は，盲腸，上行結腸，横行結腸，下行結腸，S状結腸および直腸からなり，全体の長さは約1.6mである．大腸の内面には，小腸で見られたような輪状襞や絨毛は存在せず，半月状の襞（半月襞）が存在する．多量の粘液が分泌されるが，消化酵素は含まれていない．

大腸では，水や無機塩類の吸収および糞便の形成が行われる．消化吸収されな

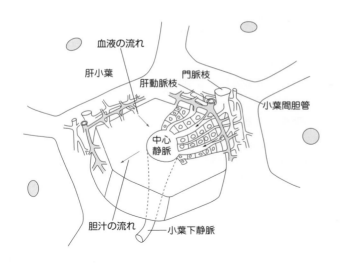

図11.8 肝小葉の構造
肝小葉の断面は六角形状をなし、中央部に中心静脈が存在する。肝動脈枝と門脈枝とからの血液があわさって肝小葉内の毛細血管に流入し、中心静脈に集まる。中心静脈は小葉下静脈となって小葉をでて行く。肝細胞は2列あるいは1列に並ぶ。産生された胆汁は、肝細胞間の細胆管に分泌され、肝小葉の外側にある小葉間胆管へ流出する。

かった食物残さ、剥離した吸収上皮細胞および多量の腸内細菌から糞便が形成される。食物繊維のような難消化性の食物を多く摂取すれば糞便量は多くなる。

11.2 各消化管での消化

（1）口腔内での消化

口腔内では咀嚼による物理的な破砕と、唾液に含まれる消化酵素による消化が行われる。咀嚼により小さく砕かれた食物塊は表面積が増大し、消化酵素と接触する面積が増大する。これにより消化酵素が作用しやすくなる。

唾液に含まれるα-アミラーゼは、デンプンを構成するアミロースおよびアミロペクチンに作用しα-1,4グリコシド結合を加水分解し、マルトース（グルコース2分子からなる二糖類）、マルトトリオース（グルコース3分子からなる三糖類）やデキストリンを生成する。白米を噛み続けるとほのかに甘く感じられるようになるのは、このマルトースが原因である。しかし、食物が口腔内に留まる時間は短いので、口腔内で消化されるのはわずかとされている。口腔内では、デンプン以外は消化を受けない。

（2）胃での消化と吸収

食物が胃に到達し、胃が拡張したり胃内のpHが高くなると胃液が分泌される。胃液には塩酸、粘性成分、ペプシノーゲンが含まれ、1日に1.5～2.5L分泌される。壁細胞から分泌される塩酸は強酸性（pH 1～2）なので、たんぱく質を変性させ消化を容易にする。また、食物に付着している微生物などの増殖抑制・殺菌にも寄与している。主細胞から分泌されるペプシノーゲンは活性をもつペプシンに変化し、たんぱく質をペプチドに消化する。主細胞からはペプシノーゲンとともに胃リパーゼが分泌される。胃リパーゼは脂肪の消化吸収には貢献しないと考えられてきたが、胃に入る脂肪のうち、20～30％近くが胃リパーゼにより消化されることが明らかとなり、胃リパーゼの脂肪の消化吸

Plus One Point

たんぱく質消化酵素の作用様式

たんぱく質消化酵素の作用にはエンド（within という意味）型とエキソ（outside という意味）型がある．エンド型は，たんぱく質の内部を切断するタイプであり，たんぱく質を大きな断片に分解する．トリプシン，キモトリプシン，ペプシンはエンド型たんぱく質消化酵素である．エンド型たんぱく質消化酵素が作用する部位はランダムではなく，特定のアミノ酸残基部位で切断する．トリプシンはアルギニンとリシン，キモトリプシンは芳香族アミノ酸とロイシン，ペプシンは疎水性アミノ酸のC末端側のペプチド結合を切断する．一方，カルボキシペプチダーゼは，たんぱく質のC末端からアミノ酸を一つずつ切断するタイプの消化酵素であり，このような分解様式をエキソ型とよぶ．

収への関与について近年注目が集まっている．なお，糖質は，胃ではほとんど消化されない．胃では栄養素の吸収は起こらないが，アルコールは吸収される．

（3）小腸での消化と吸収

小腸では，膵液に含まれる消化酵素による消化と，腸液に含まれる消化酵素による消化が進行する．

（a）膵液に含まれる酵素による消化

たんぱく質消化酵素トリプシン，キモトリプシン，カルボキシペプチダーゼにより，たんぱく質やペプチドはさらに短いオリゴペプチド（ジペプチドやトリペプチド），アミノ酸に分解される．膵α-アミラーゼは，デンプンやグリコーゲンをマルトース，マルトトリオースやデキストリンにまで分解する．胆汁酸により微細に分散した脂肪は，膵リパーゼにより脂肪酸とグリセロールに，あるいは脂肪酸とモノアシルグリセロールに分解される．また，コレステロールエステラーゼによって，コレステロールエステルがコレステロールと脂肪酸に分解される．

（b）腸液に含まれる酵素による消化

絨毛基部に開口する腸腺から分泌される腸液には，膜消化にかかわる消化酵素が多く含まれる．これら消化酵素によりたんぱく質はアミノ酸，ジペプチド・トリペプチドに，糖質は単糖類にまで消化される（11.4節参照）．

（c）胆汁酸の機能

胆汁に含まれる胆汁酸は，コレステロールから合成される．胆汁酸には界面活性作用があるので食物中の脂質を乳化（ミセル化）することができ，その結果，膵リパーゼが作用しやすくなる．また，生じた脂肪酸やコレステロールなどの脂質をミセルに取り込むことで，吸収を促進する機能ももつ．したがって，胆汁酸は消化酵素ではないが，脂質の消化と吸収にきわめて重要である．十二指腸に分泌された胆汁酸は回腸で回収されたのち，再び肝臓に運ばれて再利用される．このサイクルを胆汁酸の腸肝循環とよぶ．

（4）大腸内での消化

食物の消化吸収はほとんどが小腸で完了する．しかし，小腸で消化されなかった食物繊維の一部，小腸壁から剥離した細胞成分などは大腸内の常在腸内細菌（大腸菌，乳酸菌，ビフィズス菌など）によって代謝され，乳酸や，酢酸，酪酸のような短鎖脂肪酸やアンモニア，インドール，スカトール，硫化水素などのガスが生成する．これらの短鎖脂肪酸は大腸上皮細胞の重要なエネルギー源となることがわかってきた．したがって，大腸内の常在腸内細菌は間接的に食物の消化吸収に関与しているといえる．

（5）プロバイオティクスとプレバイオティクス

腸内細菌叢のバランスを改善し，生体に有益な効果をもたらす目的で添加される生菌をプロバイオティクスという．乳酸菌などがその例であり，経口摂取した生菌が胃酸や胆汁で死滅せずに腸管に達すれば，腸管免疫力の向上，病原

菌の増殖抑制，変異原性物質の作用軽減など，生体に有用なさまざまな効果が期待される．

また，食物繊維やオリゴ糖など，消化されずに大腸に届き，有用な腸内細菌の増殖や活性化を促す成分をプレバイオティクスという．

11.3　管腔内消化の調節

唾液，胃液，腸液，膵液，胆汁などからの消化分泌液は，消化管内での食物の存在，消化の具合，栄養素の血中濃度，生体の生理的・心理的状態に応じて大きく変化する．また，消化管の運動も状況に応じて変化する．このような消化管の活動は，自律神経および消化管ホルモンにより調節されている．

（1）自律神経による調節

自律神経は，交感神経と副交感神経に分けられ，消化管の活動は両者の調節を受ける．おもに副交感神経が消化を促進する方向に作用し，交感神経は消化を抑制する方向に作用する．

唾液分泌中枢は延髄にあり，顔面神経に含まれている副交感神経線維が顎下腺および舌下腺に分布し，舌咽神経に含まれる副交感神経線維が耳下腺に分布している．唾液腺には交感神経も分布しているが，食物摂取によって副交感神経が優性となり，唾液が分泌される．食道，胃，小腸，結腸に入力している交感神経，副交感神経はそれぞれ内臓神経，迷走神経から構成される．一方，結腸から直腸にかけては，下腹神経，骨盤内臓神経がそれぞれ交感神経，副交感神経として作用する．交感神経と副交感神経は胃および膵臓に作用し，胃酸・膵液分泌を抑制（交感神経），または促進（副交感神経）する．

交感神経が優性になると胃の弛緩，腸の蠕動運動の抑制が起こる．反対に，副交感神経が優性になると胃の収縮，腸の蠕動運動の促進が引き起こされる．

（2）消化管ホルモンによる調節

胃や小腸の基底部には消化管ホルモンを分泌する細胞，すなわち内分泌細胞が存在する．幽門部の幽門腺および十二指腸の腸腺にはガストリンを分泌する細胞（G 細胞）が存在する．十二指腸および空腸の腸腺には，コレシストキニン，セクレチン，モチリンなどを分泌する細胞が存在する（表11.1）．

胃に食物が入り pH が高くなるとガストリンが血流に分泌される．ガストリンは胃腺の壁細胞に作用し塩酸の分泌を促進する．また，主細胞に作用しペプシノーゲン分泌を促進する．分泌された塩酸により胃内の pH が低下すると，ガストリンの産生分泌は停止する．

酸性の胃内容物が到来することにより十二指腸の pH が低下すると，セクレチンが血流に分泌される．セクレチンは胃腺の壁細胞の塩酸分泌を抑制する．同時に，膵臓腺房細胞に作用し重炭酸イオン（HCO_3^-）と水，すなわち膵液の分泌を促進する．膵液が十二指腸内に流入し pH が高まれば，セクレチンの分泌は抑制される．コレシストキニンは胆のうに作用し，胆汁の排出を促す．ま

シンバイオティクス

シンバイオティクス（synbiotics）とは，プレバイオティクスとプロバイオティクスを組み合わせることにより，両者の相乗効果（synergism）が期待される食品成分または栄養サプリメントを指す．プレバイオティクスとプロバイオティクスの単なる混合物ではない点がポイントである．これまでにプロバイオティクスとして *Lactobacilli*, *Bifidobacteria* spp., 酵母 *Saccharomyces boulardii*, *Bacillus coagulans*, プレバイオティクスとして fructo-oligosaccharide (FOS), galacto-oligosaccharide (GOS), xylose-oligosaccharide (XOS), イヌリンの組合せからなるシンバイオティクスについて，免疫抑制作用，血中コレステロール低減化作用，小腸パイエル板での NK 細胞の活性化作用などが報告されている．現時点では実験動物を使った知見がおもであり，ヒトに対する機能を明確に示すにはまだ多くの研究と知見が必要であるが，機能性食品の新しい分野として注目を集めている．

表 11.1　主要な消化管ホルモンの作用

ホルモン名	分泌細胞 (局在部位)	標的細胞	作　用
ガストリン	G 細胞 (幽門，十二指腸)	胃腺の主細胞・壁細胞 胃の筋肉	塩酸・ペプシノーゲンの分泌促進 胃運動の促進
セクレチン	S 細胞 (十二指腸，空腸)	膵臓腺房細胞 肝細胞 オッディの括約筋 胃腺の壁細胞	HCO$_3^-$，H$_2$O 分泌促進 胆汁産生促進 弛緩 塩酸分泌抑制
コレシストキニン (CCK)	I 細胞 (十二指腸，空腸)	膵臓腺房細胞 胆のう オッディの括約筋	チモーゲン顆粒分泌促進 胆汁の排出 弛緩
ソマトスタチン	D 細胞 (膵ランゲルハンス 島,幽門,十二指腸)	G 細胞 S 細胞	ガストリンの分泌抑制 セクレチンの分泌抑制
GIP (glucose-dependent insulinotrophic polypeptide)	K 細胞 (十二指腸，空腸)	胃腺の主細胞・壁細胞 膵ランゲルハンス島 β 細胞	塩酸・ペプシノーゲンの分泌抑制 インスリンの分泌促進
VIP (vasoactive intestinal peptide)	上部小腸の神経	消化管平滑筋 S 細胞	消化管の運動抑制 胃液分泌抑制，膵液分泌促進
モチリン	小腸	消化管平滑筋	胃や腸管の運動促進

自律神経系

神経系を機能の面から分類すると，体性神経系と自律神経系に大別される．体性神経系は骨格筋運動や感覚感知など意志に基づく活動にかかわるが，自律神経系は呼吸，循環，消化・吸収，排泄，体温調節など無意識に行われる基本的な生命活動にかかわる．自律神経系には，交感神経系と副交感神経系の2系統があり，前者はエネルギーを消費する活動(たとえば，闘う，逃げるなど)，後者はエネルギーを確保する活動(たとえば，休息する，食べものを消化するなど)を促進する．両者は互いに相反する役割を担っているといえる．交感神経系が興奮すると，散瞳，気管支拡張，心拍数増加，血圧上昇，消化吸収活動の低下が引き起こされ，逆に副交感神経系が興奮すると縮瞳，気管支収縮，心拍数減少，血圧低下，消化吸収活動の亢進が引き起こされる．

た，膵臓腺房細胞に作用し，さまざまな消化酵素を含むチモーゲン顆粒の分泌を促進する．ソマトスタチンはガストリン，セクレチンなどの消化管ホルモンを全体的に抑制する作用をもつ．GIP は，胃液分泌抑制作用とインスリン分泌促進作用をもつが，最近は前者より後者が主要な作用だと考えられている．モチリンは消化管の平滑筋の運動を活発にする作用をもつ．

（3）脳相・胃相・腸相による胃酸分泌の調節

胃酸の分泌は脳，胃，腸からの指令により調節される．脳から胃へは自律神経である迷走神経が入力している．食物の香り，映像，記憶などにより迷走神経の副交感神経系が興奮すると胃腺からの胃液分泌が促進する．このような自律神経を介した脳による胃液分泌調節を脳相(頭相)とよぶ．胃に食物が到来すると胃体が拡張する．これを幽門部にある G 細胞が感知して，消化管ホルモンであるガストリンを血流中に放出する．ガストリンは血流を介して胃腺に作用し，胃液の分泌を促進する．また，胃体の拡張はそれ自体が胃酸の分泌を促進する．このような胃による胃液分泌調節を胃相とよぶ．胃液により酸性となった胃内容物が十二指腸に到達すると，小腸上部の S 細胞から消化管ホルモンのセクレチンが血流中に放出される．セクレチンは胃腺に作用して胃液分泌を抑制する．このような腸による胃液分泌調節を腸相とよぶ．

11.4　膜消化と吸収

摂取された食物は，消化管のなか(管腔内)で消化酵素の作用により分解され

低分子となったあと吸収される．吸収は胃，小腸および大腸で行われる．栄養素以外では，アルコールが胃で吸収される．大腸では水と電解質，および腸内細菌の産生産物が吸収される．

（1）管腔内消化と膜消化

デンプンとたんぱく質は，唾液，胃液，膵液中の消化酵素によりそれぞれオリゴ糖（マルトース，イソマルトース，マルトトリオース，限界デキストリン）とペプチド（オリゴペプチド，トリペプチド，ジペプチド）にまで分解されるが，モノマー単位（つまり，単糖レベル，アミノ酸レベル）にまで消化されてはいない．これは消化管内腔で消化を担っている消化酵素の多くがエンド型酵素であることに起因する．このように消化管内腔において，栄養素成分が比較的大きな断片に消化される様式を管腔内消化とよぶ．α-アミラーゼ，ペプシン，トリプシン，キモトリプシンは典型的な管腔内消化酵素といえる．

管腔内消化に対して，膜消化という消化様式がある．これは管腔内消化により生じたオリゴ糖やペプチドが，微絨毛部細胞膜上に存在する消化酵素によって単糖やアミノ酸にまで分解されると同時に吸収上皮細胞内へ取り込まれるという消化様式である．このように，消化・吸収が一体となっている点が膜消化の特徴である．膜消化にかかわる消化酵素は膜消化酵素とよばれる．膜消化酵素は腸腺から分泌される腸液に含まれ，微絨毛部細胞膜上に局在する．これらの酵素のほとんどはエキソ型酵素であり，たんぱく質，糖質はそれぞれアミノ酸，ジペプチド・トリペプチド，単糖類にまで分解され，吸収上皮細胞に吸収される．おもな膜消化酵素を表11.2に示した．

糖質は膜消化により単糖単位にまで消化されて吸収される．一方，たんぱく質においてはアミノ酸単位で吸収される経路とともに，（糖質とは異なり）トリペプチド，ジペプチド単位で吸収される経路が存在することがわかっている．ペプチド単位での吸収は，アミノ酸単位での吸収より吸収速度が速く効率的なことから，経腸栄養剤にはアミノ酸とともにペプチドが成分として加えられている．

Plus One Point

乳糖不耐性

乳糖（ラクトース）をグルコースとガラクトースに分解するラクターゼは，乳児には必須の糖質消化酵素である．多くの人種では，ラクターゼの活性は5歳までに5〜10％にまで低下する．極端にラクターゼ活性が低下した人が牛乳（乳糖を含む）を飲むと，乳糖分解ができないため下痢を起こすことがある．これを乳糖不耐性とよぶ．北ヨーロッパ人には，乳糖不耐性の人が少ない．これは，ヨーロッパ地域では伝統的に乳製品が発達，普及していたからだと考えられる．一方，日本人を含むモンゴロイド（黄色人種）では乳糖不耐性が比較的多いとされている．その理由は，乳製品を食べる文化が発達しなかったため，ラクトース不耐性が生存に不利にならなかったことが考えられる．

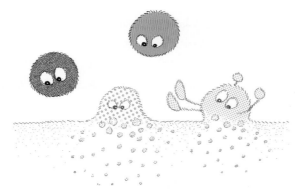

消化と吸収が一度に行われる

表11.2　膜消化酵素の作用

酵素名	作用
糖質消化酵素	
マルターゼ(グルコアミラーゼ)	マルトース，マルトトリオースをグルコースに分解する
イソマルターゼ	イソマルトースをグルコースに分解する
スクラーゼ	スクロース(ショ糖)をグルコースとフルクトースに分解する
ラクターゼ	ラクトース(乳糖)をグルコースとガラクトースに分解する
たんぱく質消化酵素	
アミノペプチダーゼ	ペプチドのN末端アミノ酸を1残基ずつ切り離す
アミノジペプチダーゼ	ジペプチドをアミノ酸に分解する

（2）栄養素の吸収機構

　吸収とは，栄養素が吸収上皮細胞のなかに取り込まれることにほかならない．このとき，栄養素は吸収上皮細胞の細胞膜を通過しなければならないが，脂質二重層からなる細胞膜は気体分子(酸素，二酸化炭素など)や水分子，脂溶性物質以外の分子を通過させない．したがって，栄養素が細胞膜を通過するには特別な輸送機構が必要となる．それらには受動輸送，能動輸送，エンドサイトーシスがある．

（a）受動輸送

　分子は濃度の高いほうから低いほうへ移動(拡散)する．この移動は自発的な動きなので，エネルギーを必要としない．

　消化が行われている消化管内では，栄養素の濃度は消化管内腔(つまり吸収上皮細胞の外側)では高く，吸収上皮細胞の内部では低い状態にある．この場合，吸収上皮細胞膜の外側と内側との濃度勾配にしたがって，栄養素が高濃度側(吸収上皮細胞外)から低濃度側(吸収上皮細胞内)へ移動しようとする．このように，細胞膜内外の濃度勾配を駆動力にして栄養素が吸収上皮細胞内に入る現象を受動輸送という．受動輸送は，エネルギーを必要とせず，濃度差が大きいほど輸送速度も大きくなる点が特徴である．また，受動輸送には単純拡散と促進拡散の2種類がある(表11.3)

　脂溶性栄養素は，受動輸送により細胞膜の脂質中を拡散し吸収上皮細胞内に移動する．これを単純拡散という．一方，水溶性栄養素は疎水性の細胞膜を通過できないので，細胞膜を横切る通路が必要となる．この通路(チャネル)は，細胞膜に存在するチャネルたんぱく質により形成される．チャネルは単なる通路なので，チャネル口径と栄養素分子サイズが合致すれば，どのような栄養素でもチャネルを通過できる．(サイズさえ合えば)どのような分子でも通過するという点では，前述の脂溶性栄養素の単純拡散と同じである．しがって，チャネルを介した水溶性栄養素の輸送も単純拡散に分類される．

　一方，特定の栄養素分子のみを通過させる輸送体(キャリアー)を介した輸送形態もある．キャリアーたんぱく質は単なる通路ではなく，ある特定の栄養素

表 11.3 栄養素の吸収機構

	輸送の方向	輸送体の有無	輸送体の特異性	エネルギー要求性	輸送される栄養素
受動輸送					
単純拡散	高 → 低	なし	—	なし	脂肪酸，脂溶性ビタミン，ビタミンB_6，ナイアシン，葉酸
	高 → 低	あり	なし	なし	ミネラル，パントテン酸，ビタミンC
促進拡散	高 → 低	あり	あり	なし	フルクトース
能動輸送	低 → 高	あり	あり	あり	グルコース，ガラクトース，L-アミノ酸，ジペプチド・トリペプチド，カルシウム，ビタミンB_1，ビタミンB_2，ビオチン，ビタミンC（一部受動輸送）

分子のみを通過させる通路を形成する．キャリアーたんぱく質が存在すると，細胞膜中での拡散が促進され，輸送速度が増大する．この形態の受動輸送を促進拡散とよぶ．キャリアーたんぱく質は，高濃度側（消化管内腔）で栄養素分子と結合し，低濃度側（吸収上皮細胞内）で栄養素分子を遊離する．栄養素分子の濃度差が大きいほど輸送速度も大きくなる．しかし，キャリアーたんぱく質量よりも栄養素量が多くなれば，栄養素を運びきれなくなってしまい，輸送速度はあるレベルで頭打ちとなる．このときの輸送速度はキャリアーたんぱく質の量によって決まる．これを促進拡散の飽和現象という．

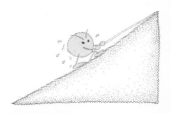

栄養素の濃度の高いところからの移動が，受動輸送

（b）能動輸送

一般的に，分子は濃度の高いほうから低いほうへ移動するものであり，逆方向の移動，つまり濃度の低いほうから高いほうへの移動は自発的には起こらない．しかし，エネルギーを投入すれば，濃度の低いほうから高いほうへ分子を移動させることが可能となる．このように，エネルギーを使って，濃度差に関係なく栄養素を吸収上皮細胞内に取り込む機構を能動輸送とよぶ．

能動輸送では，細胞膜内外におけるイオンの濃度勾配を利用する．

たとえば，Na^+濃度は細胞外で高く細胞内で低いので，Na^+は細胞内に移動しようとする．これを駆動力としてグルコースは吸収上皮細胞内に吸収される．Na^+濃度勾配は，究極的にはATP（アデノシン三リン酸）の加水分解エネルギーを使って形成，維持されるので，グルコースの吸収はエネルギー依存的であるといえる．アミノ酸，グルコース，ガラクトースはNa^+濃度勾配を利用し，ペプチドはH^+濃度勾配を利用して能動的に輸送される．したがって，能動輸送では特定の栄養素だけを輸送するキャリアーたんぱく質が必要である（表11.3参照）．

栄養素の濃度の低いところからの移動が，能動輸送

Plus One Point

能動輸送

腎ネフロンにおける尿の濃縮，胃壁細胞における塩酸産生も能動輸送によって行われる．つまり，これらのプロセスにはエネルギーが使われている．

（c）エンドサイトーシスとエキソサイトーシス

細胞膜の微小領域が陥没し，陥没部上部の細胞膜が融合し小胞（飲み込み小胞）となって細胞膜から離れることによって，微量の細胞外液とともに栄養素が取り込まれる．この機構をエンドサイトーシスという（図11.9）．

栄養素に対する受容体（レセプター）が細胞膜に存在する場合には，その部位

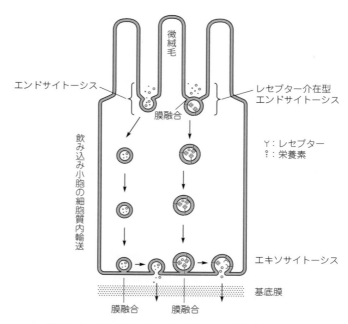

図11.9　エンドサイトーシスとエキソサイトーシス

Plus One Point

細胞間隙吸収経路（傍細胞経路）
栄養素が吸収される経路には，吸収上皮細胞内部を通過する経路（細胞内吸収経路，transcellular transport）と吸収上皮細胞間を通過する経路（細胞間隙吸収経路，paracellular transport）がある．細胞間隙吸収経路は近年，カルシウムイオン，低分子化したヒアルロン酸，コンドロイチン硫酸の吸収に寄与していることがわかってきて，その重要性が認識されつつある．細胞間隙吸収経路は，隣りどうしの上皮細胞を密着させる閉鎖結合帯（tight junction, TJ）の構造と機能に大きく影響を受ける．近年，さまざまな栄養素，サイトカイン，リンパ球細胞がTJの機能に影響を及ぼすという知見が蓄積しつつあり，TJの機能変化に起因する細胞間隙吸収経路の変化が，アレルギー疾患やクローン病などの炎症性腸管疾患にかかわっているのではないかと注目を集めている．

に栄養素を多く集めることができるので，エンドサイトーシスを使えば効率よく取り込むことができる．これをレセプター介在型エンドサイトーシスといい，ビタミンB_{12}はこの機構で吸収される．

　一方，この方法を利用して，内容物を細胞外へ放出する機構もある．細胞質中を移動した小胞が基底膜側に到達し，細胞膜と融合して内容物を細胞外に放出する機構をエキソサイトーシスという（図11.9参照）．膜を通過できない巨大分子（多糖類や細胞外マトリックス繊維）や細胞質成分を細胞外に放出するときに利用される．吸収上皮細胞で合成されたキロミクロンは，巨大な粒子なのでエキソサイトーシスを介してリンパ管に放出される．また，ビタミンB_{12}とトランスコバラミンⅡの複合体が吸収上皮細胞から門脈に放出される機構もエキソサイトーシスである．

11.5　栄養素別の消化・吸収
（1）糖質

　食物中の糖質はおもに二糖類や多糖類の形で存在し，それらは消化酵素により分解を受け，単糖類として吸収される．

　糖質の消化の場は，口腔と小腸である．口腔で唾液α-アミラーゼによってデンプンの加水分解がはじまる．この消化によりマルトース，デキストリンが生じる．しかし，胃ではデンプンの加水分解は停止する．

　小腸で膵α-アミラーゼにより再びデンプン，デキストリンの消化がはじま

る．その結果，マルトース，イソマルトース，マルトトリオースといったオリ
ゴ糖が生成する．オリゴ糖から単糖への消化と吸収は，吸収上皮細胞の膜表面
（刷子縁）に局在している膜消化酵素により行われる（11.4 節参照）．

　糖質の消化により生じたグルコース，フルクトース，ガラクトースはすべて
単糖類の形で小腸から吸収される．しかし，これらの単糖類が同じ機構で吸収
されるわけではない．グルコースの吸収速度を 100 とすると，フルクトースが
43，ガラクトースは 110 である．吸収速度に違いがあるのは，グルコースとガ
ラクトースが能動輸送で吸収されるのに対して，フルクトースは受動輸送（促
進拡散）で吸収されるためである（表 11.3 参照）．吸収上皮細胞に取り込まれた
単糖類は，門脈を介して肝臓に運ばれる．

（2）脂質

　脂肪，コレステロール，リン脂質，脂溶性ビタミンなどの脂溶性栄養素の消
化吸収機構は水溶性栄養素とは異なる．その消化吸収には胆汁酸が必要である．
また，水溶性栄養素が門脈を介して肝臓に運ばれるのに対して，脂溶性栄養素
は吸収上皮細胞内でキロミクロンに取り込まれ，リンパ系に放出される．

（a）トリアシルグリセロールの消化と吸収

　トリアシルグリセロールのほとんどが小腸で膵リパーゼによって消化され
る．トリアシルグリセロールは水に溶けないので，胆汁酸によって乳化される
ことでリパーゼの作用を受けやすくなる．リパーゼはトリアシルグリセロール
の 1 位および 3 位のエステル結合を加水分解し，二つの脂肪酸分子と一つの
2-モノアシルグリセロールを生じる．その一部は腸液リパーゼによって脂肪酸
とグリセロールに完全に分解される．しかし，完全分解されるのは摂取された
脂肪の約 30 ％で，約 70 ％は 2-モノアシルグリセロールの形で吸収される．

　トリアシルグリセロールから生じたグリセロールや短鎖脂肪酸は水に溶けや
すいため，そのままの形で吸収されて門脈を経て肝臓に運ばれる．一方，長鎖
脂肪酸や 2-モノアシルグリセロールは水に溶けないため，胆汁酸とともにミ
セルを形成したのち，微絨毛膜から吸収される．吸収された長鎖脂肪酸と 2-

門脈とは？

　通常の血液の体循環は，動脈→毛細血管→静脈の経
路をたどる．栄養素の吸収に関与する血管では，動脈
が消化管の部位で毛細血管になり，栄養素を取り込む．
この毛細血管が集まり上腸管膜静脈，下腸管膜静脈と
なり，さらに脾静脈が流れ込んで 1 本の静脈（肝門脈）
となる．この静脈は肝臓内に入り，肝臓のなかでもう
一度，毛細血管となり，肝細胞に栄養素を渡す．この

ように，一度，毛細血管になったあとに再び毛細血管
になる血液循環経路の場合に，再度，毛細血管になる
前の静脈を門脈という．肝臓内の毛細血管が集合して
肝臓からでていく血管は肝静脈である．

　ヒトには肝門脈のほかに，脳下垂体にも門脈が存在
し下垂体門脈とよばれる．通常，門脈といえば肝門脈
のことを指す．

モノアシルグリセロールは，吸収上皮細胞内で再びトリアシルグリセロールに再合成される．これにリン脂質，コレステロールエステル（コレステロールの3位に脂肪酸がエステル結合したもの），たんぱく質が結合してカイロミクロン（キロミクロン）（脂質運搬体であるリポたんぱく質の一種）が形成される．カイロミクロンは門脈ではなく，リンパ管に放出され，その後，胸管で血流系と合流し全身に運ばれる．

（b）中鎖トリアシルグリセロールの消化と吸収

中鎖トリアシルグリセロール（middle chain triacylglycerol, MCT）は，炭素数6〜12の中鎖脂肪酸を含む脂肪のことである．MCTから生じた中鎖脂肪酸は比較的，水に溶けやすいため，胆汁酸によるミセル形成がなされなくても，小腸の微絨毛膜から吸収上皮細胞に吸収されて大半が門脈経由で肝臓に運ばれる（その疎水性に応じて一部はカイロミクロンに取り込まれる）．したがって，胆汁分泌障害や膵臓障害などで脂質の消化吸収が困難な人の治療食品として有効に利用されている．

（c）コレステロールおよびリン脂質の消化と吸収

食事中のコレステロールの大部分は遊離型であり，胆汁酸とミセルを形成し，吸収上皮細胞に吸収される．また，コレステロールエステルは，膵液中のコレステロールエステラーゼによりコレステロールと脂肪酸に加水分解されたのち吸収される．吸収上皮細胞に取り込まれたコレステロールはコレステロールエステルに再合成され，カイロミクロンを形成してリンパ管より胸管を経て全身に運ばれる．

Plus One Point

胸管と左静脈角

左鎖骨下静脈と左内頸静脈（頭部からの静脈血が集まる血管）とが合流する部分は静脈角とよばれる．したがって，「胸管は左静脈角に合流する」と表現されることもある．

インスリンによるグルコース取込み

インスリンは血糖値（血中グルコース濃度）を下げるホルモンであるが，それはインスリンの作用によって，骨格筋，脂肪細胞，肝臓が血中からグルコースを取り込むからである．しかし，グルコース取込みのメカニズムはこれら三つの臓器で同じではない．骨格筋と脂肪細胞ではグルコース輸送体GLUT4（glucose transporter 4）がグルコースの取込みにかかわるが，通常，GLUT4は細胞内に局在して機能を発揮することができない．しかし，インスリンが作用するとGLUT4は細胞膜上に展開する．細胞膜上に現れたGLUT4がグルコースを強力に細胞内に取り込むため，血中グルコース濃度が低下する．

一方，肝臓でグルコース取込みにかかわっている輸送体はGLUT2であるが，GLUT2は恒常的に細胞膜上に存在しているのでインスリンはGLUT2の機能に影響を及ぼすことはない．代わりに，インスリンはグルコースリン酸化酵素グルコキナーゼの活性を増大させる．グルコキナーゼは，グルコースをリン酸化グルコースに変換するので，グルコキナーゼ活性が増加すると肝細胞内の遊離グルコース濃度は低く抑えられる（その分だけリン酸化グルコースが増加する）．その結果，肝細胞外ではグルコース濃度は高く，細胞内ではグルコース濃度は低いという状態が維持され，濃度勾配に従ったグルコースの肝細胞内への移動が促進される．

インスリンによるグルコース取込み促進効果は，骨格筋と脂肪細胞では直接的作用であり，肝臓では間接的作用であるといえる．

　リン脂質はホスホリパーゼ群によって加水分解を受け，小腸の微絨毛膜から吸収上皮細胞に吸収される．細胞内ではリン脂質に再合成され，カイロミクロンを形成してリンパ管より胸管を経て全身に運ばれる．

（3）たんぱく質

　たんぱく質は遊離アミノ酸，ジペプチド・トリペプチドにまで消化されたのち吸収される．たんぱく質の消化にかかわる酵素群はプロテアーゼ，ペプチダーゼとも称され，エンドペプチダーゼ（たんぱく質・ペプチド鎖の内部を切断する），エキソペプチダーゼ（たんぱく質・ペプチド鎖の末端を切断する）とよばれる作用様式が異なる酵素群により消化が行われる．たんぱく質の消化に関与する酵素を表11.4に示した．

　たんぱく質の消化は胃ではじまる．胃腺主細胞から分泌されたペプシノーゲンは胃液中の塩酸，またはすでに胃中に存在するペプシンによる自己触媒作用で，活性型ペプシンとなる．ペプシンはペプチド鎖の内部を切断し，プロテオースやペプトンを生成する．また，塩酸による酸加水分解もたんぱく質の分解に寄与する．

　しかし，胃での消化は限定的なものであり，たんぱく質の本格的な消化は大量に分泌される膵液によって小腸で進行する．膵液中には強力なたんぱく質消化酵素であるトリプシン，キモトリプシン，カルボキシペプチダーゼが含まれる．また，腸液と吸収上皮細胞膜上にはアミノペプチダーゼとオリゴペプチダーゼが存在する．食品中のたんぱく質は，ペプシン，トリプシン，キモトリプシンにより大きな断片に分解（管腔内消化）されたのち，アミノペプチダーゼとオリゴペプチダーゼによりアミノ酸にまで分解されると同時に吸収される（膜消化）．また，ジペプチド・トリペプチドの形での吸収機構も存在する．アミノ酸，ジペプチド・トリペプチドはすべて能動輸送で吸収されるが，アミノ酸

表11.4　たんぱく質消化酵素とその作用

消化酵素名	存在	分泌腺	作用様式	生成物
〈胃〉				
ペプシン	胃液	胃腺 （主細胞）	エンドペプチダーゼ	プロテオース， ペプトン
〈小腸〉				
トリプシン	膵液	膵臓	エンドペプチダーゼ	ペプチド
キモトリプシン	膵液	膵臓	エンドペプチダーゼ	ペプチド
カルボキシペプチダーゼ	膵液	膵臓	エキソペプチダーゼ （C末端からアミノ酸を切断）	アミノ酸，ペプチド
アミノ 　ペプチダーゼ	小腸 粘膜 腸液	－ リーベル キューン腺	エキソペプチダーゼ （N末端からアミノ酸を切断）	アミノ酸，ペプチド
オリゴペプチダーゼ （ジペプチダーゼ，トリペプチダーゼ）	小腸 粘膜	－	オリゴペプチド（ジペプチド・ 　トリペプチド）をアミノ酸に 分解	アミノ酸

が Na^+, ペプチドが H^+ 濃度勾配を駆動力としている点は異なる. 吸収上皮細胞に吸収されたアミノ酸とオリゴペプチド(ジペプチド, トリペプチド)は門脈を介して, 肝臓に運ばれる.

(4) ビタミン

ビタミンは, 脂溶性ビタミン(ビタミン A, D, E, K)と水溶性ビタミン(ビタミン B_1, B_2, B_6, B_{12}, ナイアシン, パントテン酸, ビオチン, 葉酸, ビタミン C)とでは吸収機構と経路が異なる. 脂溶性ビタミンは, 脂溶性栄養素と同じ機構と経路で消化吸収される. つまり, 小腸内で胆汁酸によるミセル形成を経て, 吸収上皮細胞内に吸収される. 吸収上皮細胞内でカイロミクロンに取り込まれたあと, リンパ管に放出されて全身に運ばれる. したがって, 脂溶性ビタミンの吸収には適度な脂肪摂取は不可欠であり, 極端に脂肪を制限した食事では脂溶性ビタミン欠乏に陥る可能性がある. 一方, 水溶性ビタミンは水溶性栄養素として門脈を経て肝臓に運ばれる.

ビタミンの吸収にはさまざまな因子がかかわっており, これら因子の過剰・欠乏はビタミン吸収に影響を与える(脂溶性ビタミンにおける胆汁酸, ビタミン B_{12} における内因子など). また, 水溶性ビタミンの吸収機構は一律ではないことは知られているが, 詳しくはわかっていない部分も多い.

(a) ビタミン A

ビタミン A は, 食品中ではレチニルエステル(レチノールと脂肪酸のエステル)の形態でたんぱく質との結合体として存在している. 摂取されると, まず小腸管腔内のプロテアーゼの作用によりたんぱく質から遊離する. その後, エステラーゼによりレチノールに分解されたあと, 吸収上皮細胞に吸収され, 再びレチニルエステルに再合成されてキロミクロン中に取り込まれたのち, リンパ系を経て最終的に肝臓に運ばれる. ビタミン A はレチニルエステルとして肝臓に貯蔵され, 必要に応じてレチノールに加水分解されたのち, レチノール結合たんぱく質(RBP)と結合して標的細胞に輸送される.

α-, β-, γ-カロテン, クリプトキサンチンなどのプロビタミン A は吸収上皮細胞に吸収されたのち, ビタミン A に変換される. その変換効率は約 50 %とされる.

(b) ビタミン D

食品から摂取されたビタミン D は, 胆汁酸の作用により吸収上皮細胞に吸収され, キロミクロンに取り込まれたのち, リンパ系を経て最終的に肝臓, 脂肪組織, 筋肉に貯蔵される. 動物性食品由来のビタミン D_3(コレカルシフェロール)は, まず肝臓で水酸化され 25-ヒドロキシコレカルシフェロールとなり, 次いで, 腎臓でさらに水酸化されて 1,25-ジヒドロキシコレカルシフェロールになる. この 1,25-ジヒドロキシコレカルシフェロールが活性型ビタミン D である. 活性化されたビタミン D は, 小腸, 腎臓などの標的細胞に運ばれ, 生理機能を発揮する.

Plus One Point

ビタミン D_3 の体内合成

ヒトは, コレステロールの生合成過程で生じる 7-デヒドロコレステロールからビタミン D_3 (コレカルシフェロール)を合成することができる. したがって, ヒトは, 体内由来と食事由来の 2 系統のビタミン D_3 が使える. しかし, 7-デヒドロコレステロールからビタミン D_3 への変換は, 紫外線による光分解反応で引き起こされるので, 体内由来のビタミン D_3 を利用するには日光を浴びることが必須となる. 母乳にはビタミン D_3 がわずかしか含まれていないことから, 母乳のみで養育される乳児には体内で合成されるビタミン D_3 がほぼ唯一の供給源となる. したがって, 母乳のみで養育される乳児が日光浴することはビタミン D と骨の代謝にとってきわめて重要である. なお, 粉ミルクにはビタミン D が添加されている(しかし, 粉ミルクで養育される乳児も日光を浴びて体内由来のビタミン D を増やすことは大切である).

（c）ビタミン E

食品中のビタミン E は，胆汁酸の作用により吸収上皮細胞に吸収され，カイロミクロンに取り込まれたのち，リンパ系を経て最終的に肝臓に輸送される．その吸収効率は 20 ～ 40 ％とされる．

（d）ビタミン K

食品中のビタミン K_1（フィロキノン，植物由来）とビタミン K_2（メナキノン，動物，微生物由来）は，胆汁酸の作用により吸収上皮細胞に吸収され，カイロミクロンに取り込まれたのち，リンパ系を経て最終的に肝臓で貯蔵される．フィロキノンの吸収効率は 80 ％くらいであるが，葉緑体のチラコイド膜に強く結合するため，ほうれん草のような葉野菜と一緒に摂取すると吸収率は激減する（10 ％以下）．

一方，合成品であるビタミン K_3（メナジオン）は吸収に胆汁酸を必要としない．腸内細菌が合成したビタミン K_2 は，食事から摂取した場合と同様の経路で吸収，貯蔵，運搬される．

ビタミン K_3
ビタミン K_3 は毒性が強いため，ヒトでは使用が禁止されている．

（e）ビタミン B_1

ビタミン B_1（チアミン）は，おもに能動輸送で吸収される．チアミンのリン酸エステルは，消化管内のホスファターゼ（リン酸エステル分解酵素）により加水分解されてチアミンが生じる．吸収されたチアミンは，吸収上皮細胞内で再びリン酸エステル化されて，門脈を介して肝臓や筋肉に貯蔵される．

（f）ビタミン B_2

ビタミン B_2（リボフラビン）は食品中では大部分が FMN（フラビンモノヌクレオチド），FAD（フラビンアデニンジヌクレオチド）として存在する．これらを摂取した場合，小腸内でいったんリボフラビンに分解され，おもに能動輸送で吸収される．吸収されたあとは小腸内のリボフラビンキナーゼにより再びリン酸化され FMN になり，門脈内でアルブミンと結合して肝臓に運ばれる．さらに，アデニントランスフェラーゼの作用により FAD となる．FMN, FAD は，肝臓，腎臓，心臓に貯蔵される．

（g）ビタミン B_6

食物から摂取されたビタミン B_6（ピリドキシン，ピリドキサール，ピリドキサミン）は小腸からおもに受動輸送で吸収される．ビタミン B_6 は腸内細菌によっても合成されており，一般には欠乏症は起こりにくい．

（h）ナイアシン

ナイアシン（ニコチン酸およびニコチン酸アミドの総称）は，小腸から受動輸送で吸収され，ニコチン酸は体内でニコチン酸アミドに変換される．さらに，5-ホスホリボシルピロリン酸および ATP が結合して NAD や NADP としてほとんどすべての細胞に存在する．ナイアシンは体内でトリプトファンからも生合成される．なお，トリプトファンからナイアシンへの変換は重量比で 1/60 とされている．

（i）パントテン酸

　食品中のパントテン酸は，CoA（補酵素 A）や ACP（アシルキャリアープロテイン：脂肪酸合成複合体の構成因子）の成分として存在する．消化により CoA や ACP から遊離したパントテン酸は，小腸で受動輸送で吸収される．食品由来のパントテン酸とは別に，ヒトは腸内細菌が合成したパントテン酸も利用している．

（j）葉酸

　食品中の葉酸は，ほとんどがグルタミン酸が複数個結合した配合体として存在する（牛乳以外は）．小腸に入ると，これらはまず葉酸コンジュガーゼという酵素によりモノグルタミン酸に加水分解されたあと，吸収上皮細胞に促進拡散または単純拡散で吸収される．通常の食生活では，葉酸の欠乏症は起こりにくいが，核酸合成が活発な妊娠期，乳幼児期には不足することがある．

（k）ビタミン B$_{12}$

　ビタミン B$_{12}$ を合成できるのは微生物だけなので，ヒトが利用できるビタミン B$_{12}$ はすべて細菌由来である．食品中のビタミン B$_{12}$ が吸収されるためには，胃の粘膜から分泌される糖たんぱく質である内因子（internal factor，IF）が必要である．悪性貧血患者や胃切除などにより内因子が不足した患者では，ビタミン B$_{12}$ の欠乏症が起こる．また，ビタミン B$_{12}$ は内因子量を超えて吸収されないが，単に摂取量を増加させてもビタミン B$_{12}$ の不足が解消されることにはつながらない．

　ビタミン B$_{12}$ は回腸下部で吸収され，このときは受容体を介したエンドサイトーシスで吸収される．血中ではビタミン B$_{12}$ は結合たんぱく質（トランスコバラミンⅡ）と結合して肝臓に運ばれ，貯蔵される．

（l）ビオチン

　ビオチンは，食品中ではたんぱく質のリシン残基に共有結合した状態で存在する．消化によりたんぱく質から放出されたビオチンは小腸で能動輸送で吸収される．しかし，ヒトでは腸内細菌が合成したビオチンが主要な供給源となっており，食品由来のビオチンの寄与は少ないと考えられている．

　卵白中にあるアビジンという糖たんぱく質は，ビオチンと非常に強固に結合する．この結合力は，自然界に存在する分子間結合のなかで最も強く，消化酵素や胃内酸性環境においても解離することはない．したがって，生卵白を大量に摂取するとビオチン欠乏を呈することがある．ただし，加熱するとアビジンが変性してビオチン結合能力を失うので，加熱した卵製品ではビオチン欠乏は起きない．

（m）ビタミン C

　食品中のビタミン C は，小腸上部から吸収される．この吸収は能動輸送であるが，一部は受動輸送も関与している．吸収されたあと，門脈を通って肝臓に運ばれる．その後，必要に応じて肝臓から血流を介して全身の細胞に運ばれ

る.

（5）ミネラル

一般に，ミネラルは，食品中では遊離イオン，たんぱく質の構成因子，錯体，およびアミノ酸のような化合物の一部としてさまざまな形態で存在する．しかし，最終的にそのほとんどは遊離イオンの形態で小腸から吸収される（ただし，ヘム鉄中の鉄とリン脂質中のリン，ビタミン中のミネラルは例外）．ビタミン同様，ミネラルの吸収には共存物質が大きく影響する．また，あるミネラルの体内貯蔵量により，ほかのミネラル，あるいはそのミネラル自身の吸収率が変化することがある．このように，体内貯蔵量や年齢，ライフステージ（成長期，妊娠期など）といった生体側の生理状態によって吸収率が変化することはミネラルの特徴である．

（a）カルシウム

食品からのカルシウムの吸収は，小腸（とくに十二指腸）で行われる．この吸収は能動輸送である．カルシウムの吸収効率は食品に含まれる成分に大きな影響を受ける．乳糖はカルシウムの吸収に有効にはたらく．また，カルシウムとリンとの比が$0.5：1 \sim 2：1$の範囲では，カルシウムの吸収はよいが，リンの摂取が多いとカルシウムの吸収を抑制する．また，食物繊維やフィチン酸などもカルシウムの吸収を抑制する．カルシウムの吸収は食品成分だけでなく，生体側の条件（年齢，妊娠，授乳，閉経，体内カルシウム量，ビタミンD・副甲状腺ホルモン・カルシトニンなどのカルシウム調節ホルモン量，リン・マグネシウム量）や日照時間，運動などの影響を受ける．

（b）鉄

鉄はたんぱく質中での存在形態により，ポルフィリンに結合したヘム鉄および結合していない非ヘム鉄とに分けられる．

鉄は十二指腸と空腸上部で吸収される．一般的にヘム鉄のほうが吸収効率はよい．また，非ヘム鉄は，二価鉄（Fe^{2+}）および三価鉄（Fe^{3+}）の二つの状態で存在するが，二価鉄のほうが吸収効率がよい．還元作用をもつビタミンCは三価鉄を二価鉄に変換させるので，結果的に鉄の吸収を促進する．また，胃液に含まれる塩酸も三価鉄を二価鉄に還元するので，胃酸分泌促進能が高い肉類は鉄の吸収を促進する．一方，フィチン酸，無機リン酸，カルシウム，ポリフェノール，食物繊維は非ヘム鉄の吸収を阻害する．また，鉄の吸収は生体内の鉄貯蔵量にも影響を受けることが知られている．鉄貯蔵量が多いときは吸収が悪く，鉄貯蔵量が少ないときは吸収が良くなる．また，女性や子ども，貧血患者では，鉄要求量が高いため，鉄の吸収効率が亢進している．

なお，鉄は正常時にはほとんど排泄されることはない．消化管，尿路，皮膚からはがれ落ちる細胞とともに排泄されるのが鉄のおもな排出経路である．また，月経時の出血は性成熟期の女性では大きな鉄の損失要因である．

ヘム鉄と非ヘム鉄

ヘモグロビン，ミオグロビンはヘム鉄を含んでおり，NADHデヒドロゲナーゼ，コハク酸デヒドロゲナーゼなどでは非ヘム鉄として存在している．

187

（c）リン

　食品中のリンは，リン脂質，リン酸化たんぱく質，ATP，補酵素，核酸の構成因子として存在する．これら成分の多くは消化管内で分解されるので，リンはリン酸の形（HPO_4^{2-}）で吸収される．しかし，リン脂質中のリンはその形態で吸収される．

　リンの吸収は十二指腸と空腸で行われる．カルシウムの吸収と密接に関連しており，リンの吸収には活性型ビタミン D が必要である．食品中のカルシウムとリンの比率が 1.5：1 のとき最も吸収効率が良い．一方，リンは腎臓から排出され，その量は血中リン濃度，血中カルシウム調節ホルモン（ビタミン D，副甲状腺ホルモン，カルシトニン）の調節を受けている．血中リン濃度と尿中リン濃度は副甲状腺ホルモンによって調節され，副甲状腺ホルモンはリンの尿細管での再吸収を抑制する．エストロゲンは血中リン濃度を減少させ，したがって，閉経後には血中リン濃度が高くなる．

（d）マグネシウム

　食品中のマグネシウムは，酵素たんぱく質，ヌクレオチド（ATP など）と結合した状態で存在しており，小腸（空腸，回腸）で吸収される．ほとんどが遊離のイオンの形で吸収されるため，カルシウムなどと同じくイオン形態，結合状態により吸収効率が変化する．たんぱく質，糖，ナトリウムによって吸収が促進する一方，フィチン酸，リン，カルシウム，食物繊維によって吸収が阻害される．

　成人のマグネシウムの吸収率は，摂取量の増加とともに低下し，摂取量が少ないと上昇する．平均摂取量が 300 ～ 350 mg/日の場合，腸管からの吸収率は 30 ～ 50 ％である．小児についても成人と同様で，摂取量が多くても吸収率は高くならない．

（e）ナトリウム，カリウム

　ナトリウムとカリウムは，いずれも小腸から吸収される．また，吸収した量のほぼ全量を腎臓から排出する点も両者は似ている．

　摂取された食塩はナトリウムイオンや塩化物イオンとして吸収される．小腸で吸収されたナトリウムのうち 90 ％は，腎臓で調節を受けて排泄される．ほかに，少量のナトリウムが皮膚，糞，尿を通して排泄される．腎臓では，糸球体でろ過されたのちに尿細管と集合管で再吸収される．糸球体でのろ過と尿細管での再吸収はバランスが保持されており，ナトリウムの摂取量と排泄量は相関している．

　アルドステロンはナトリウムの再吸収をつかさどる．アンギオテンシノーゲンからレニンの作用によってアンギオテンシン I がつくられ，さらにアンギオテンシン変換酵素（ACE）によってアンギオテンシン II がつくられる．アルドステロンは，このアンギオテンシン II により分泌されるとともに，血中カリウムによっても促進される．

（f）銅

食品中の銅は，おもに酵素たんぱく質に結合した状態で存在する．その吸収場所は十二指腸である．吸収された銅は銅結合たんぱく質や血清アルブミンと結合し，肝臓に貯蔵される．次いで，アポセルロプラスミンに渡され，セルロプラスミンの形で血流を通して各組織に運ばれる．一方，過剰の銅は肝臓から胆のうを介して糞便中に排泄される．この結果，吸収された銅の85％は糞便中に排泄され，1〜5％は尿中に排泄される．

（g）ヨウ素

食品中でのヨウ素は，無機ヨウ素と甲状腺ホルモン（モノヨードチロシン，トリヨードチロニン，チロキシン）中のヨウ素（有機ヨウ素）として存在する．無機ヨウ素は胃と小腸上部（十二指腸と空腸）で吸収され，有機ヨウ素は消化分解後，無機ヨウ素として吸収される．ただし，チロキシンは，そのままの形で吸収される．吸収されたヨウ素は，優先的に甲状腺に取り込まれ，甲状腺ホルモンの成分として利用される．

（h）マンガン

食事から摂取されたマンガンは胃酸によって二価イオンとして溶解し，小腸で吸収される．その吸収効率は3〜5％と考えられている．吸収されたマンガンは，鉄と同じようにトランスフェリンによって輸送される．したがって，マンガンの吸収率は鉄含量の影響を受け，食事中の鉄含量が高いとマンガンの吸収効率は下がる．また，体内量は胆汁排泄により調節されている．

（i）セレン

食品中のセレンの多くは，セレノメチオンやセレノシステインのような含セレンアミノ酸の形で存在している．したがって，セレンの消化・吸収経路は基本的にアミノ酸の消化・吸収経路と同じであり，小腸から吸収される．

（j）亜鉛

亜鉛は小腸上部（十二指腸と空腸）で吸収され，その吸収率は30〜70％とされている．亜鉛の吸収は鉄（ヘム鉄・非ヘム鉄を問わず）および銅の吸収と拮抗する．したがって，これら両元素を多量に摂取すると亜鉛欠乏になりえると同時に，亜鉛の大量摂取により鉄，銅欠乏症になる可能性がある．また，フィチン酸も亜鉛の吸収を阻害する．一般的に，植物性食品中の亜鉛の生物学的利用効率は動物性食品に比べると低い．

（k）イオウ

イオウは，メチオニン，システインなどの含硫アミノ酸の成分としてたんぱく質に含まれている．イオウを無機物の形態で摂取しても体内で含硫アミノ酸合成に利用することはできない．したがって，イオウは含硫アミノ酸（一部はCoAやビオチン，チアミン）として摂取するしかない．イオウの消化・吸収経路は基本的にアミノ酸の消化・吸収経路と同じであり，小腸から吸収される．

生体内で機能を発揮したイオウは，大部分（約80％）が無機硫黄の形で尿中

Plus One Point

亜鉛と味覚障害

亜鉛には，DNA代謝や遺伝子発現にかかわるたんぱく質の構成因子としての役割がある．細胞分裂が盛んな細胞や組織はDNA代謝が盛んなので亜鉛要求量が高い．味覚は舌にある味蕾で感知されるが，味蕾を構成する味細胞の寿命は約2週間と短いため，味蕾では盛んに細胞分裂が行われている．このため，亜鉛不足になると味細胞を維持できなくなり，味蕾が消失してしまうことがある．この結果，味が感じられなくなったり，正常に味を感じることができない味覚障害が生じたりすることがある．高齢者の味覚障害の約1/3は亜鉛不足によるとされている．

に排泄される．残りはエーテル硫酸，シスチン，タウリンなどとして排泄される．

（1）クロム，モリブデン

食品中には三価クロムと六価クロムがあるが，吸収されるのは三価クロムと考えられる．吸収された三価クロムは門脈血流中でトランスフェリンに結合して肝臓に運ばれる．クロム含有たんぱく質であるクロモジュリンは，四つの三価クロムイオンと結合してインスリンの作用を増強する．したがって，クロム欠乏は糖耐性を低下させる．クロムの吸収効率はきわめて低く（2～3％），吸収されても多くは尿中に排泄される．そのため，糖尿病患者ではクロム欠乏はとくに問題となる．

モリブデンは胃と小腸から吸収される．

（6）水

水は胃，小腸，大腸で吸収されるが，おもな吸収場所は小腸（空腸と回腸）および大腸（結腸）である．摂取した水と消化腺から分泌される消化液中の水を含めて1日当たり空腸で5～6L，回腸で2～3L，結腸で1～2Lもの水が吸収される．

11.6 吸収と体内動態

（1）栄養素の吸収・輸送経路

水溶性栄養素（糖質，アミノ酸，ミネラル，短鎖・中鎖脂肪酸，グリセロール，水溶性ビタミンなど）と脂溶性栄養素（脂肪，コレステロール，リン脂質，長鎖脂肪酸，脂溶性ビタミンなど）は吸収経路が異なる．

水溶性栄養素は吸収上皮細胞から絨毛内の毛細血管に放出され，門脈を介して肝臓に運ばれる．一方，脂溶性栄養素は水に溶けないため，リポたんぱく質の一種であるカイロミクロン（キロミクロン）を利用する．カイロミクロンはサイズが大きいため毛細血管ではなく，毛細リンパ管に放出される．毛細リンパ管はしだいに集合して胸管を形成する．胸管は左鎖骨下静脈に合流するので，リンパ系に入った脂溶性栄養素も最終的には血流に入ることになる．

胸管と左静脈角
p.184，Plus One Point 参照.

水溶性・脂溶性栄養素はともに，血液・体液による循環系（細胞外液）を介して全身の組織に輸送される（図11.10）．

このように，栄養素の吸収・輸送経路は門脈系，リンパ系，循環系（細胞外液）

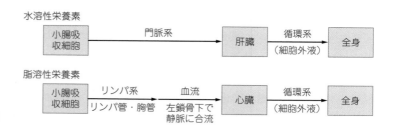

図11.10　栄養素の吸収・輸送経路

の三つのシステム(体系)から構築される.

（a）門脈系

門脈系は，小腸と大腸で吸収された水溶性栄養素を肝臓に輸送する血管系である．肝臓が受け入れる血液の大半は門脈から供給され，吸収した栄養素の輸送経路としてだけでなく，肝細胞への栄養供給経路としての役割も果たしている．一般に，血液の組成は比較的安定しているが，門脈血の組成は食事の量，成分，タイミングにより大きく変動する．

（b）リンパ系

毛細血管からしみだした血漿(血液の液体成分)が，細胞の隙間にある液(細胞間液)とあわさって細胞外液(次の項を参照)となる．この細胞外液の一部がリンパ管内に入ったのがリンパ液である．組織内の毛細リンパ管はしだいに集合して太いリンパ管となり，最終的には静脈に合流する．小腸絨毛内のリンパ管の場合，毛細リンパ管が集合して胸管となり，胸管は左鎖骨下で静脈と合流し心臓へ至る．

リンパ管は毛細血管に比べ，物質透過性および細胞透過性が高いため，サイズの大きい成分や粒子を輸送することができる．脂溶性栄養素の運搬体であるキロミクロンは直径70 nm以上の巨大粒子なので，毛細血管に放出することができない．そのため，カイロミクロンはリンパ系を利用して輸送される．

（c）細胞外液（循環系）

前節で書いたように，組織のなかは毛細血管からしみでた血漿と細胞間液が合流してできた細胞外液で満たされている．細胞外液は絶えず血漿から補給されるとともに，その一部は毛細血管に戻ったり，リンパ管に入ったりしているので常に循環している．したがって，細胞外液は血漿からの栄養素を細胞に供給すると同時に，細胞からの老廃物を回収する循環系の役割を果たしている．このことから，細胞外液(循環系)は門脈系，リンパ系とならび，栄養素の吸収・輸送経路を構成する重要なシステムだといえる．

（2）栄養素の体内動態

栄養素の体内動態は，栄養素としての機能性(作用する臓器やタイミングなど)もさることながら，分子としての反応性や水への溶解性などの物理的，化学的性質によっても決まる．

（a）脂溶性栄養素の体内動態

脂溶性栄養素は水に溶けないため，単独で循環系を移動することはできず，体内を移動するには水溶性を獲得する必要がある．そのために，脂溶性物質はたんぱく質や界面活性効果のあるリン脂質などと複合体を形成する．代表的な脂溶性栄養素の輸送形態を表11.5にまとめた．

（b）水溶性栄養素の体内動態

水溶性栄養素は，水に溶けるため必ずしも複合体を形成する必要はなく，遊離状態で輸送されるものも多い．しかし，体内での輸送や貯蔵に，特別の輸送

リンパ系とは
消化吸収でいう(狭義の)「リンパ系」とは，微絨毛内の毛細リンパ管から胸管までを含めた一連のリンパ系を指す．

191

表11.5 脂溶性栄養素の体内動態

栄養素	小腸からの輸送経路	小腸からの輸送形態	貯蔵臓器	貯蔵臓器中での分子形態	循環系での輸送形態	
トリアシルグリセロール（TG）	リンパ系	カイロミクロン	肝臓，脂肪組織	TG	リポたんぱく質（VLDL，LDL）	TG（triacylglycerol）
コレステロール	リンパ系	カイロミクロン	肝臓	コレステロールエステル	リポたんぱく質（VLDL，LDL，HDL）	
長鎖脂肪酸	リンパ系	カイロミクロン	肝臓，脂肪組織	TG，リン脂質	血清アルブミンとの複合体	
ビタミンA	リンパ系	カイロミクロン	肝臓	レチニルエステル	RBPとの複合体	RBP（retinol binding protein）：レチノール結合たんぱく質
ビタミンD	リンパ系	カイロミクロン	肝臓，脂肪組織，筋肉		VDBPとの複合体	VDBP（vitamin D binding protein）：ビタミンD結合たんぱく質
ビタミンE	リンパ系	カイロミクロン	肝臓	α-TTPとの複合体	リポたんぱく質（VLDL）	α-TTP（α-tocopherol transfer protein）：α-トコフェロール結合たんぱく質．VLDL中では，ビタミンEはα-TTPと複合体を形成している．
ビタミンK	リンパ系	カイロミクロン	肝臓		リポたんぱく質（VLDL）	

たんぱく質を必要とするものや化学変化を受けるものも多い．

ⅰ）水溶性ビタミンの体内動態

　水溶性ビタミンは，消化管内で消化を受けて吸収上皮細胞に吸収されるため，吸収されるときの分子形態と体内輸送されるときの分子形態が異なるものがある．また，多くのビタミンは遊離状態で輸送されるものの，いくつかのビタミンは特別な輸送たんぱく質を必要とする．脂溶性ビタミンの多くが肝臓や脂肪組織で貯蔵されるのに対して，一般的に水溶性ビタミンは体内に貯蔵される量は少ない．これは水溶性ビタミンの体内動態の特徴の一つである．水溶性ビタミンの吸収形態と輸送形態を表11.6にまとめた．

ⅱ）ミネラル

　ミネラルはイオン化することにより水に溶ける（可溶化する）ので，無機イオンの形で輸送され特別な輸送たんぱく質を必要としないものがある．しかし，鉄イオンなどは酸化還元力があるので，無機イオンの形で存在するとラジカルを発生させてしまい，生体に危険を及ぼす．このようなミネラルは特別の輸送たんぱく質と複合体を形成し，安全な状態で輸送される．また，ミネラルはさまざまな分子形態で体内に貯蔵される．代表的なミネラルの吸収，輸送，貯蔵形態を表11.7にまとめた．

表 11.6　水溶性ビタミンの体内動態

栄養素	小腸からの輸送経路	吸収上皮細胞での吸収形態	門脈中での分子形態	門脈中での輸送形態	貯蔵臓器	循環系での輸送形態
ビタミン B₁	門脈系	チアミン	チアミンリン酸エステル	チアミンリン酸エステル	肝臓, 筋肉	チアミンリン酸エステル
ビタミン B₂	門脈系	リボフラビン	FMN（フラビンモノヌクレオチド）	FMN－血清アルブミン複合体	肝蔵, 腎臓, 心臓	血清アルブミン, 一部の免疫グロブリン（IgG, IgA, IgM）
ビタミン B₆	門脈系	ピリドキサールリン酸, ピリドキサミン	ピリドキサールリン酸	ピリドキサールリン酸	－	ピリドキサールリン酸
ビタミン B₁₂	門脈系	内因子との複合体	メチルコバラミン	メチルコバラミン－トランスコバラミンⅡ複合体	肝臓	メチルコバラミン－トランスコバラミンⅠ複合体
ナイアシン	門脈系	ニコチン酸, ニコチン酸アミド	ニコチン酸アミド	ニコチン酸アミド	－	ニコチン酸アミド
葉酸	門脈系	プテロイルモノグルタミン酸	5-メチルテトラヒドロプテロイルグルタミン酸	5-メチルテトラヒドロプテロイルグルタミン酸	－	5-メチルテトラヒドロプテロイルグルタミン酸
ビオチン	門脈系	遊離ビオチン	ビオチン	ビオチン－ビオチナーゼ複合体	－	ビオチン－ビオチナーゼ複合体
パントテン酸	門脈系	遊離パントテン酸	遊離パントテン酸	遊離パントテン酸	－	遊離パントテン酸
ビタミン C	門脈系	遊離アスコルビン酸	遊離アスコルビン酸	遊離アスコルビン酸	－	遊離アスコルビン酸

11.7　生物学的利用度

（1）消化吸収率

　摂取した食物は高い効率で吸収される（三大栄養素の真の消化吸収率は 97 ～ 99 %，後述参照）．しかし，摂取した食物すべてが消化され吸収されるわけではなく，摂取量のいくらかは糞中に排泄される．摂取した栄養素量に対して，吸収された栄養素量を百分率で表した値を見かけの消化吸収率といい，次式で表される．

$$見かけの消化吸収率（\%）= \frac{吸収量}{摂食量} \times 100 = \frac{摂食量－糞中排泄量}{摂食量} \times 100$$

糞中排泄量には，食物に由来したのではなく，体から由来した成分（内因性成分）が含まれる．内因性成分には，消化管上皮から剥落したもの，腸内細菌による産生物，消化分泌液などが含まれる．したがって，これを考慮した真の消化吸収率は次式で表される．

$$真の消化吸収率（\%）= \frac{摂食量－（糞中排泄量－内因性成分量）}{摂食量} \times 100$$

消化吸収率は一般に，糖質が最も良く（97 ～ 100 %），動物性たんぱく質（92 ～ 100 %），脂質（80 ～ 100 %），植物性たんぱく質（80 ～ 95 %）の順となる．植物性たんぱく質の消化吸収率が低いのは，消化しにくい食物繊維が多いからで

表11.7　ミネラルの体内動態

栄養素	小腸からの輸送経路	吸収上皮細胞での吸収形態	門脈系，循環系での輸送分子	貯蔵臓器または分布	補足
カルシウム (Ca)	門脈系	Ca^{2+}	Ca^{2+} として輸送	骨(ヒドロキシアパタイトとして)	吸収に影響を与える因子：食事成分(乳糖，乳たんぱく質，シュウ酸，フィチン酸)，生体状態(年齢，妊娠，授乳，閉経)，栄養状態(ビタミンD，カルシウム，マグネシウム，リンの過不足状況)
鉄(Fe)	門脈系	ヘム鉄，非ヘム鉄(Fe^{2+})	トランスフェリン	肝臓，脾臓，骨髄(フェリチン，ヘモシデリンとして貯蔵)	吸収に影響を与える因子：非ヘム鉄の還元状態，食事成分(ビタミンC,肉成分,食物繊維,亜鉛)，生体状態(年齢，妊娠，授乳，閉経，体内鉄貯蔵量)
リン(P)	門脈系	無機リン酸(HPO_4^{2-})	無機リン(HPO_4^{2-})として輸送	骨(ヒドロキシアパタイトとして)	
マグネシウム (Mg)	門脈系	Mg^{2+}*	トランスフェリン*	おもに骨に分布	*吸収・輸送機構にはまだ不明な点が残っている．
ナトリウム(Na)カリウム(K)	門脈系	Na^+, K^+	Na^+, K^+ として輸送	Na：おもに細胞外液に分布 K：おもに細胞内液に分布	
銅(Cu)	門脈系	Cu^{2+}	セルロプラスミン	おもに骨，筋，肝臓に分布	吸収に影響を与える因子：食事成分(亜鉛，モリブデン)
ヨウ素(I)	門脈系	I^-	I^-として輸送	大部分が甲状腺に分布	
マンガン(Mn)	門脈系	Mn^{3+}	トランスフェリン	全身に一様に分布	吸収に影響を与える因子：食事成分(鉄)
セレン(Se)	門脈系	含セレンアミノ酸	含セレンアミノ酸として輸送	全身に広く分布	含セレンアミノ酸：セレノメチオニン，セレノシステイン
クロム(Cr)	門脈系	Cr^{3+}*	トランスフェリン		*吸収・輸送機構にはまだ不明な点が残っている
フッ素(F)	門脈系	F^-*	血清アルブミン		*吸収・輸送機構にはまだ不明な点が残っている．
硫黄(S)	門脈系	含硫アミノ酸	含硫アミノ酸として輸送	全身に広く分布	
亜鉛(Zn)	門脈系	Zn^{2+}	明らかでない		吸収に影響を与える因子：食事成分(フィチン酸，食物繊維)

ある．

（2）栄養価

　栄養素分子には，その化学的・生物学的性質に応じた用途，代謝プロセスがある．これは，同じカテゴリーに属する栄養素成分(たとえば，たんぱく質)であっても，栄養価(栄養学的な価値，利用度)は必ずしも等しいとはかぎらない

ことを意味する．よって，栄養素の価値や役割は，単なる総量や総エネルギーだけでなく，栄養素分子の構造，栄養素の組成やバランスを考慮する必要がある．

（a）糖質の栄養価

スクロースやラクトースから生じたフルクトース，ガラクトースは，最終的に肝臓でグルコースに転換されて，グルコースとして代謝される．したがって，糖質間では栄養価の大きな違いはない．

（b）脂肪酸の栄養価

トリアシルグリセロールは，消化管内で脂肪酸と 2-モノアシルグリセロールに分解されて吸収上皮細胞に取り込まれるが，脂肪酸自身は分解を受けないことに注意すべきである．このことは，摂取した食品中の脂肪酸がそのまま体内に取り込まれること，したがって，食品の脂肪酸組成がダイレクトに生体脂肪酸組成に反映されることを意味する．

生体内では，n-3（ω3）系脂肪酸と n-6（ω6）系脂肪酸は系列を超えて合成することはできない．アラキドン酸（n-6 系）とエイコサペンタエン酸（EPA：n-3 系）はともにエイコサノイドの材料になるが，アラキドン酸由来のエイコサノイドと EPA 由来のエイコサノイドは作用が同じではない．したがって，脂肪酸を摂取する場合，摂取エネルギーの観点からだけでなく，どちらの系列をどれだけ摂取しているのかという観点は重要である．

（c）たんぱく質の栄養価

たんぱく質は 20 種類のアミノ酸が直鎖状に連なった構造をもつ．したがって，たんぱく質を合成するとき，あるアミノ酸だけが極端に少ない場合，たんぱく質合成がそのアミノ酸の部位で停止してしまい，たんぱく質を完成させることができない．これは多くの部品から構成される装置をつくる場合，たった一つの部品が欠けただけで装置が完成しないことと同じである．つまり，栄養価の高いたんぱく質とは 20 種類のアミノ酸がほぼ均等に含まれているたんぱく質であり，栄養価が低いたんぱく質とはアミノ酸バランスのよくないたんぱく質といえる．このように，たんぱく質の栄養価は「量」ではなく「質」，つまりアミノ酸の組成で決まるという点は，糖質や脂質にはない特徴である．この特徴は，たんぱく質の制限アミノ酸，アミノ酸の補足効果という概念の基盤となる（4 章参照）．

練 習 問 題

次の文を読み，正しければ○をつけ，誤っていれば例題にならって下線部を訂正しなさい．複数の下線がある場合，すべてを訂正するとはかぎらない．

（1）胃酸の分泌は，迷走神経が亢進すると抑制される．

（2）胃酸分泌は，胃内容物が十二指腸に移行すると抑制される.

重要☞（3）ガストリン，セクレチン，CCKは，それぞれ胃，十二指腸，膵臓から分泌される.

■出題傾向と対策■
アミノ酸とペプチド（ジペプチド，トリペプチド），能動輸送機構，消化管ホルモンの各臓器の作用は重要な領域なので整理して理解すること.

（4）胃で消化される栄養素はたんぱく質のみである.

（5）インスリンは，脂肪細胞，肝臓，骨格筋，脳へのグルコース取込みを促進する.

（6）インスリンが作用すると肝臓では，脂肪合成，たんぱく質合成，グリコーゲン合成がいずれも促進する.

（7）カイロミクロンには，トリアシルグリセロール，コレステロールエステル，リン脂質，中鎖脂肪酸，脂溶性ビタミンが含まれる.

重要☞（8）グルコース，BCAA（分岐鎖アミノ酸）などのアミノ酸，脂肪酸，ケトン体が脳のエネルギー源として利用される.

（9）妊婦，成長期の子ども，筋肉トレーニングをしている人，肥満の人では，窒素出納は正（プラス）を示す.

重要☞（10）たんぱく質摂取が多いときには，ビタミンB_1，ビタミンB_2，ビタミンB_6，ビタミンB_{12}の要求量は増加する.

（11）不可避尿量は通常，500 mL程度とされ，水分摂取量に応じて増減する.

（12）水分の供給源は，飲水，食品中の水分である.

（13）グルコース，脂肪酸，アミノ酸は，いずれもTCA回路で代謝される.

重要☞（14）グルカゴン，グルココルチコイド，アドレナリンは，いずれも血糖値をあげる作用をもつ.

重要☞（15）ヒトの体内では，グルコース，アミノ酸から脂肪酸を合成することは可能である.

重要☞（16）グルコース，アミノ酸，脂肪酸は，いずれも体内で貯蔵することが可能である.

■出題傾向と対策■
カルシウム，鉄の吸収機構，および生物学的利用度もよく出題される.

（17）解糖系，TCA回路，電子伝達系，ペントースリン酸回路は，いずれもATPを産生する.

（18）BCAA（分岐鎖アミノ酸）は，骨格筋，肝臓，脳でエネルギー源として利用される.

（19）食品中の鉄は，ヘム鉄，Fe^{3+}，Fe^{2+}の形態で吸収される.

（20）胃腺の副細胞，主細胞，壁細胞から分泌されるのは，それぞれ粘性物質，塩酸，ペプシノーゲンである.

（21）小腸で作用するスクラーゼ，ラクターゼ，α-アミラーゼは，いずれも膜消化にかかわる消化酵素である.

重要☞（22）受動輸送，能動輸送，小胞輸送（エンドサイトーシス，エキソサイトーシス）は，いずれもエネルギーを必要とする.

重要☞（23）グルコース，アミノ酸，ジペプチド・トリペプチドは，いずれもNa^+依存性の能動輸送で吸収上皮細胞に取り込まれる.

（24）電解質の喪失は，排尿，発汗，不感蒸泄を介して起こる.

（25）ヒトの体内で合成されるビタミンには，ビタミンB_1，ナイアシン，ビタミンDがある.

12

遺伝形質と栄養

同じように食べても，太りやすい人と太りにくい人がいる．同じように運動をしても，体重が落ちやすい人とそうでない人がいる．これらは，一般に体質とよばれるが，その多くは個人の遺伝情報の違いによるものである．遺伝情報の個人差は，血圧や血糖値などさまざまな生理応答の個人差をもたらし，生活習慣病の罹りやすさにも関係する．

ヒトゲノムプロジェクトにより，2003年にヒトゲノムがほぼ解読されて以降，遺伝子多型など遺伝情報の個人差に関する研究が飛躍的に進み，さまざまな疾患の遺伝要因が明らかにされた．また，個人の遺伝情報を解析することで，個人にとって最適な治療法や治療薬を選択する個別化医療がはじまっている．同様のことが栄養学の分野においても実現されつつあり，個人の遺伝情報を用いたテーラーメイドの栄養アセスメントや栄養指導の発展および導入が待望されている．

12.1 遺伝子多型
(1) 遺伝子多型とは

ヒトとほかの生物とでは，ゲノムサイズや遺伝子数には多かれ少なかれ違いがあるが，哺乳動物では塩基対の数はおおむね20 〜 30億程度であり，遺伝子数は2万前後である．ヒトと近縁のチンパンジーでは，たんぱく質をコードしている領域の塩基配列のヒトとの違いは，わずか1.5％である．このわずか1.5％の差異がヒトとチンパンジーの種差をもたらし，ヒトをヒトたらしめているのである．

一方，ヒトどうしのゲノムの塩基配列の違いは，さらに1桁小さく，個人間ではゲノム当たり平均で0.1％と見積もられている．0.1％は，塩基数では約300万個に相当し，1000塩基当たり1塩基の割合で塩基配列の違いが存在することになる．このような塩基配列の個人差のうち，比較的頻度の高いものを遺伝子多型という．具体的には，血縁関係のない集団において，その頻度が1％以上のものを指すことが多い（つまり，100人のうち1人以上に見られるような塩基配列の個人差を指す．実際には，100人のうち数十人に見られる遺伝

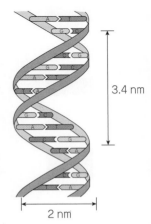

DNA の二重らせん構造

3.4 nm

2 nm

多型も少なくない)．ヒトゲノムの個人差(多様性)である遺伝子多型は，大きく 4 種類に大別される．代表的な遺伝子多型は，一塩基多型(single nucleotide polymorphism，SNP；スニップとよばれる)である．SNP は，一つの塩基が別の塩基に置き換わるものを指し〔たとえば，A(アデニン)から G(グアニン)への置換など(この場合，A/G 多型と書き表す)〕，遺伝子多型の多くが SNP である．遺伝子多型により，人種の違いや顔つきの違いだけでなく，体質の違い，さらには疾患への罹りやすさの違いをもたらすのである．

（2）一塩基多型(SNP)の影響

すべての SNP が形質に影響するのではなく，むしろ形質に影響する SNP はほんの一部である．SNP の影響は，その SNP が存在する場所や塩基置換に伴う転写や翻訳への影響の有無によって異なる．遺伝子の塩基配列の大部分はイントロンであり，たんぱく質に翻訳されない領域である．そのため，たんぱく質をコードする領域であるエクソンの SNP と比べ，イントロンにおける SNP は遺伝子の機能や発現量に影響しない可能性が高い．また，エクソンにおける SNP であっても，必ずしも遺伝子やたんぱく質の機能性に影響を及ぼすとはかぎらない．たとえば，一つの塩基が変わっても，その塩基に対応するアミノ酸が同じであれば(同じアミノ酸を指定するコドンであれば)，アミノ酸は変わらないので，その SNP の影響はほとんどないと考えられる．一方で，アミノ酸置換を伴う(図 12.1)，あるいは終止コドンに変化する SNP であれば，たんぱく質の構造や機能に影響する可能性がある．また，翻訳されない領域であっても，遺伝子の転写効率にかかわるプロモーター領域，mRNA の翻訳効率や

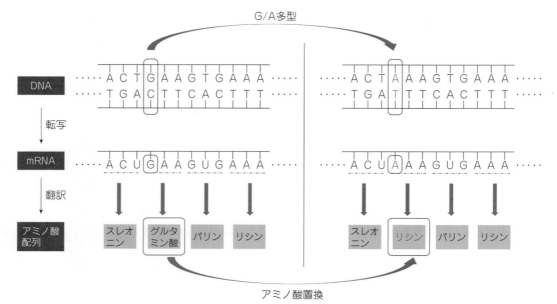

図 12.1　アミノ酸置換を伴う SNP の例

安定性に関係する領域，スプライシングを規定する領域などにおける SNP は，遺伝子機能や発現調節，たんぱく質の機能などに影響する可能性がある．これらの SNP は，たとえば，特定の酵素の活性，受容体とリガンドとの親和性，シグナル伝達の調節能などに影響して，血糖調節や血圧調節など生理機能の個人差をもたらし，場合によっては生活習慣病への罹りやすさにかかわる．

12.2　遺伝子多型と生活習慣病

　糖尿病，高血圧，脂質異常症，がんなどの生活習慣病は，その発症に食事や運動といった後天的・外的な環境要因と，親より受け継ぎ生まれつき決定された遺伝要因の両方がかかわる多因子疾患である（図 12.2）．一方，ハンチントン病やフェニルケトン尿症などの遺伝病といわれる疾患の多くは，単一の遺伝子変異によってもたらされるものであり（単一遺伝子疾患），遺伝要因の寄与率がほぼ 100 ％である（メンデル遺伝病ともよばれる）．このような単一遺伝疾患の有病率は顕著に低い．一方で，事故による外傷や食中毒，感染症の多くは遺伝要因の関与は小さく，環境要因の寄与率がほぼ 100 ％である．

　生活習慣病のような有病率の高い身近な疾患（common disease）の遺伝要因には，複数の遺伝子における遺伝子多型が関与している（多遺伝子性）．単一遺伝子疾患とは異なり，生活習慣病の遺伝要因である遺伝子多型は，一つひとつの影響は一般に緩やかである．一方で，単一遺伝子疾患の遺伝子変異が数万人〜に 1 人という頻度であるのに対し，遺伝子多型は集団の 1 ％以上の頻度であり，数十％の頻度となるものも珍しくない（遺伝子多型の頻度は，人種によって大きく異なることがある）．このように，疾患に対する個々の影響は小さいが，多型の頻度が比較的高い遺伝子を疾患感受性遺伝子とよぶ．疾患感受性遺伝子の遺伝子多型（正確には発症リスクを上げるアレル）をどれだけ保有しているかによって，生活習慣病など身近な疾患へのかかりやすさに個人差が生じるのである．ここに食生活の乱れや運動不足，喫煙，過度な飲酒などの不摂生が環境

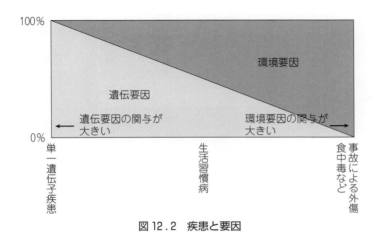

図 12.2　疾患と要因

ヒトゲノムの構造

ヒトゲノムの半分以上は，機能がほとんど不明な遺伝子以外の塩基配列（その多くが反復配列とよばれる同じ塩基配列が繰り返される配列が占める）であり，遺伝子領域（エクソンとイントロン）が占める割合は 1/4 〜 1/3 に過ぎない．そのなかでエクソンの割合は約 1.5 ％である．つまり，ヒトゲノムの 98 ％以上はたんぱく質をコードしていない塩基配列が占めている．

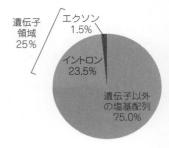

ハンチントン病

ハンチントン病では，原因遺伝子（*huntingtin* 遺伝子）の塩基配列において，CAG（グルタミンのコドン）の繰返し数の増加が見られる．通常は 24 回以下だが，罹患者では 40 回以上の繰返し数が見られる．そのため，ハンチントン病患者では変異たんぱく質が生じ，神経細胞死を誘導すると考えられている．症状として，運動機能や精神機能，認知機能などに障害がでる．わが国での有病率は 100 万人あたり 7 人程度である．根本的な治療法は見いだされていない．ハンチントン病は常染色体優性の遺伝様式を示す．父親または母親由来の相同染色体のどちらかの遺伝子（対立遺伝子：アレル，allele）に変異があると発症する．そのため，子どもに変異が受け継がれる確率は 50 ％となる．

糖尿病とMODY

MODY（maturity-onset diabetes of the young, 若年発症成人型糖尿病）は，小児期から25歳くらいまでに発症する糖尿病である．常染色体優性遺伝形式（常染色体上に存在する1対の遺伝子の一方に異常があれば発症する）であり，おもに単一遺伝子変異による膵β細胞機能低下を原因とする．原因遺伝子としてこれまでにMODY1〜14までが報告されており，糖尿病の5％程度を占める．MODYのなかではMODY1, 2, 3, 5の割合が高く，それ以外はまれである．MODY1の原因遺伝子は*HNF4α*，MODY2は*GCK*，MODY3は*HNF1α*，MODY5は*HNF1β*であることがわかっている．

要因として加わって，疾患の発症に至る（図12.3）．

（1）糖尿病の遺伝要因

糖尿病は，インスリン作用の不足による慢性高血糖を主徴とし，さまざまな特徴的な代謝異常を伴う疾患群と要約される．高血糖の持続により微小血管障害が生じ，糖尿病神経症，糖尿病網膜症，糖尿病腎症といった特有の合併症が出現する．また，糖尿病は動脈硬化を促進するため，心筋梗塞や脳卒中などのリスクを高める．糖尿病は成因で分類され，1型糖尿病では，おもに自己免疫性に膵β細胞が破壊され，絶対的インスリン欠乏に至り発症する．2型糖尿病では，インスリン分泌低下とインスリン感受性の低下（インスリン抵抗性）の両方により発症に至る．糖尿病の90％以上は2型糖尿病であり，遺伝要因と環境要因の両方が関与する代表的な生活習慣病である．世界には4億人を超える糖尿病患者が存在する．糖尿病の成因となる単一遺伝子変異には，インスリン遺伝子やMODY遺伝子変異などがあるが，合わせても糖尿病全体の数％にすぎず，ほとんどの糖尿病にはSNPを中心とする多数の遺伝要因が関与する．糖尿病の特徴は人種により異なり，アジア人の2型糖尿病には，非肥満のものが多く，早期からインスリン分泌障害が見られるのが特徴である．このような人種による特徴には，関連する遺伝子多型の頻度に人種差があることが関係すると考えられる．

2型糖尿病の遺伝要因として，インスリン分泌低下やインスリン抵抗性などに関連した遺伝子のSNPが多数報告されている．最近では，GWAS（genome-wide association study, ゲノムワイド関連解析）などの新しいアプローチによる解析も精力的に進められている．

（2）高血圧の遺伝要因

単一遺伝子変異による高血圧は，高血圧全体の1％未満であり，約90％は

図12.3　生活習慣病の発症と遺伝要因および環境要因の関与

生活習慣病には，遺伝要因（疾患感受性遺伝子の遺伝子多型）と環境要因の両方が関係する．生得的な遺伝要因に後天的な環境要因が積み重なって発症リスクが増大し，やがて発症に至る．疾患感受性遺伝子の遺伝子多型（リスクとなる遺伝子型）を多数保有すると，発症リスクが増すが，環境要因である食習慣の不摂生などの改善に取り組むことで，発症リスクを低くすることができる．

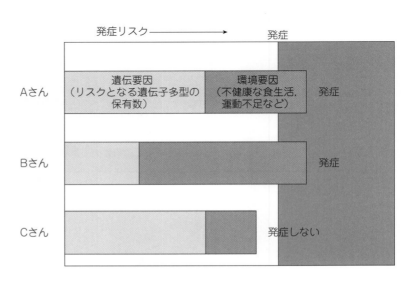

原因が不明な本態性高血圧である．本態性高血圧は，多数の遺伝要因と環境要因とが複雑に絡み合って発症し，成因の 30 ～ 50 ％が遺伝要因で規定されると推測されている．GWAS などにより，相当数の高血圧や血圧に関連する遺伝子多型が報告されている．しかし，GWAS で見つかってきた遺伝要因で説明できる血圧の個人差は数％に過ぎないとされており，不明な点が多い．

一方，古くから食塩摂取量と血圧には正の相関があることが示されているが，食塩摂取による血圧への影響（食塩感受性）には個人差があることが知られている．日本人は白人よりも食塩感受性が高いことが報告されており，遺伝要因の関与が考えられている．食塩感受性に関連する遺伝要因として，レニン・アンジオテンシン・アルドステロン系にかかわる遺伝子の SNP など多数報告されている．

（3）遺伝要因と環境要因の相互作用

前述のように，疾患感受性遺伝子の遺伝子多型は，一般に単独の影響は小さい．そのため，生活習慣病には複数の遺伝子多型が関係し，そこへ環境要因が加わることで発症に至る．また，環境要因によって疾患感受性が変化する遺伝子多型や，環境要因により塩基の化学修飾が変化するエピゲノムによる調節も存在する．後述の倹約遺伝子仮説や DOHaD 仮説がその例である．このように，環境要因と遺伝要因の相互作用は重要な研究分野であり，今後の発展が期待される．

インスリン遺伝子

ヒトでは，インスリン遺伝子は 11 番染色体に存在し，約 1400 塩基対からなる．三つのエキソンと二つのイントロンから構成され，mRNA は 400 塩基ほどで，アミノ酸 110 個のプレプロインスリンが合成される．その後，プロセッシングを経て，一つの S—S 結合をもつアミノ酸 21 個からなる A 鎖と，アミノ酸 30 個からなる B 鎖が，2 カ所の S—S 結合で結合した構造をもつインスリンが生成される．研究者による熾烈な競争により，1980 年にヒトインスリン遺伝子の全塩基配列が決定されると，糖尿病治療に欠かせないヒトインスリン製剤の開発が飛躍的に進んだ．

アルコールへの強さに関係する遺伝子多型

摂取したアルコール（エタノール）は，おもに肝臓で，アルコール脱水素酵素（ADH）によってアセトアルデヒドに変換され〔一部のエタノールはミクロソームエタノール酸化系（MEOS）によってアセトアルデヒドに代謝される．慢性飲酒により MEOS 活性は増加する〕，アセトアルデヒドはアルデヒド脱水素酵素（ALDH）によって酢酸に代謝されて無毒化される．お酒に弱い人がお酒を飲んだときに生じる酒酔いの症状（顔面紅潮や嘔気，頭痛など）や二日酔いなどは，おもにアセトアルデヒドに起因するため，アセトアルデヒドの代謝にかかわる ALDH の活性の強弱がアルコールへの強さに密接に関係する．ALDH のアイソザイム（同じ化学反応を触媒するたんぱく質の構造が類似した酵素群）のなかで，アセトアルデヒドに対し高い親和性をもつのが ALDH2 である．

ALDH2 には，SNP により 487 番目のグルタミン酸がリシンに変化する遺伝子多型（Glu487Lys）がある．アルコールへの強さとの関連で，多数の研究が報告されている多型である．リシンに変化することで ALDH2 の活性は失われるため，片親から受け継いだヘテロ欠損型や両親から受け継いだホモ欠損型では，少量の飲酒で酒酔いの症状が出現する（ホモ欠損型ではよりその症状が強くでるため，多くは酒が飲めない下戸である）．

ALDH2 Glu487Lys 多型は東アジアで頻度が高く（約 40 ％が欠損型である），欧米ではほとんど欠損型は存在しない．この多型を調べれば，自分がアルコールに強い体質かそうでないかがわかる．欠損型では飲酒による食道がんリスクが上昇するとの報告もある．将来的には，お酒が飲める年齢になる前にこの多型を調べて，お酒との付き合い方をあらかじめ自身で判断できる時代がくるかもしれない．

翻訳のしくみ

真核生物では，合成された成熟mRNA は核内から細胞質へ移動し，mRNA の塩基配列にしたがって翻訳が行われる．翻訳では，mRNA の三つの塩基の並び（トリプレットとよばれる）が一つのアミノ酸を指定する．このトリプレットはコドンとよばれる．RNA は 4 種類〔アデニン(A)，ウラシル(U)，グアニン(G)，シトシン(C)〕の塩基からなるため，4^3(64) 種類のコドンが存在する．64 種類のコドンと 20 種類のアミノ酸の対応を示したものを遺伝暗号表とよぶ．なお，64 種類のコドンのうち，3 種類はアミノ酸に対応しておらず，そこで翻訳を終了させるため，終止コドンとよばれる．

AR : adrenergic receptor

ゲノムの塩基配列は生まれもったものであるので，出生後に食生活や運動によって変化することはない．しかし，重要なことは，生活習慣病のような多因子疾患の遺伝要因を保有しているからといって，必ずしも発症に至るとはかぎらないことである．生活習慣病は環境要因の関与も大きく，仮に，疾患感受性遺伝子の遺伝子多型を保有していたとしても，多くは環境要因である生活習慣に十分に注意を払えば発症を防ぐことができる．将来的には，個人のゲノム解析の情報をもとに，生活習慣病に関する遺伝子多型を多数もつ高リスクの人には，ゲノム情報に基づいて個別に最適な栄養指導を行うことが期待される．早期の生活習慣への介入により，発症や進展を予防あるいは遅らせることが可能となるからである．このように，ゲノム情報を活用して個人に最適な栄養管理を目指す学問をテーラーメイド栄養学という．

12.3　倹約遺伝子仮説

人類の長い歴史のほとんどは，飢餓との戦いの歴史である．食糧不足の状況では，摂取したエネルギーを効率よく蓄積し，消費エネルギーを可能なかぎり抑えることが生存競争に有利であったと考えられる．このような体質をもたらす遺伝子型を私たち子孫は受け継いでいる．このような仮説は倹約遺伝子仮説とよばれ，その遺伝子を倹約遺伝子（thrifty gene）という（図 12.4）．飽食の時代を迎えた現代では，倹約遺伝子が諸刃の剣となり，エネルギーを溜め込みやすく消費しにくい体質は肥満や生活習慣病のリスクが増す．倹約遺伝子仮説は，アメリカの人類遺伝学者ニール（Neel）により提唱された（1962 年）．代表的な倹約遺伝子として，β_3-アドレナリン受容体（β_3-AR），脱共役たんぱく質 1（UCP1），ペルオキシソーム増殖因子活性化受容体 γ（PPAR γ）がある．

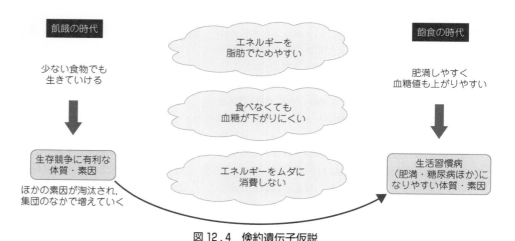

図 12.4　倹約遺伝子仮説

安田和基，「7. 肥満関連遺伝子：同定の現状と展望」，梶村真吾，箕越靖彦 編，実験医学，**34**（No. 2 増刊），羊土社（2016），p. 165 の図「倹約遺伝説」より．

（1）β₃-アドレナリン受容体（β₃-AR）

β₃-AR は 7 回膜貫通型受容体であり，白色および褐色脂肪細胞の細胞膜に多く発現している．交感神経による脂肪細胞における受容体刺激により，脂肪分解（白色および褐色脂肪細胞）と熱産生（褐色脂肪細胞）を誘発して，エネルギー消費にはたらく．

1995 年，ピマインディアンにおいて，ヒト β₃-AR 遺伝子の SNP により，64 番目のアミノ酸のトリプトファン（Trp）がアルギニン（Arg）に置換した遺伝子多型（Trp64Arg と表記し，個人によって Trp または Arg であることを示している）が報告され，糖尿病発症の早期化や基礎代謝量の低下との関連が示された．その後，現在までに，肥満や糖尿病の発症リスク上昇との関連性を示す報告が多数なされている．本多型の頻度（アレル頻度）には人種差があり，Arg タイプ保有率は白人が 10 ％ 前後なのに対し，日本人では約 20 ％で，イヌイット（38 ％）やピマインディアン（31 ％）に次いで高い．

Arg タイプの β₃-AR は Trp タイプのものと比べて受容体刺激によるシグナル伝達能が低下しており，脂肪分解能および熱産生能が減弱している．このことが，Arg 保有者の基礎代謝量の低下をもたらすと考えられている．Arg タイプは，飢餓の時代には体脂肪の蓄積にはたらき，生存に有利であったが，飽食の時代には脂肪分解が減弱しているため肥満になりやすい体質をもたらすのである．

（2）脱共役たんぱく質 1（UCP1）

β₃-AR を介した褐色脂肪組織における熱産生（非ふるえ熱産生，nonshivering thermogenesis といわれる）は，おもに脱共役たんぱく質 1（UCP1）のはたらきによる．褐色脂肪細胞において UCP1 は，ミトコンドリア内膜に形成されたプロトン濃度勾配を解消して電子伝達系と ATP 合成を脱共役させて，エネルギーを熱として放出させる．ヒト UCP1 遺伝子には複数の遺伝子多型が存在し，体重増加との関連が報告されている．

（3）ペルオキシソーム増殖因子活性化受容体γ（PPAR γ）

PPAR γは，核のなかで機能する受容体型の転写因子であり，リガンドとなる一部の不飽和脂肪酸などがその受容体に結合すると，核内で標的とする遺伝子の転写を活性化する．脂肪細胞に多く発現し，遺伝子の転写調節を介して，脂肪細胞の分化や肥大化，脂質代謝やエネルギー代謝などに重要な役割を果たす．PPAR γ遺伝子は，高脂肪食下においてエネルギー貯蔵に作用する倹約遺伝子であると考えられている．PPAR γには γ1，γ2，γ3 の 3 種が存在するが，PPAR γ2 遺伝子の 12 番目のアミノ酸における遺伝子多型（Pro12Ala）が肥満や糖尿病と関連するとの報告が多数なされている．Ala タイプでは，PPAR γ活性が中程度低下しており，肥満や糖尿病になりにくい体質をもたらすと考えられている．人種にかぎらず Pro タイプが多数を占めており，飢餓の時代には，この遺伝子が倹約遺伝子として人類の生存に有利に機能したものと考えられて

アレルと遺伝子型

ヒトゲノムは約 30 億の塩基対から構成され，ヒトは父由来と母由来の 2 セットのゲノムをもつ．父由来と母由来の 2 本の相同染色体の同じ部位の二つの遺伝子をそれぞれアレル（対立遺伝子）という．たとえば，本文の β₃-AR 遺伝子の遺伝子多型（Trp64Arg）は，Trp をコードする塩基配列 TCG が CGG となることで Arg に置換する SNP（T/C）であるが，個人は 2 本のアレルを保有するので，TT/TC/CC の 3 パターンがあり（たとえば，父母両方から T アレルを受け継ぐと TT となる），これを遺伝子型という．また，集団におけるそれぞれのアレルの頻度〔この場合，T（Trp）の頻度と C（Arg）の頻度〕をアレル頻度という．

UCP : uncoupling protein

PPAR : peroxisome proliferator-activated receptor

エクソンとイントロン

ヒトを含む真核生物の遺伝子の塩基配列の多くは，アミノ酸の情報をコードする領域（エクソン）がコードしない領域（イントロン）に複数分断されて存在する．遺伝子の塩基配列の情報は，核内でイントロンを含んだ状態で mRNA に転写され（mRNA 前駆体），その後，イントロン部分が除かれてエクソンどうしがつながって mRNA（成熟 mRNA）となる（これをスプライシングという）．スプライシング後の mRNA が細胞質に運ばれて，たんぱく質に翻訳される．

いる．日本人ではProタイプの頻度（アレル頻度）は90％以上ととりわけ高く，肥満や糖尿病に罹患しやすい遺伝的背景の一つと示唆されている．

12.4　エピゲノムと栄養

エピゲノム（epigenome）とは，生後，DNAの塩基配列の変化を介さずに，遺伝情報の発現が変化する現象の総体をいう．エピゲノムにおける遺伝子発現の変化のメカニズムとそれを扱う学問領域を指してエピジェネティクス（epigenetics）という．「エピ（epi）」とは「あとの，後生的な」という意味の接頭語である．遺伝による生得的な塩基配列と異なり，遺伝のあとに起こる各種修飾（DNAメチル化やヒストン修飾）により遺伝子発現が変化することを表す．近年，生活習慣病の発症において，エピゲノムが重要な役割を果たすことがわかってきた．生活習慣病は遺伝要因に環境要因が加わって発症するが，この環境要因がエピジェネティックな変化（塩基配列の変化を介さない遺伝情報の変化）をもたらし，生活習慣病発症の誘因となるのである．

第二次世界大戦末期のオランダでは，食料遮断により飢饉に陥った（オランダ飢饉）．その後の疫学調査や動物モデルを用いた研究により，飢饉により低栄養状態にさらされた母親から生まれた低出生体重児は，糖尿病やメタボリックシンドロームを発症する確率が高くなることが明らかとなった．オランダ飢饉の疫学的史実が端緒となり，胎児期や新生児期の栄養環境の善し悪しがなんらかの形でDNAに記憶され，将来の健康や生活習慣病の発症に影響を与えるというDOHaD（developmental origins of health and disease）仮説が提唱されている．胎児期や新生児期に栄養不足の環境下で育つと，児はエネルギー消費を節約するよう適応するため，そのあとに飽食の環境にさらされると相対的な過栄養状態となり，肥満や生活習慣病のリスクが増すと考えられる．近年の研究では，DOHaD仮説の分子機構にエピゲノムがかかわることが想定されている．胎児期に飢饉を経験した子どもとそうでない子どもとでは，IGF2（インス

ゲノム編集とエピゲノム

近年，生命科学分野や医療分野において脚光を浴びている最新技術にゲノム編集がある．この技術を用いれば，ゲノム上の編集したい目的の配列を比較的簡便に正確に切り貼りすることが可能となる．代表的なゲノム編集法として，CRISPR/Cas9（クリスパー・キャス・ナイン）がある（本手法を開発した女性研究者2人は，2020年ノーベル化学賞を受賞した）．CRISPR/Cas9を用いると，目的の配列を認識して，そこを

Cas9が切断するが（Cas9はエンドヌクレアーゼである），切断活性を不活化したCas9（dCas9という）にエピゲノム修飾酵素を融合させることで，目的の配列のメチル化を除くなどのエピゲノム修飾が可能となる．この技術を応用することで，標的を絞って特定の遺伝子のエピゲノム異常を正常化させることができ，がんなどのエピゲノム異常が関係するさまざまな疾患の治療法として期待されている．

リン様成長因子 2) という遺伝子のプロモーターにおける DNA メチル化の程度が異なっており，それが 60 歳に至るまで維持されていたとの報告がある．胎児期や新生児期の外部環境がエピジェネティックな変化を惹起し，その状態が長期に維持されるのである．母体の低栄養は，胎児や新生児の DNA メチル化のパターンなどに変化を与え，成長後の肥満や生活習慣病への罹りやすさに大きく関与する．近年，日本では若年女性のやせの増加と低出生体重児の増加が問題となっており，その児の将来の健康への影響が懸念されている．また，最近の研究では，母体の過栄養や父親の栄養状態も子どものエピゲノムに影響し，肥満や糖尿病のリスク上昇に関係することが報告されている．

エピゲノムやエピゲノムの異常は，胎児期や新生児期だけでなく，成人を含むさまざまなステージでも起こり，各種疾患に密接に関係することがわかっている．栄養素との関連では，DNA メチル化やヒストン修飾（メチル化）には，メチル基を供与するために，食事からのメチオニン，葉酸，ビタミン B$_{12}$，コリンなどの栄養素が重要となる．そのため，栄養摂取の偏りは，エピゲノムに影響し，生活習慣病の発症リスクを増す可能性がある．生得的な塩基配列と異なり，エピゲノムは環境により変化しうることから，栄養を用いたエピゲノムの調節や正常化による疾患の発症および進展の予防が期待されている．

12.5 がんと遺伝子変異

がんも糖尿病や高血圧と同じく生活習慣病であり，遺伝要因と環境要因の両方が関与する多因子疾患である．そのため，生活習慣を改善することでがんの発症のリスクを低くすることができるとされる．国立がん研究センターによる，科学的根拠に根ざしたがん予防ガイドライン「日本人のためのがん予防法」では，「禁煙」「節酒」「食生活を見直す」「身体を動かす」「適正体重を維持する」の五つの健康習慣の実践が提言されている．このうち，「食生活を見直す」では，減塩，野菜と果物を摂る，熱い飲みものや食べものは冷ましてから摂るの，三つのポイントを守ることで日本人に多い胃がん，食道がんのリスクを低くするとされる．現在，国内外では，がんの予防に関する研究が精力的に実施されており，今後，栄養とがんとの関係がさらに明らかになるものと期待される．

がん細胞は，正常細胞と異なり，無秩序に増殖し，場合によっては他臓器や他組織に移動して再増殖する（転移）．これは細胞増殖の調節機構がなんらかの要因によって破綻するためである．発がん物質や発がんウイルス，紫外線，放射線などが外的要因となりうる．これらの要因が細胞の増殖や分裂，分化を担う遺伝子を傷つけるなどして遺伝子の変異が生じ，それが修復されずに蓄積されると，細胞の無秩序な増殖を許し，がん細胞となる．このような細胞増殖にかかわり，変異により細胞のがん化をもたらす遺伝子をがん遺伝子（*src*, *ras* など）という．また，細胞のがん化を抑制するはたらきをもつ遺伝子（がん抑制遺伝子，*p53*, *Rb* など）もあり，そのような遺伝子に変異が蓄積した場合もが

一卵性双生児と二卵性双生児
一卵性双生児では，ゲノムの塩基配列は同一であり，二卵性双生児では，平均して 50 ％程度が一致する（きょうだいと同程度）．両者を比較する双生児研究の報告では，たとえば，肥満度の表現型では，概ね一卵性で 70 ％程度の一致率であり，二卵性では 30 ％程度である．このことは，肥満には遺伝が大きく関係することを表すと同時に，まったく同じゲノムを持っていたとしても，表現型は 100 ％一致することはなく，環境要因の影響も大きいことを示唆する．氏か育ちかといわれるが，肥満については遺伝と環境の両方が関係する．また，近年の研究では，一卵性双生児の違いにエピゲノムが関係することも示唆されている．

がんによる死因順位

厚生労働省の人口動態調査によると，がん（悪性新生物）は，1981年以降2019年に至るまで日本の死因順位第1位であり続けている（2019年の第2位は心疾患，第3位は老衰である）．また，人口の高齢化にともない，がんの罹患数と死亡数はともに増加し続けている．2019年のがんによる死亡数は37万人を超えており，全死亡者数に占める割合は27.3％である．これは，全死亡者の約3.6人に1人ががんで死亡していることを表す．

ん細胞の増殖を許してしまう．がんは通常，一つの遺伝子の一つの変異により起こるのではなく，がん遺伝子やがん抑制遺伝子に複数の変異が蓄積して発症すると考えられている．また，近年では，先述のエピゲノムの異常も細胞のがん化に関係していることがわかっている．

　がん細胞の増殖と転移は3段階で進行する．イニシエーション（初期段階）では，前述の発がん物質などにより細胞のDNAが損傷してがん遺伝子やがん抑制遺伝子に変異が生じる．イニシエーションを引き起こす物質をイニシエーターとよぶ．プロモーション（促進段階）は，イニシエーションが起きた細胞がアポトーシス（修復不可能なDNA損傷が起きた細胞の自滅機構）などにより取り除かれることなく，無秩序に増殖する段階である．3段階目のプログレッション（進行段階）では，さらに遺伝子の異常が蓄積することで，がん細胞が急速に増殖し，増殖したがん細胞の一部が原発巣を離れ，他臓器および他組織に浸潤して再増殖する転移の段階である．これらの3段階のいずれかを阻害する物質は，がんの発症や進展を防ぐことが期待され，有効な食品成分に関する研究も進められている．たとえば，イニシエーターの一つに体内で発生する活性酸素があるが，この活性酸素を消去する抗酸化物質としてビタミンCやビタミンE，一部の食品成分が注目されている．しかし，このような抗酸化物質が，どの程度ヒトのがん予防に効果的であるのかの解明には，さらなる研究が待たれる．

用語解説

ヒトゲノムプロジェクト

ヒトゲノムの全体像の把握は，ヒトの生物としての化学的理解やヒトの病気の遺伝的背景の解明において不可欠である．ヒトのすべての遺伝情報を解読しようと，日本を含む国際的な大規模プロジェクト「ヒトゲノムプロジェクト」が1991年にスタートした．ヒト1人の全ゲノムを決定するのに，3000人近い研究者が12年の期間と27億ドルもの費用を費やし，第二のアポロ計画とまでいわれた．現在では次世代シークエンサーなど解析技術の大幅な躍進により，1人のゲノム解読が，わずか1日で終わり，費用も1000ドル程度で実現可能となっており，個別化医療のさらなる進展を推し進めている．

生物のゲノムサイズと遺伝子数

ヒトのゲノムサイズ（総塩基対数）と遺伝子数は，それぞれ約30億と約2万である．植物のシロイヌナズナやイネでは，ヒトよりもゲノムサイズは小さいが，遺伝子数はヒトよりも多い．マウスやメダカでは，ヒトと同程度の遺伝子数をもつ．また，コムギや両生類のサンショウウオなどヒトよりはるかに大きいゲノムサイズをもつ生物もいる．このことは，ゲノムサイズや遺伝子数が，生物学的・進化学的な分類とは必ずしも相関しないことを示している．

転写と翻訳，セントラルドグマ

ヒトの1組のゲノム（約30億塩基対）には，約20,000個の遺伝子が含まれている．遺伝子により形質が決まり，形質はおもにたんぱく質によって形づくられる．ヒトでは約10万種類のたんぱく質が存在する．たんぱく質はアミノ酸が多数つながったものであり，アミノ酸の種類や並び方，数を決めているのが塩基配列である．たんぱく質の合成において，まず対応するDNAの塩基配列の情報がmRNAに写し取られ（転写），その後，mRNAの塩基配列にしたがって，アミノ酸が結合してたんぱく質が合成される（翻訳）（この一方向の流れをセントラルドグマとよぶ）．

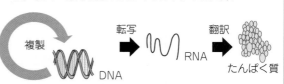

セントラルドグマ

反復配列多型，挿入・欠失多型，コピー数多型

SNPより頻度は低いが，反復配列多型，挿入・欠失多型，コピー数多型などの遺伝子多型がある．反復配列多型とは，数塩基〜数十塩基の塩基配列を1単位として，この単位の繰返し数の個人差をいう．反復配列多型は，個人特定や親子鑑定などに用いられている．このような繰返し数の違いを原因とする疾患にハンチントン病などが知られる．挿入・欠失多型は，特定の数十〜数百塩基の配列の挿入または欠失の個人差である．1000塩基を超える単位での挿入や欠失になるとコピー数多型とよばれる．たとえば，唾液アミラーゼをコードする遺伝子 AMY1 にはコピー数多型が存在し，コメやコムギなどのデンプンを主食とする民族のほうがそうでない民族とくらべてコピー数が多い．

GWAS
（ゲノムワイド関連解析）

遺伝子多型による疾患の関連解析では，疾患群と非疾患群（対照群）とで遺伝子型の頻度の差を調べ，統計的に有意な差のある遺伝子多型を探索する．従来の遺伝子多型の解析は，疾患の病態生理学的な特性などから候補となる遺伝子の遺伝子多型を調べる方法が主流であった．一方，GWAS（genome-wide association study）では，全ゲノムのマーカーとなる数十万〜数百万にも及ぶ SNP を網羅的に調べるため，それまでは予測もしなかった新たな糖尿病など生活習慣病の疾患感受性遺伝子が多数みつかっている．しかし，GWAS による解析でも生活習慣病のわずかしか説明できないとされ，現在進行形でより疾患との関連が強い疾患感受性遺伝子の探索が進められている．

エピゲノムと分化

体細胞は一部を除き，すべて同じ塩基配列をもつが，約40兆個のヒトの細胞は同一のものにならず，200種類もの異なるはたらきの細胞に分かれる．肝臓の細胞に分化した細胞は一生肝臓の細胞であり，筋肉の細胞は一生筋肉の細胞である．これは，エピゲノムによるものである．分化した細胞は，その状態を維持するための遺伝子発現制御を長期にわたって記憶しているのである．DNA のメチル化などにより，その細胞でオンになる遺伝子とオフになる遺伝子が決まり，そのメチル化のパターンによって合成されるたんぱく質も細胞の種類ごとに変わる．この情報は細胞が分裂したあとも娘細胞に受け継がれる．

エピゲノム異常とがん

エピゲノムと疾患に関する研究では，がんの研究が先行している．加齢や慢性炎症などが誘因となり，DNA メチル化やヒストン修飾の異常が生じ，がん抑制遺伝子が不活化するなどして，発がんリスクが上昇するとされる．多くのがんでは，プロモーター領域に異常な DNA メチル化の増加が見られ，これにともない，がん抑制遺伝子の発現低下が高頻度に認められる．現在までに，このようなエピゲノム異常を正常に戻すエピゲノム修飾薬〔(DNA メチル基転移酵素(DNMT)阻害剤やヒストン脱アセチル化酵素(HDAC)阻害剤など〕の一部は，がん抑制遺伝子を活性化させる作用をもつ抗がん剤として臨床で用いられている．

DNA メチル化，ヒストン修飾

エピゲノムによる遺伝子発現の制御は，おもに DNA のメチル化とヒストン尾部(N 末端)の修飾(メチル化，アセチル化)により担われる．DNA メチル化は，塩基配列のシトシンとグアニンが並んだ配列(CpG 配列)のシトシンへのメチル基付加により起こる．多くの遺伝子のプロモーター領域には，CpG アイランドとよばれる CpG 配列の頻出領域が存在し，高度にメチル化されると遺伝子の転写が抑制される．転写が活発な遺伝子のプロモーターは低メチル化状態にあり，メチル化が多数起きているプロモーターの下流の遺伝子では転写が抑制されている．一方，ヒストン修飾では，ヌクレオソーム(DNA にヒストンが結合したビーズ状の基本構造のこと)を構成するヒストン尾部のアミノ酸に，アセチル化やメチル化などの化学修飾が起こる．転写の活性化と抑制のどちらにはたらくかは，ヒストン尾部のどのアミノ酸がどのような修飾を受けるかで決まる．ヒストン修飾により DNA のヒストンへの巻きつきが緩むなどして，転写が活性化すると考えられている．

ゲノム情報と倫理

一人ひとりのゲノム情報は，個人に最適な病気の治療法や予防の方法を選択するうえで非常に有益な情報を提供し，すでに多くの臨床の場面で利用されている．栄養の分野を含め，これからの医療はますます個人のゲノム情報を活用したものになるであろう．しかし，ゲノム情報は究極の個人情報であり，その活用には倫理的・法的・社会的に十分な配慮が不可欠である．ゲノム情報により，就職や保険，結婚などあらゆる分野で不当な差別があってはならない．また，ゲノム情報はその個人だけでなく，親子や親戚など血縁者にまで重大な影響を包含していることに配慮すべきである．さらに，現時点では治療法のない，重篤な遺伝性疾患を予言する情報がゲノムには含まれており，個人にはそれを「知らないでいる権利」がある．ゲノム情報を扱う研究や医療には，人権の尊重，インフォームド・コンセント，個人情報保護など，国際的にもさまざまな倫理指針や法律，ガイドラインが制定されている．

練 習 問 題

次の文を読み，正しければ○をつけ，誤っていれば例題にならって下線部を訂正し
なさい．複数の下線がある場合，すべてを訂正するとはかぎらない．

（1）同じような生活習慣であれば，<u>遺伝情報の個人差に関係なく</u>，生活習慣病の発
症リスクは<u>同程度になる</u>．

（2）インスリン，グリコーゲン，コレステロールのうち，転写と翻訳によって合成
されるのは<u>グリコーゲン</u>である．

（3）ヒトゲノムの塩基配列は，個人間で<u>90 %</u>が共通であり，残り<u>10 %</u>が異なる．

（4）遺伝子多型は，血縁関係のない集団において，<u>1 %以上</u>の頻度で存在し，100 人
のうち 30 人に見られるような頻度の多型も<u>存在する</u>．

（5）遺伝子多型のうち，一つの<u>アミノ酸</u>が別の<u>アミノ酸</u>に置き換わるものを SNP と
よぶ．

（6）SNP のなかには，形質に影響しない SNP も<u>存在する</u>．

（7）エクソンにおける SNP はすべて，遺伝子やタンパク質の機能に<u>影響する</u>．

（8）アミノ酸置換を伴わない SNP であれば，遺伝子やタンパク質の機能に<u>影響する
ことはない</u>．

（9）本態性高血圧の多くは<u>多因子疾患</u>であるとともに<u>単一遺伝子疾患</u>であり，高血
圧全体の 90 %を占める．

（10）遺伝子多型の頻度は，<u>人種による違いはないため</u>，同一の遺伝子多型による疾
患リスクに<u>人種差はない</u>．

（11）一般に，疾患の発症リスクにおいて，疾患感受性遺伝子の一つひとつの遺伝子
多型の影響は<u>大きい</u>．

（12）生活習慣病の疾患感受性遺伝子の遺伝子多型を保有すると，生活習慣を改善し
ても発症リスクを下げることは<u>不可能である</u>．

（13）倹約遺伝子は，エネルギーを<u>消費しやすい</u>体質をもたらす．

（14）β_3 アドレナリン受容体遺伝子の Trp64Arg 多型の Arg 保有により基礎代謝量
が<u>増加する</u>．Arg のアレル頻度は，白人と比べて，日本人のほうが<u>低い</u>．

（15）エピゲノムでは，環境要因によって<u>DNA の塩基配列</u>が変化する．

（16）母体の低栄養は，児の生活習慣病の発症リスクを<u>低くする</u>．

（17）多くのがんは<u>遺伝要因のみで発症する</u>ため，食生活の改善で予防することは<u>で
きない</u>．

参 考 書——もう少し詳しく学びたい人のために

1 章
厚生労働省，「日本人の食事摂取基準 2020 年版　報告書」.
木村修一・古野純典 監訳，『最新栄養学（第 10 版）』，建帛社（2014）.
板倉弘重 監修，『医科栄養学』，建帛社（2010）.
伊藤正男 総編，『医学大辞典』，医学書院（2003）.
奥恒行・柴田克己 編，『基礎栄養学』，南江堂（2004）.
厚生労働省，「日本人の食事摂取基準 2020 版」；
　https://www.mhlw.go.jp/stf/seisakunitsuite/bunya/kenkou_iryou/kenkou/eiyou/syokuji_kijyun.html
厚生労働省，「国民健康・栄養調査」；
　https://www.mhlw.go.jp/bunya/kenkou/kenkou_eiyou_chousa.html
厚生労働省，「食生活指針について」；
　https://www.mhlw.go.jp/stf/seisakunitsuite/bunya/0000128503.html
厚生労働省，「健康日本 21（第二次）」；
　https://www.mhlw.go.jp/stf/seisakunitsuite/bunya/kenkou_iryou/kenkou/kenkounippon21.html
総務省，「食育基本法」；
　https://www.soumu.go.jp/main_content/000326163.pdf#search='%E9%A3%9F%E8%82%B2%E5%9F%BA%E6%9C
　%AC%E6%B3%95'
国立社会保障・人口問題研究所；http://www.ipss.go.jp/

3 章
厚生労働省，「日本人の食事摂取基準 2020 年版」.

6 章
厚生労働省，「日本人の食事摂取基準 2020 年版　報告書」；多量ミネラル，微量ミネラル
木村修一・古野純典 監訳，『最新栄養学（第 10 版）』，建帛社（2014）.
板倉弘重 監修，『医科栄養学』，建帛社（2010）.
伊藤正男 総編，『医学大辞典』，医学書院（2003）.
奥恒行・柴田克己 編，『基礎栄養学』，南江堂（2004）.
矢冨　裕・通山　薫 編，『血液検査学』，＜標準臨床検査学シリーズ＞，医学書院（2012）.
一般社団法人　日本臨床栄養学会，「亜鉛欠乏症の診療指針 2018」.
一般社団法人　日本臨床栄養学会，「セレン欠乏症の診療指針 2016」.
日本鉄バイオサイエンス学会，「鉄剤の適正使用による貧血治療指針（改訂第 2 版）」.
公益社団法人　日本農芸化学会，化学と生物，「生体における活性酸素・フリーラジカルの産生と消去」，37（6），411（1999）.
日本基礎老化学会，基礎老化研究，「水素分子医学の現状と展望」，35（1），1（2011）.
一般社団法人　日本循環器学会専門医誌，循環器専門医，「食塩感受性の成因 —— 腎臓説と血管説」，25（1），6（2017）.
国際協力財団，「母と子の微量栄養素欠乏をなくすために」（2003）.
ユニセフ，『明るい未来へ：乳幼児期の脳の発達はヨード添加塩で守る（原題：Brighter futures：Protecting early brain
　development through salt iodization）』；https://www.unicef.or.jp/news/2018/0035.html

7 章
細谷憲政 監修，『ヒューマン・ニュートリション基礎・食事・臨床（第 10 版）』，医歯薬出版（2004）.
飯野靖彦，『一目でわかる水電解質（第 3 版）』，メディカル・サイエンス・インターナショナル（2013）.

10 章
高田明和，『脳の栄養失調：脳とダイエットの危険な関係』，〈ブルーバックス〉，講談社（2005）.
伏木　亨・吉田宗弘，『改訂　基礎栄養学』，光生館（2011）.
本間研一　ほか 編，『標準生理学』（第 8 版），小澤瀞司・福田康一郎 監，医学書院（2014）.
岡田泰伸 監訳，『ギャノング生理学』（原書 24 版），丸善（2014）.
山科郁男・川嵜敏祐 監修，『レーニンジャーの新生化学』（第 5 版），廣川書店（2010）.

参考書

11章

『タンパク質・アミノ酸の新栄養学』，岸　恭一ほか　編，講談社(2007).

山科郁男・川嵜敏祐　監，『レーニンジャーの新生化学』(第5版)，廣川書店(2010).

『栄養機能化学(第2版)』，栄養機能化学研究会　編，朝倉書店(2005).

野口　忠　ほか，『最新栄養化学』，朝倉書店(2000).

本間研一　ほか　編，『標準生理学』(第8版)，小澤瀞司・福田康一郎　監，医学書院(2014).

岡田泰伸　監訳，『ギャノング生理学』(原書第24版)，丸善(2014).

吉田　勉　ほか　編著，『新基礎栄養学(第8版)』，医歯薬出版(2013).

12章

服部成介・水島(菅野)純子，『よくわかるゲノム医学(改訂第2版)──ヒトゲノムの基本から個別化医療まで』，菅野純夫　監，羊土社(2016).

太田　亨・吉浦孝一郎・三宅紀子，『遺伝医学への招待(改訂第6版)』，新川　詔夫　監，南江堂(2020).

宮本　賢一・井上裕康・桑波田雅士・金子一郎　編，『分子栄養学』，＜栄養科学シリーズNEXT＞，講談社(2018).

加藤久典・藤原葉子　編，『分子栄養学──遺伝子の基礎からわかる』，＜栄養科学イラストレイテッド＞，羊土社(2014).

板倉弘重・近藤和雄　編，『分子栄養学──科学的根拠に基づく食理学』，＜新スタンダード栄養・食物シリーズ13＞，東京化学同人(2019).

佐久間慶子・福島亜紀子，『栄養と遺伝子のはなし──分子栄養学入門』，技報堂出版(2014).

梶村真吾・箕越靖彦　編，『実験医学増刊 Vol.34 No.2「解明」から「制御」へ肥満症のメディカルサイエンス』，羊土社(2016).

香川靖雄・四童子好廣，『ゲノムビタミン学──遺伝子対応栄養教育の基礎』，日本ビタミン学会　監，建帛社(2008).

合田敏尚・岡崎光子　編，『テーラーメイド個人対応栄養学』，日本栄養食糧学会　監，建帛社(2009).

解答は，化学同人ホームページに掲載しております．
https://www.kagakudojin.co.jp/

索　引

記号・数字

%E	54
1, 25-ジヒドロキシコレカルシフェロール	185
1, 25-ジヒドロキシビタミン D	87
1α, 25-ジヒドロキシビタミン D₃	106
1 炭素単位の輸送担体	96
1 ナイアシン当量	93
2, 3-ジケトグロン酸	99
20 種のアミノ酸	59
25-ヒドロキシコレカルシフェロール	185
25-ヒドロキシビタミン D	86
2-オキソグルタミン酸	62
2-オキソグルタル酸	63
——脱水素酵素	90
2-オキソ酸	49
2-モノアシルグリセロール	182
5, 6, 7, 8-テトラヒドロ葉酸	95
7-デヒドロコレステロール	86

欧文

AAS	73
ACE	189
ACP	94
ADH	119
Af	151
ALT	62, 94
ANP	119
AST	62, 94
B₆ 酵素	93
BCAA	68
BM	143
BMI	8, 154
BV	72
CoA	94
DASH 食	119
DHA	44
DIT	146
DMT1 の競合	113
DNA の二重らせん	197
DOHaD 仮説	204
DRI	9
FAD	91
FDA	57
FMN	91
FSH	161

GI	33
GIP	176
GRAS	57, 200
HbA1c	15
HDL	46
HMG-CoA 還元酵素	52
IF	97, 186
LBM	144
LDL	46
LH	161
LT	53
LX	53
MCT	182
METs	148
mg NE	93
MK-n	89
MODY	200
n-3 系	53
n-6 系	53
Na⁺, K⁺-ATP アーゼ	119
NAD	92
NADH	92
NADP	92
NADPH	92
NPRQ	153
NPU	72
N 損失	70
PAL	151
PEM	5
PER	72
PG	53
PLP	93
PPARγ	203
PTH	106
QOL	8
RAE	86
RBP	67, 83
REE	146
RQ	152
RTP	67
R-たんぱく質	97
SDA	146
SNP	198
SOD	120
TCA サイクル	63
TDP	90
THF	95
TSH	115

——放出ホルモン	115
TX	53
UCP	148
UCP1	203
VLDL	46
WAT	148

あ

アクティブ 80 ヘルスプラン	8
アシドーシス	128
アスコルビン酸	99
アスパラギン酸	63
アセチル CoA	42
アセト酢酸	52
アセトン	52
アディポサイトカイン	160
アデノシルコバラミン	97
アトウォーター	22, 141
——・ローザ・ベネディクト呼吸熱量測定装置	151
——係数	141
アドレナリン	146
アポリポたんぱく質	45
アミノ基	59
——転移酵素	62
アミノ酸インバランス	77
アミの酸価	73
アミノ酸スコア	73
アミノ酸組成	71
アミノ酸の補足効果	77, 195
アミノ酸評点パターン	73
アミノ酸プール	66, 68
アミロース	173
アミロペクチン	173
アラキドン酸	53
——カスケード	53
アラニン	63, 68
アルカローシス	128
アルコール過飲	7
アルドステロン	189
α, β, γ-カロテン	83
α, β, γのトコフェロール	88
α-アミラーゼ	169, 173, 174
α-ケト酸	62
α細胞	169
α-トコフェロール輸送たんぱく質	88
アルブミン	61
アレル	203

アンギオテンシノーゲン 189
アンギオテンシン I 189
アンギオテンシン II 189
アンギオテンシン変換酵素 189
暗順応障害 86
安静時代謝 146
アンドロゲン 52
アンモニア 63
イオウ 1118
胃腺 168
胃相 176
イソロイシン 71
胃体(部) 168
一塩基多型 198
一次胆汁酸 53
一卵性双生児と二卵性双生児 205
胃底(部) 168
遺伝 197
遺伝子多型 197
イニシエーション 206
インスリン 33, 160, 169
　　——遺伝子 204
　　——抵抗性 15
咽頭 167
イントロン 203
ウィルソン病 114
ウェルニッケ脳症 91
運動 8
　　——不足 6, 7, 13
エイクマン 24, 81
エイコサノイド 53
エイコサペンタエン酸 44, 53
栄養 1, 8
　　——学 1
　　——過剰 1
　　——血管 172
　　——障害 5
　　——説 81
　　——素 2
　　——不足 1
エキソ型酵素 177
エキソサイトーシス 180
エクササイズ 150
エクソン 203
エストロゲン 52, 107
江戸煩 81
エネルギー換算係数 142
エネルギー供給源 3
エネルギー産生栄養素 3
エネルギー出納 154
　　——バランス 154
エネルギー蓄積量 157
エネルギー必要量 154, 156
エネルギー付加量 157

エネルギーや脂質の過剰摂取 6
エピゲノム 204
エピジェネティクス 204
エルゴカルシフェロール 86
エルゴステロール 86
塩酸 168
エンド型酵素 177
エンドサイトーシス 97, 180
オキサロ酢酸 63
オステオカルシン 90
オズボーン 24
オッディの括約筋 170
オリザニン 81

か

壊血病 100
概月リズム 161
カイザー・フィッシャー角膜輪 114
概日リズム 161
外縦筋層 167
外側野 159
回腸 170
解糖系 63
概年リズム 161
灰分 132
回盲括約筋 167, 170
カイロミクロン 46, 190
化学的評価法 72, 73
角膜乾燥症 86
可欠アミノ酸 63, 71
過酸化脂質 89
過剰摂取 4
過剰毒性 77
過食 12
カシン・ベック病 117
ガストリン 175
カタラーゼ 120
顎下腺 167
脚気 81, 91
褐色脂肪組織 148
活性化 T₃ 115
活性型ビタミン D 106
活性酸素 120
活性組織 144
活動時代謝 148
白色脂肪組織 148
括約筋 167
カリウム 119
カルシウム 106
　　——イオン感受性受容体 106
　　——感知受容体 106
カルシトニン 87
カルバミルリン酸 63
カルバモイルリン酸 63

カルボキシ基 59
カルボキシペプチダーゼ 174
カロテノイド 86
がん 206
簡易熱量計 152
管腔内消化 177, 183
肝小葉 142
間接法 151
肝臓 30
　　——のグルコース 29
冠動脈枝 172
キースの式 55
基礎代謝 143
　　——基準値 145
　　——量 143
基底膜 112
機能血管 172
機能性非栄養成分 131
キモトリプシノーゲン 169
キモトリプシン 174
吸収上皮細胞 170
球状たんぱく質 61
急性膵炎 169
急性の巨赤芽球性貧血 96
急速代謝回転たんぱく質 67
休養 8
境界域高コレステロール血症 16
胸管 190
虚血性心疾患 15
巨赤芽球性貧血 82, 98
キロミクロン 190
筋層 165
筋肉 30
空腸 170
クエン酸回路 48, 52
クヌープ 23
クリプトキサンチン 83
グルカゴン様ペプチド-1 160, 169
グルコース-6-ホスファターゼ 34
グルコース－アラニン回路 35, 64
グルタチオンペルオキシダーゼ 120
グルタミナーゼ 69
グルタミン酸 62, 63, 68, 95
くる病 87
クレチン病 116
クレブス 23, 24
グレリン 160
グロブリン 61
クロム 117
クワシオルコル 5
系統誤差 156
ケールダール 24
血液凝固の遅延 90
血液中のグルコース 29

結合組織	166	サイトカイン	53	食欲	159
血漿	191	細胞外液	125, 190, 191	除脂肪体重	144
——たんぱく質	67	細胞間液	191	自律神経	175
血清アルブミン	67, 68	細胞間隙吸収経路	180	神経管閉鎖障害	96
血糖	32	細胞内液	125	腎交感神経系	119
——値	32	刷子縁	170	新生児メレナ	90
ケトアシドーシス	52	サルコペニア	8	身体活動レベル	151
ケトーシス	52	酸化型 LDL	47	身体の構成要素	3
ケト原性アミノ酸	64	酸素	3	浸透圧	129
ケトン生産性アミノ酸	64	三大栄養素	3	真の消化吸収率	194
ケトン体	32, 52	三大熱量素	3	シンバイオティクス	174
ケルダール法	70	耳下腺	167	心房性利尿ホルモン	119
減塩運動	7	脂質のビタミン B$_1$ 節約作用	37	推奨量	8
健康増進	8	脂質ペルオキシラジカル	89	推定エネルギー必要量	8
健康づくりのための身体活動基準 2013		疾患感受性遺伝子	199	推定平均必要量	8
	148, 150	シッフ塩基	94	水溶性食物繊維	133
倹約遺伝子	202	シトクロム	110	水溶性ビタミン	81, 184
高 LDL コレステロール血症	16	ジペプチド・トリペプチド	183	スーパーオキシドジスムターゼ	120
高カリウム血症	119	脂肪	41	鈴木梅太郎	24, 81, 90
高カルシウム血症	88	——酸	41, 42	ステロイドホルモン	52
交感神経	175	——の β 酸化	48	ステロール	44
高血圧予防のための食事療法	119	——組織	31	ストレス	13
抗酸化作用	86, 89, 99	——乳剤	55	ストレプトコッカスミュータンス菌	139
甲状腺刺激ホルモン	115	重炭酸イオン	169	スポーツ貧血	113
甲状腺ホルモン	146	十二指腸	170	生活習慣病	6, 7
酵素	59	——腺	171	制御	3
抗体	59	絨毛	170	制限アミノ酸	74
硬たんぱく質	61	シューンハイマー	24	生体リズム	161
高張性脱水	127	主細胞	168	成長ホルモン	161
喉頭	167	主膵管	170	生物価	72
高トリグリセリド血症	16	受動輸送	178	生物学的評価法	72
高ホモシステイン血症	82	シュミット	23	生理的燃焼値	142
抗利尿ホルモン	119	シュワン	24	世界保健機関	9
高齢者栄養	8	循環系	190	セクレチン	175
コエンザイム A	94	消化管	165	舌下腺	167
呼吸酵素	122	——ホルモン	160, 175	赤血球の溶血	89
呼吸商	152	消化器系	16	摂取不足	4
克山病	117	消化吸収率	71	摂取量中央値と食事摂取基準	7
五大栄養素	3	消化腺	165	摂食促進因子	159
骨粗鬆症	6, 107	常在腸内細菌	174	摂食中枢	159
骨軟化症	88	脂溶性ビタミン	81, 184	セリン	63, 117
コバルト	118	上皮細胞	165	繊維状たんぱく質	61
コピー数多型	206	——層	166	潜血性ビタミン欠乏症	7
コラーゲン	206	漿膜	165, 167	先天性ビタミン E 欠乏症	89
コリ回路	35	正味たんぱく質利用率	72	セントラルドグマ	200
コルサコフ症候群	91	小葉間静脈	172	腺房細胞	169
コレカルシフェロール	86, 185	小葉間動脈	172	総エネルギー摂取量に占める割合	54
コレシストキニン	175	小葉間門脈	172	総胆管	170
コレステロール	45, 56, 174	少量元素	105	挿入・欠失多型	206
——エステラーゼ	169	食塩感受性高血圧	119	促進拡散	179
——エステル	45	食事誘発性熱産生	146	——の飽和現象	179
さ		食生活	2	ソマトスタチン	169, 176
サーカディアンリズム	161	食物アレルギー	170		
		食物繊維	4, 36, 131		

た

第 1 制限アミノ酸	75
大球性貧血	95
代謝	141
——水	125
大十二指腸乳頭	170
大腸	172
耐容上限量	9
多因子疾患	199
高木兼寛	24, 81
多価不飽和脂肪酸	42, 89
ダグラス	23
——バッグ法	151
脱共役たんぱく質	148
——1	203
多量元素	105
多量ミネラル	105
単位区	9
短鎖脂肪酸	42, 138
炭酸脱水素酵素	113
胆汁酸	53, 172
——の腸肝循環	174
単純拡散	178
単純脂質	41
単純たんぱく質	61
たんぱく質・エネルギー栄養障害	5
たんぱく質の補足効果	77
チアミン	91
——二リン酸	90
窒素換算係数	70
窒素出納値	70
窒素出納法	70
窒素たんぱく質換算係数	70
窒素平衡	70
チモーゲン	169
——顆粒	176
中鎖脂肪酸	42
中鎖トリアシルグリセロール	182
中心静脈	172
中性脂肪	44
中毒説	81
中皮細胞	167
腸液	171
腸肝循環	53
調節	3
腸腺	170
腸相	176
腸内フローラ	138
超微量元素	105
直接法	151
貯蔵鉄	110
チロキシン T_4	115
低 HDL コレステロール血症	16

低張性脱水	127
テーラーメイド栄養学	202
デオキシアデノシルコバラミン	97
デキストリン	173
鉄欠乏性貧血	6
デヒドロアスコルビン酸	99
デヒドロレチノール	83
デュポア	23
δ 細胞	169
電子伝達系	48
転写調節	86
転写と翻訳	200
伝染病	81
デンプン	29
銅	114
糖アルコール	137
糖衣層	170
糖原性アミノ酸	63
動作強度	151
糖脂質	41, 44
糖質	29
——のたんぱく質節約作用	36
糖新生	30, 63, 68
頭相	176
等張性脱水	127
動的な平衡状態	65
糖尿	32
——病	200
——性ケトアシドーシス	15, 128
——性神経障害	15
——性腎症	15
——性慢性合併症	15
——性網膜症	15
動物性脂肪	7
動脈硬化症	96
特異動の作用	146
特発性乳児ビタミン K 欠乏症	90
ドコサヘキサエン酸	44
トコトリエノール	88
ドラモンド	24
トランスケトラーゼ	38, 90
トランスコバラミンII	97
トランスサイレチン	67, 83
トランス脂肪酸	43, 57
トランスフェリン	67, 110
トリアシルグリセロール	41, 44
トリプシノーゲン	169
トリプシン	174
トリプトファン	71
トリヨードチロニン	115
トレオニン	71
トロンビン	90
トロンボキサン	53

な

ナイアシン	92
内因子	97, 168, 186
内因性 N	72
内臓脂肪型肥満	17
内輪筋層	167
ナトリウム	118
難消化性オリゴ糖	138
難消化性糖質	137
軟部組織	108
ニコチンアミド	92
——・アデニン・ジヌクレオチド	92
——リン酸	92
ニコチン酸	92
二次性高血圧	15
二次胆汁酸	53
二重標識水	153
二重標識水法	151
日本型の食生活	6
乳化	174
乳酸アシドーシス	15
乳児皮膚硬化症	89
乳糖不耐性	177
尿素回路	63, 68
ヌクレオチド	29
ネフローゼ症候群	128
粘膜	165
——層	165
脳血管障害	15, 31
脳相	176
能動輸送	179
ノルアドレナリン	100

は

歯	106
バイエル坂	170
バソプレシン	126
発展途上国	5
ハプトコリン	97
パラアミノ安息香酸	95
パラトルモン	87
ハリス	22
バリン	71
半減期	65
半健康	4
——人	8
ハンチントン病	201
パントテン酸	94
反復配列多型	206
非 24 時間睡眠覚醒リズム症候群	162
ビオチン	98
——欠乏	98
皮下脂肪型肥満	17

非ケトン性高浸透圧性昏睡	15
微絨毛	170
ヒスチジン	71
ビタミン	81
——B₁ 節約作用	54, 91
——B₂	91
——B₆ 欠乏症	94
——B₁₂	97
——C	98
——D₂	86
——D₃	86, 185
——D 結合たんぱく質	83
——E	89
——K₁	89
——K₂	89
——K₃	89, 185
——K 依存症たんぱく質	89
非たんぱく質呼吸商	153
必須アミノ酸	59, 70
必須栄養素	4
必須脂肪酸	44
必須性鉄	110
ヒトゲノム	198
——の構造	199
——プロジェクト	206
ヒドロキシアパタイト	106, 118
非必須アミノ酸	63, 71
非ふるえ熱産生	148
非ヘム鉄	111, 187
肥満	6, 7, 13
——者	15
ピリドキサール	93
——リン酸	93
ピリドキサミン	93
ピリドキシン	93
微量元素	105
微量ミネラル	105
ピルビン酸カルボキシラーゼ	98
ピルビン酸脱水素酵素	38, 63, 90
貧血	112
ファーター乳頭	170
フィチン酸	109, 187
フィッシャー比	69
フィブリノーゲン	90
フィブリン	90
フィロキノン	89
フェニルアラニン	71
フェリチン	110
不可欠アミノ酸	59, 70
不可避水分摂取量	126
不可避窒素損失量	70
不可避尿	126
不感蒸泄	126
副交感神経	175

複合脂質	41
副甲状腺ホルモン	106
複合たんぱく質	61
副細胞	168
腹内側核	159
ブサンコー	23
浮腫	128
不対電子	120
フッ素	118
物理的燃焼値	142
プテリジン	95
プテロイルグルタミン酸	95
不飽和脂肪酸	42
不溶性食物繊維	133
フラビン・モノヌクレオチド	91
フラビンアデニン・ジヌクレオチド	91
フラビン酵素	91
フリーラジカル	120
プレアルブミン	67, 83
フレイル	8
プレバイオティクス	138, 175
プロエラスターゼ	169
プロカルボキシペプチダーゼ	169
プログレッション	206
プロゲステロン	52
プロスキー法の改良法	132
プロスタグランジン	53, 119
プロトロンビン	90
プロバイオティクス	138, 174
プロビタミン A	83, 184
プロビタミン D	86
プロホスホリパーゼ A₂	169
プロモーション	206
フンク	24, 81, 90
分枝アミノ酸	35, 68, 69
噴門	168
噴門括約筋	167
平滑筋	166
平衡維持量	70
閉塞性動脈硬化症	15
壁細胞	168
β₃-AR	203
β₃-アドレナリン受容体	203
β細胞	169
β酸化	48
ベネディクト	22
ヘファスチン	111
ペプシノーゲン	168
ペプチド YY	161
ペプチド結合	60
ヘム鉄	111, 187
ヘム輸送体	111
ヘモグロビン	110
ヘモクロマトーシス	112

ヘモジデリン	110
ペラグラ	93
ペルオキシソーム増殖因子活性化受容体	
γ	203
ベルテロー	22
ベルナール	23
ペントースリン酸回路	31
芳香族アミノ酸	68
飽和脂肪酸	42
補酵素 A	94
保全素	4
ホプキンス	24, 70
ホモシステイン	96
ポリペプチド	60
ホルモン	59
——感受性リパーゼ	47, 51
本能性高血圧	15
翻訳	202

ま

マイヤーホーフ	23
膜消化	177, 183
マグネシウム	109
マッカラム	24
マラスムス	5
マルトース	173
マルトトリオース	173
マンガン	115
満腹中枢	159
ミオグロビン	110
味覚障害	113, 189
見かけの消化吸収率	193
水	3
ミセル化	174
ミトコンドリアの電子伝達系での酸化的	
リン酸化	120
ミルクアルカリ症候群	107
ムチン	167
ムルダー	23
迷走神経	166, 175
メーラー・バーロー症	99, 100
メタロチオネイン	113
メチオニン	71
メチルコバラミン	97
メチルマロニル CoA ムターゼ	97
メナキノン	89
——-n	89
メナジオン	89
目安量	55
メンケス病	114
メンデル	24
毛細リンパ管	190
目標量	8
モチリン	175

モリブデン	117
門脈枝	172, 190

や

夜盲症	86
有機溶媒	41
誘導脂質	41
幽門括約筋	167
遊離脂肪酸	42
陽イオン交換能	136
溶血性貧血	89
葉酸	95
ヨウ素	115

ら

ライフサイクル	8
ライフスタイル	8
ラボアジェ	22, 141
ランゲルハンス島	169
リシン	71
──リパーゼ	169
リポキシン	53
リポたんぱく質	45
リパーゼ	46
リボフラビン	91
リン	107
──含有食品添加物	108
──酸塩系	128, 162
──脂質	41, 44
輪状襞	170
ルイゼ	22
ルブナー	141
ルブネル	22
レジスタントデンプン	134
レチナール	84
レチノイン酸	84
レチノール	83
──活性当量	86
──結合たんぱく質	67, 83
レニン	189
──・アンジオテンシン・アルドステロン系	119
レプチン	160
レム睡眠とノンレム睡眠	146
レムナント	46
ロイコトリエン	53
ロイシン	71
ローズ	70
ロコモティブシンドローム	8

わ

ワールブルグ	23

●執筆者紹介●

灘本知憲（なだもととものり）
京都大学大学院農学研究科修了
現　在　滋賀県立大学名誉教授
農学博士

高橋 享子（たかはしきょうこ）
武庫川女子大学家政学部卒業
現　在　武庫川女子大学食物栄養科学部教授
博士（家政学）

小野廣紀（おのこうき）
大阪府立大学大学院農学研究科修了
現　在　岐阜市立女子短期大学食物栄養学科教授
農学博士

乗鞍敏夫（のりくらとしお）
大阪市立大学大学院生活科学研究科修了
現　在　青森県立保健大学健康科学部准教授
博士（生活科学）

前田晃宏（まえたあきひろ）
滋賀県立大学大学院人間文化研究科修了
現　在　武庫川女子大学食物栄養科学部助教
博士（食物栄養学）

佐々木裕子（ささきひろこ）
武庫川女子大学大学院家政学研究科修了
現　在　甲子園大学栄養学部教授
博士（家政学）

森　紀之（もりのりゆき）
京都大学大学院農学研究科修了
現　在　同志社女子大学生活科学部准教授
博士（農学）

松本晋也（まつもととしんや）
京都大学大学院農学研究科修了
現　在　京都女子大学家政学部准教授
農学博士

松永哲郎（まつながてつろう）
京都大学大学院人間・環境学研究科修了
現　在　武庫川女子大学食物栄養科学部准教授
博士（人間・環境学）

（執筆順）

新 食品・栄養科学シリーズ

基礎栄養学 （第5版）

| 第1版　第1刷　2003年3月31日 |
| 第2版　第1刷　2010年3月31日 |
| 第3版　第1刷　2012年4月1日 |
| 第4版　第1刷　2015年3月10日 |
| 第5版　第1刷　2021年3月1日 |
| 　　　　第3刷　2024年3月1日 |

編　　者　　灘本　知憲
発　行　者　　曽根　良介

検印廃止

発　行　所　　（株）化学同人
〒600-8074　京都市下京区仏光寺通柳馬場西入ル
編集部　Tel 075-352-3711　Fax 075-352-0371
営業部　Tel 075-352-3373　Fax 075-351-8301
振替 01010-7-5702
e-mail webmaster@kagakudojin.co.jp
URL https://www.kagakudojin.co.jp
印刷・製本　　（株）太洋社